U0245856

# 眼科超声
# 口袋书

主编　孙丰源

编者　（以姓氏笔画为序）

叶慧菁　孙丰源　牟大鹏　李　岩

李舒茵　杨华胜　吴　桐　邹海东

陈荣新　林　松　唐东润

人民卫生出版社

·北　京·

图书在版编目（CIP）数据

眼科超声口袋书 / 孙丰源主编．—北京：人民卫生出版社，2024.3

ISBN 978-7-117-35873-6

Ⅰ．①眼…　Ⅱ．①孙…　Ⅲ．①眼病-超声波诊断　Ⅳ．①R770.4

中国国家版本馆 CIP 数据核字（2024）第 024834 号



眼科超声口袋书

Yanke Chaosheng Koudaishu

主　　编：孙丰源

出版发行：人民卫生出版社（中继线 010-59780011）

地　　址：北京市朝阳区潘家园南里 19 号

邮　　编：100021

E - mail：pmph @ pmph.com

购书热线：010-59787592　010-59787584　010-65264830

印　　刷：北京瑞禾彩色印刷有限公司

经　　销：新华书店

开　　本：889 × 1194　1/32　　印张：8

字　　数：200 千字

版　　次：2024 年 3 月第 1 版

印　　次：2024 年 3 月第 1 次印刷

标准书号：ISBN 978-7-117-35873-6

定　　价：108.00 元

打击盗版举报电话：010-59787491　E-mail：WQ @ pmph.com

质量问题联系电话：010-59787234　E-mail：zhiliang @ pmph.com

数字融合服务电话：4001118166　E-mail：zengzhi @ pmph.com

# 主编简介

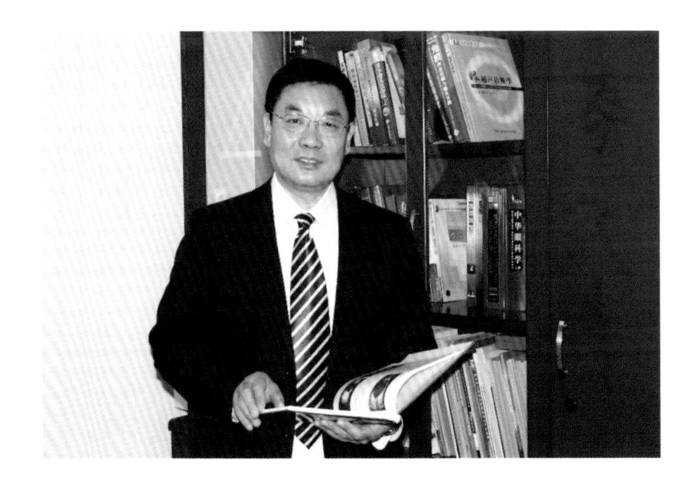

孙丰源

二级教授，博士研究生导师，国务院政府特殊津贴专家、政府授衔眼眶病专家，首届天津名医。天津医科大学眼科医院原副院长，眼眶病研究所所长，眼眶病首席专家、学科带头人。现任爱尔眼科医院集团眼眶病眼肿瘤学组组长，爱尔眼科四川省区常务副总院长，四川眼科医院院长。

中华医学会眼科学分会委员，中华医学会眼科学分会眼整形、眼眶病学组副组长；中国超声医学工程学会眼科专业委员会主任委员，天津市医学会眼科学分会副主任委员及眼眶学组组长。《中华眼科杂志》等10余家杂志社编委，亚太眼眶、眼整形外科学会理事，中国海外留学生欧美同学会理事，荷兰阿姆斯特丹大学眼眶中心客座教授，国家自然科学基金评审专家。从事眼肿瘤、眼眶病临床工作40多年，曾留学于日本、荷兰等国家，在欧美等多国进行学术交流。诊治各种眼眶病近万例，发表及SCI收录论文200余篇，主编（译）《实用眼眶病学》等专著8部，参编国家医学统编教材及其他学术专著20余部。获国家科技进步奖二等奖1项，天津市科技进步奖二等奖3项，培养博、硕士研究生60余名。承担国际合作、国家行业专项基金、自然科学基金项目多项。

九三学社社员。任九三学社第十、十一、十二届天津市委员会副主任委员、九三学社天津市委会医卫工委主任。政协天津市第十一届委员会委员，全国政协第十一届、十二届委员，政协全国医卫文体委员会委员，中共天津市委纪律检查委员会特邀监察员；第十三届全国人大代表。

# 前　言

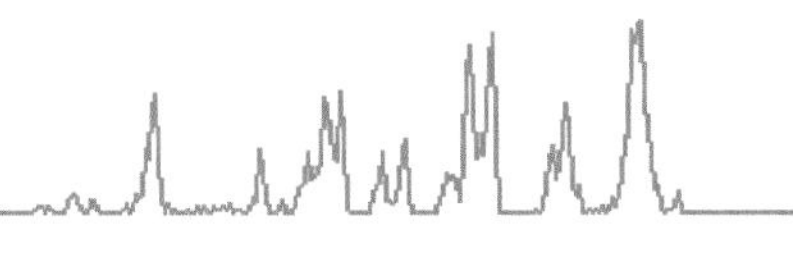

医学超声属于医学影像检查范畴，是医学科学研究和临床研究的重要手段。超声广泛应用于眼科的疾病诊断、鉴别诊断、介入治疗及医学生物测量等领域，是眼科重要和常用的影像检查方法，具有重要的临床价值。

目前面世的超声参考书籍较多，其中多是将超声理论、操作方法、诊断标准等内容融为一体进行论述，内容丰富，理论性强，对促进临床超声医学发展发挥了重要作用；但另一方面，这些书籍内容繁多，携带及查找不便，使用效能受到一定的影响。为此，我们编写了这本《眼科超声口袋书》。本书旨在体现实用性和便捷性，针对眼科常见疾病进行论述，力求重点突出，便于读者阅读及查找。本书适用于超声工作者、眼科医生、研究生、进修医生等在工作中参考使用。

本书共分为六个章节。第一章为超声检查基础，其余五章按照眼部的解剖结构，分别为眼前节疾病、眼后节疾病、球内肿瘤及眼眶疾病，同时论述了眼超声生物测量。此外，本书中提供的超声图像力求典型、清晰；在某些疾病的描述中还增加了CT、MR、DSA等影像图像，利于读者鉴别比较。

由于编者的水平有限，书中难免存在不足之处，恳请广大读者批评指正。希望本书的出版，能够在眼科超声临床检查和诊断等方面为广大读者提供有益的帮助。

**孙丰源**

中国超声医学工程学会第六届眼科超声专业委员会

爱尔眼科医院集团四川眼科医院

2024 年 1 月

# 目录

# 第一章

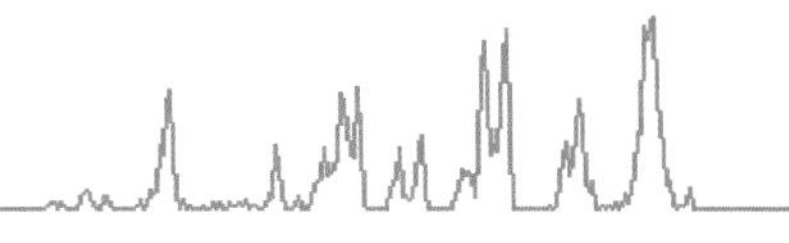

# 超声检查基础

超声物理基础和超声仪器涉及的电子技术是学习和掌握超声诊断的重要基础，只有掌握了这些知识，才能对组织和病变的超声表现有深刻的理解，才能在纷繁复杂的病例面前做出准确判断。为突出本书的宗旨，本章只介绍最为常用的一些超声物理概念。

## 第一节　超声物理基础

### 一、超声常用物理量

1. 超声波（ultrasonic wave）　指频率高于可听声频率 20kHz 的机械波。

2. 频率（frequency）　单位时间内质点振动的次数，单位为赫兹（Hz）、千赫（kHz）和兆赫（MHz）。超声波的频率是对超声仪器特别是超声探头进行分类的重要物理量。眼科超声常用频率为 10MHz、20MHz 和 50MHz 的超声生物显微镜。

3. 声速（velocity of sound）　指声波在介质中传播的速度，单位为米 / 秒（m/s）。不同介质的声速不同，但不同频率的超声在同一介质中的声速是相同的。现在绝大多数超声诊断仪采用人体软组织的平均声速为 1 550m/s。声速为固体 > 液体 > 气体。胶原含量高的组织，例如角膜和晶状体，声速偏高（表 1-1-1）。

表 1-1-1 眼组织与常用植入物的声速

| 介质 | 空气 | 硅油 | 房水 / 玻璃体 | 膨胀期白内障 | 晶状体 | 丙烯酸酯人工晶状体 | 颅骨 |
|---|---|---|---|---|---|---|---|
| 声速 /（$m \cdot s^{-1}$） | 330 | 987 | 1 532 | 1 590 | 1 641 | 1 946 | 4 080 |

4. 声衰减（acoustic attenuation） 超声波在介质中传播，声能随距离增加而减弱的现象称声衰减。其原因主要为介质的黏滞性、热传导性、分子吸收以及散射等。衰减由衰减系数表示，单位为 dB/（cm·MHz）。

人体内胶原含量丰富的组织表现出较高的声衰减，如骨、软骨、皮肤等，钙质成分声衰减也较大。瘢痕组织较正常组织胶原含量及胶原性质发生变化，使得声衰减增大。水几乎没有声衰减。

5. 穿透力（penetration） 指超声波能探测的最大深度，它与超声波的频率成反比，所以探测深部组织要用较低的频率，而表浅组织可以用较高的频率。其中心脏和腹部成像的超声频率在 2~6MHz 之间，眼科常用的频率为 10MHz，探测深度在 50~60mm 左右。眼科超声生物显微镜探测深度约 11mm。

6. 分辨力 分辨力中最重要的是轴向分辨力（axial resolution），其是指在声束传播方向上区分两个细小目标的能力。它与超声波的频率成正比，即频率越高，分辨力越高，所以，超声波的分辨力也与穿透力成反比。10MHz B 超探头的轴向分辨力为 100~200μm。50MHz 超声生物显微镜探头的轴向分辨力为 20~50μm。

侧向分辨力是指声束扫描方向上的分辨力，由声束宽度决定。

7. 增益（gain）　放大器增益是放大器输出功率与输入功率比值的对数，表示功率放大的程度，单位为分贝（dB）。在检查中使用增益应是一个动态调节的过程，观察弱回声的组织或病变，应使用高增益，避免漏诊；而鉴别组织或病变的回声强度应使用低增益。

8. 彩色多普勒血流成像（color Doppler flow imaging，CDFI）利用多普勒技术实时获取人体血流的运动速度和方向，以彩色图像叠加在二维灰阶超声图像上。

## 二、超声诊断仪的安全性

机械指数（mechanical index，MI）和热指数（thermal index，TI）是目前最常用的安全性参数。眼科专用超声设备的输出功率非常低，根据国际和我国发布的诊断超声安全性标准和规范，制造商不必显示上述两种技术参数。而使用全身诊断的彩色多普勒超声仪观察眼球时，美国食品药品监督管理局（Food and Drug Administration，FDA）在1993年规定MI应小于0.23，$I_{spta}$小于$17mW/cm^2$。

## 三、常见的超声伪像

### （一）与反射有关的因素

1. 混响效应

（1）外部混响（reverberation）：亦称为“多次反射”。声波垂直入射到平整的大界面，反射回探头表面，再由探头表面反射到这一高反射界面。声波在探头表面与平整界面间往复反射，直至完全衰减。声像图表现为等距离排列的多条回声，强度依次递减。若探头表面未与眼球完全接触，暴露于空气中时可出现。

（2）内部混响：眼内出现异物时，声波在异物中多次往返。“彗尾征”为其典型改变（图1-1-1）。

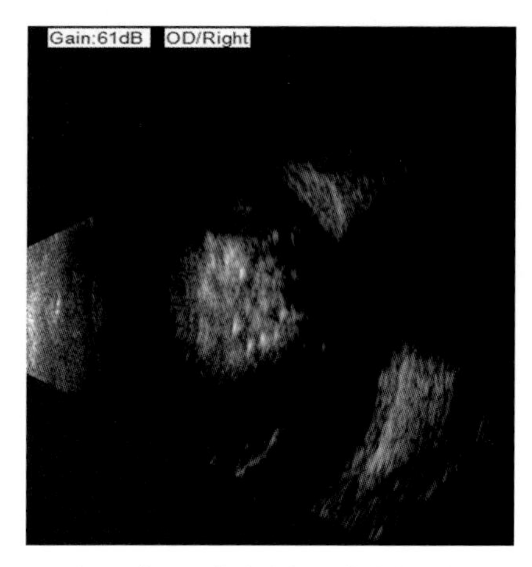


**图 1-1-1　视网膜母细胞瘤内部见较多钙斑呈“彗尾征”**

2. 振铃效应（ringing effect）　在眼中声波传播中遇到液体层，液体下方有极强的回声界面如气体或异物，声波在气体与眼球壁之间多次往复。

3. 镜像效应　声波遇到深部平滑的高反射界面时，声波反射后遇到离界面较近的目标后按原途径返回探头，此时在声像图显示为界面深部与原目标距离相等、形态相似的另一目标。此原理与光学镜面反射原理相同。

4. 侧壁失落效应　超声波垂直物体入射，和侧壁几近平行，回声不能被探头接收，如囊肿或肿瘤包膜的侧壁显示不清。

**（二）与声衰减有关的因素**

1. 后壁增强效应　声速在组织内传播逐渐衰减，因此需加入时间增益补偿（time gain compensation，TGC），使超声强度在远端也与近端保持一致。但当某区域衰减特别小时，此区的增益补偿会超过实际衰减，使该区域后壁的回声强度（亮度）高于同等深度的其他组织。常见于囊肿等液腔的后壁。

2. 声影　超声传播过程中，遇到强反射或显著的声衰减后，在病灶后方形成回声减低或平直条状无回声区。

### （三）与折射有关的因素

折射伪像　声束遇到两种相邻声速不同的组织所构成的倾斜界面时，会发生声束方向偏斜改变。

### （四）其他

1. 近场盲区　单晶片探头前端声场由于能量分布不均可引起图像明显模糊不清和分辨力降低。多阵元线阵探头盲区小。

2. 角度依赖性　入射波垂直于大界面，即入射角为 0° 时，回声强度为 100%；入射角为 6° 时，回声强度降低至 10%；入射角为 12° 时，回声强度降至 1%。如果入射角≥20°，则几乎探测不到回声反射，也称“回声失落”。大界面的回声反射有显著的角度依赖性。

（林　松）

# 第二节　超声诊断分类

## 一、A 型超声

A 型超声诊断仪（简称 A 超）回声显示采用幅度调制法（amplitude modulation display），这是超声中最基本的一种显示方式。即在显示器上以横坐标代表被探测物体的深度（即超声波的反射时间），纵坐标代表回波的幅度。A 超显示机体组织界面比较明确，方便测量组织或器官的长度与距离。现在 A 超在大多数临床学科几乎已经被淘汰，唯有在眼科仍广泛应用。但与早期 A 超用于诊断不同，我们现在主要应用它精确的测距功能。例如在白内障人工晶状体植入手术前，精确测量眼轴的长度（图 1-2-1）。

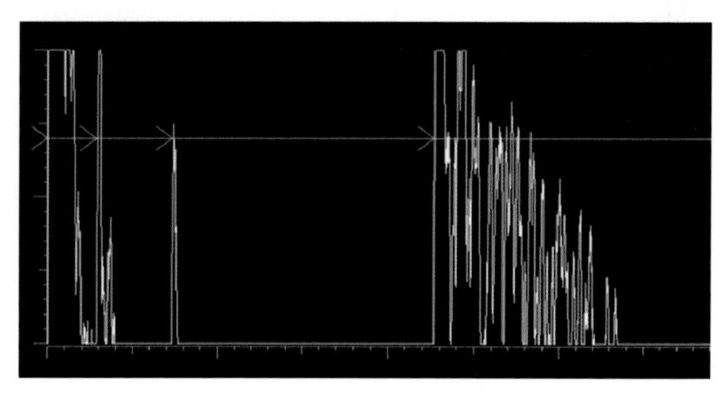

**图 1-2-1 正常眼球 A 型超声声像图**

## 二、B 型超声

### （一）原理

B 型超声诊断仪（简称 B 超）回声采用灰度调制法（brightness modulation display）显示。在声像图上以回波的幅度调制成不同亮度的光点，来描绘机体组织器官的形态和结构信息。不同亮度的光点以灰阶编码，一般采用 256 级灰阶，又称灰阶图。B 超有多种分类方法，按照探头工作原理，分为机械扫描探头和电子扫描探头；按扫描图的形状，分为线性扫描和扇形扫描；按显示的空间可以分为一维、二维和三维成像。现在我们眼科工作者常用的眼科 A/B 型超声诊断仪是根据眼科的诊断特点而设计的专用超声诊断设备。与探查体内脏器的 B 超相比，工作频率较高，一般在 10MHz 或以上，高档设备中还配有 20MHz 探头。由于探头与眼球的接触面积小，并且球后壁为弧度向后的结构，扇形扫描方式具有很大的优越性。而由于换能器的工作频率较高，从制造工艺及成本等方面考虑，多采用机械扇形扫描，扫描范围约 50°。

### （二）成像基础

1. 声像图的亮度与组织自身的声衰减有关，高衰减的组织以高亮度显示,例如球后脂肪;低衰减的组织以低亮度显示,例如角膜基质层。

2. 组织的衰减程度也与组织间的特性声阻抗之差有关,差值越大,回声越强。晶状体前后囊都与水分界,均表现为强回声。

3. 另外还与声束入射角度、增益、发射功率等多种因素有关(图 1-2-2)。

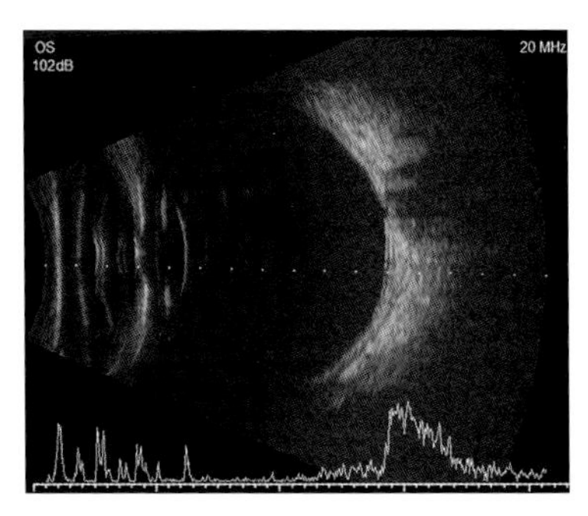


**图 1-2-2　浸入式 20MHz B 超正常声像图**

## 三、彩色多普勒血流成像

彩色多普勒血流成像可分为声速图(图 1-2-3)和能量图两种。声速图用彩色表示血流方向和性质,红色代表朝向探头

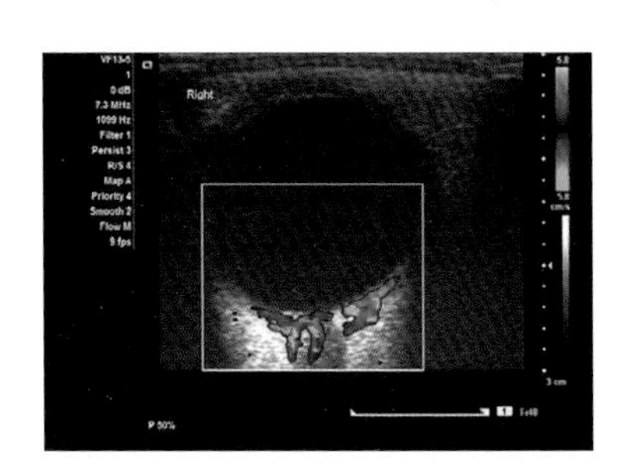


**图 1-2-3　正常 CDFI 声速图**

的血流，蓝色代表背离探头的血流，颜色的明暗度表示流速的快慢。能量图用单一颜色（多为红黄色）显示血流信息，它反映红细胞散射的能量积分，与红细胞的数量有关，适合显示低速血流，并且成像相对不受超声入射角的影响。

## 四、频谱多普勒

频谱显示最常用的是“速度（频移）- 时间”显示谱图。图中的 X 轴表示血流持续时间，单位是秒（s）；纵轴表示血流速度，单位是厘米 / 秒（cm/s）。零位基线上方的波形表示血流朝向探头方向流动，而基线下方的波形表示血流背离探头方向流动。动脉血流呈脉冲波形，静脉血流呈连续的、有或无起伏的曲线。选取一个心动周期的曲线进行自动或手动包络，仪器自动对其进行积分计算。频谱多普勒可直接测量出收缩期最大血流速度 *V*s，舒张末期流速 *V*d，平均流速 *V*m。阻力指数（resistive index，RI）=（*V*s−*V*d）/*V*s；搏动指数（pulsative index，PI）=（*V*s−*V*d）/*V*m。图 1-2-4 显示正常眼动脉的频谱图与血流参数。

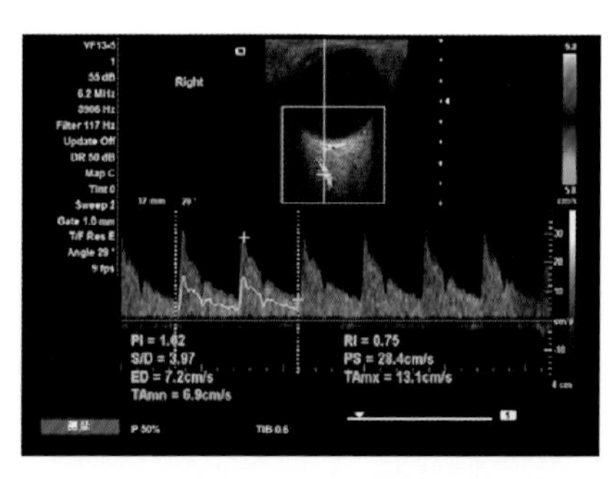


图 1-2-4　正常眼动脉频谱图与血流参数

## 五、超声生物显微镜

超声生物显微镜（ultrasound biomicroscope，UBM）是目前超声诊断设备中频率最高的，一般为50MHz，其分辨力可达50μm，但其本质上仍然是B型超声的成像原理。UBM能够清晰显示眼前节结构，不受屈光间质混浊的影响，是眼科唯一能高分辨显示活体后房和睫状体结构的仪器。UBM探头采用机械扫描探头，与眼科专用B超和彩超探头不同，其换能器是暴露在外的，检查时须使用浸入式眼杯。只是因为超声频率越高，衰减越大。其极高的超声频率造成的回波信号极弱，须尽量避免换能器与组织间有过多的介质造成信号进一步损失。UBM探头的扫描方式可分为线性扫描和扇形扫描两种。因眼前节的组织结构多是弧度向前，所以更适合线性扫描探头。但这种探头相对较大，手持有困难，多使用机械臂悬吊。UBM显示可分为高分辨和宽景两种模式，高分辨模式放大倍率高，可显示组织与病变细节，显示范围约8.5mm×6mm；宽景模式放大倍率低，但显示范围广，约15mm×9mm（图1-2-5）。

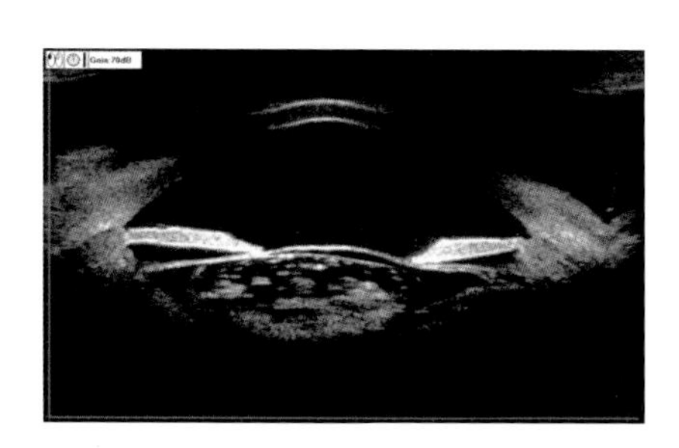

**图1-2-5　正常UBM声像图**

（林　松）

# 第三节　眼球超声操作方法

## 一、超声检查的准备工作

根据同心圆划分法，结合B超检查眼底表现，B超检查时，将眼底划分为：后部、赤道部和周边部。赤道部为解剖学赤道前后宽约6mm的环形区域，赤道部之前为周边部，赤道部之后为后部，后部中的后极部即包括视盘和黄斑及其附近的区域（图1-3-1中蓝线区域）。黄斑区仅指视盘颞侧横径约6mm的椭圆形区域（图1-3-1中白线区域）。

超声检查的准备工作分为两部分，分别为仪器准备和人员准备。

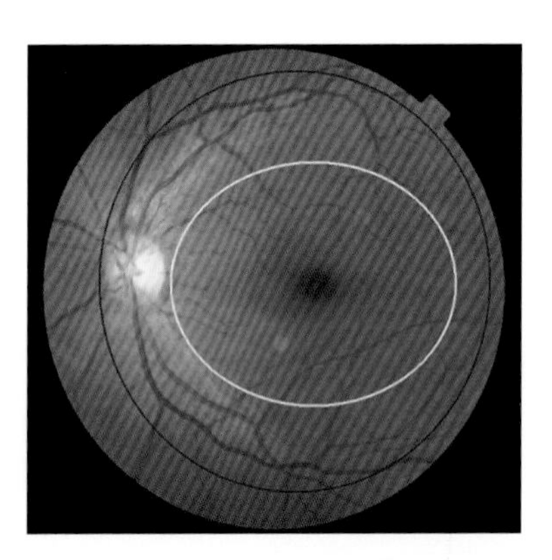

**图1-3-1　同心圆划分法**

1. 仪器准备

（1）调整高度：超声检查开始前，应将超声诊断仪放置在稳定的水平位置，然后调整仪器高度，使显示屏高度相当或略低于检查者双目平视高度。

（2）探头标记方向与声像图关系：B 超探头上有一点状或条状的标记，这个标记标示出了探头扫查方向。B 超图像（声像图）显示方式有上下方和左右方两种，当超声图像是上下方显示时，标记侧为图像的上方；超声图像是左右方显示时，则标记侧为图像的右侧。

当探头标记不明显时，可将探头倾斜放入盛满水的杯中，启动探头，对杯壁进行扫查（图 1-3-2），图像上将出现一个回声带，旋转探头直至回声带呈一条由左上至右下的斜线（图 1-3-3），此时探头偏向上一边即是标记点位置。呈现弧线时说明探头位置未调整到位（图 1-3-4）。

有经验的医生也可用手指蘸上水或耦合剂，轻轻触碰探头前端边缘的各个点位，触碰时屏幕图像上方信息产生变化的方位即是标记点位置（图 1-3-5）。

（3）耦合剂选择：超声检查时，须使用耦合剂。经眼睑的检查可选择涂于皮肤表面的耦合剂，经角膜、结膜的检查须选择消毒杀菌型耦合剂或选择眼药膏。

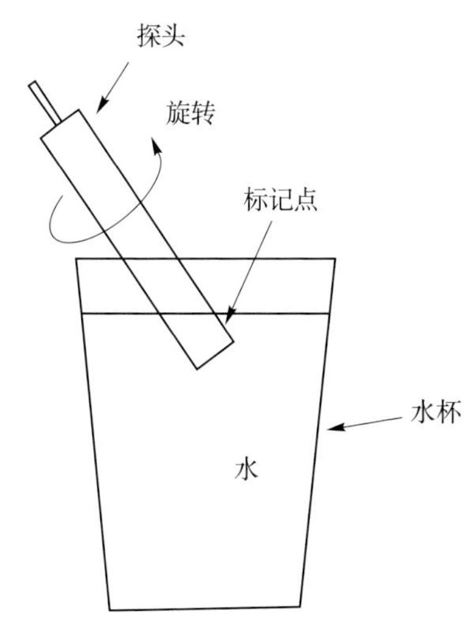


**图 1-3-2**　标记点确定方法一示意图（此图由杨军研究员提供）

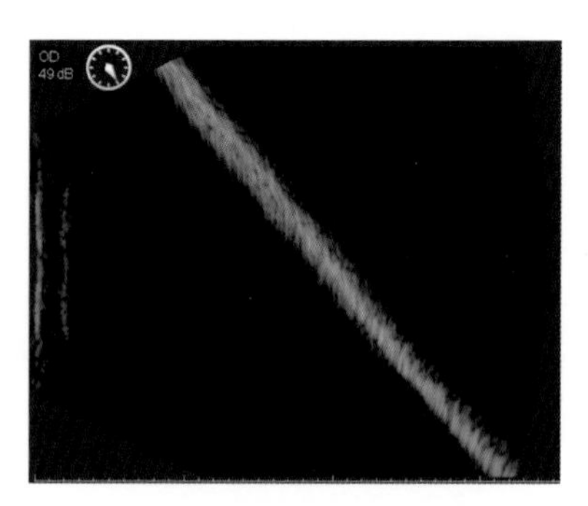


图 **1-3-3**　标记点正确声像图
（此图由杨军研究员提供）

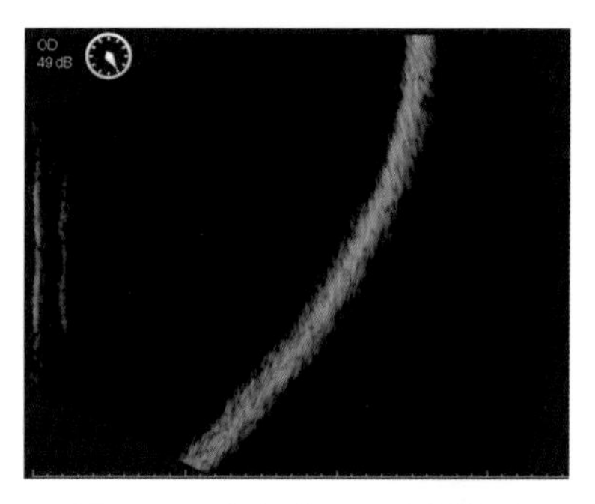


图 **1-3-4**　标记点不正确声像图
（此图由杨军研究员提供）

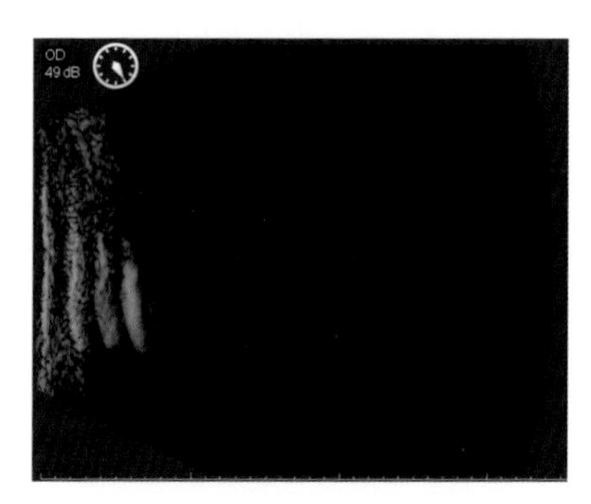


图 **1-3-5**　标记点确定方法二
（此图由杨军研究员提供）

2. 人员准备　超声检查时，受检者多取仰卧位。

检查者位置有两种。一种是检查者面对受检者，且受检者仰卧后位于检查者右侧（图 1-3-6）；另一种是检查者位于受检者头顶侧（图 1-3-7）。

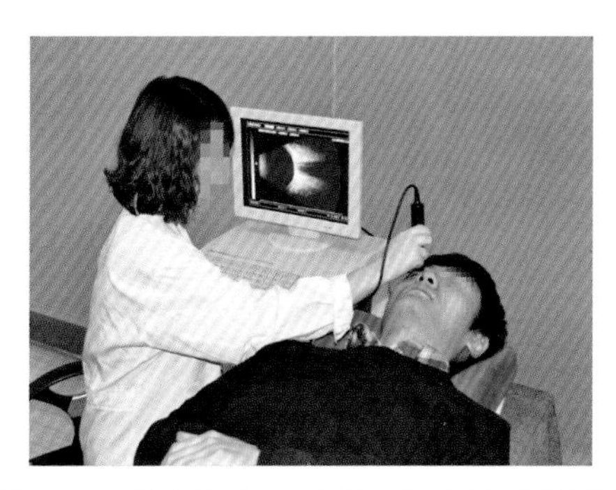

**图 1-3-6　检查位置一（此图由杨军研究员提供）**

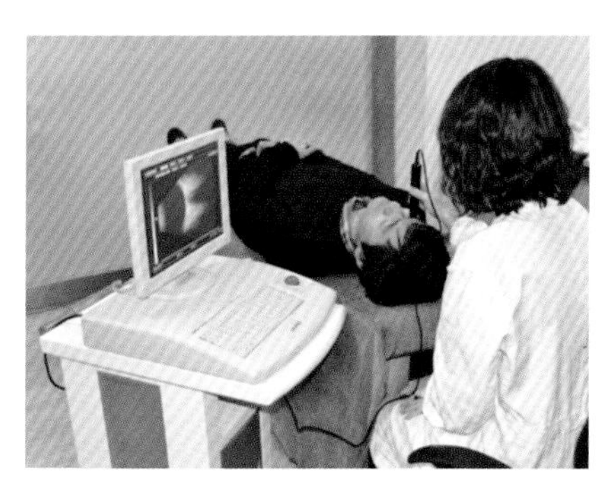

**图 1-3-7　检查位置二（此图由杨军研究员提供）**

检查时，受检者头部应靠近仪器，以便检查者可以同时观察受检者眼位、探头位置和显示屏上声像图的变化。

## 二、检查方法和注意事项

眼科超声检查方法常采用经眼睑直接扫查法，必要时结膜囊滴入表面麻醉剂后探头置于角膜、结膜表面直接扫查。经眼睑扫查时要嘱咐受检者尽量保持眼球相对位置固定并依照检查者要求转动眼球。

检查者操作时须注意勿对眼球加压，以防出现医源性高眼压，造成受检者眼胀、头痛，甚至恶心、呕吐；对眼球破裂伤或眼球穿通伤者更应注意，以免眼内容物脱出。

超声最佳分辨力在声束中部，因此检查时，应将病变部位或感兴趣部位置于图像中央。

## 三、基本扫查方法

B 超检查方法最基本的有三种，即横切、纵切、轴位扫查法。横切和纵切法声束自晶状体旁通过，避免了晶状体对声波传导的干扰，还可以通过移动探头获得更大范围的检查图像，检查中更为常用。检查时得到的图像是与探头相对的眼球部位结构图像。

和地球经纬度标示相仿，超声检查时将通过角膜中央及后极部，沿眼球表面的一系列圆周线称为子午线或经线。

眼球解剖如图 1-3-8 所示。

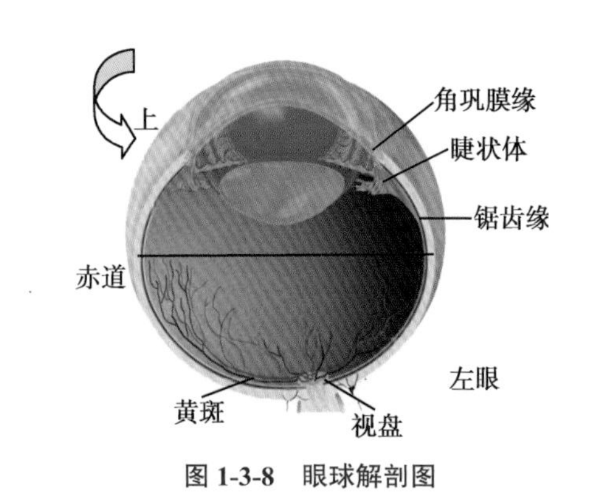


图 1-3-8　眼球解剖图

1. 横切扫查法　横切扫查时，探头标记方向与角巩膜缘平行，探头移动方向与角巩膜缘垂直。探头移动时，声波在探头所在位置的对侧前后移动，得到探头对侧眼球壁结构与子午线垂直的切面。由于超声探头扫查的是一个扇形区域，扫查得到的图像也是一个扇形图像。根据探头所在位置，可以将横切法分为水平横切（探头标记指向鼻侧，探头置于6:00或12:00位角巩膜缘，图1-3-9、图1-3-10）、垂直横切（探头标记指向上方，探头置于3:00或9:00位角巩膜缘，图1-3-11、图1-3-12）和斜行横切（探头标记指向鼻上方、颞上方，探头置于1:30、4:30、7:30、10:30位角巩膜缘，图1-3-13~图1-3-16）三种方法。

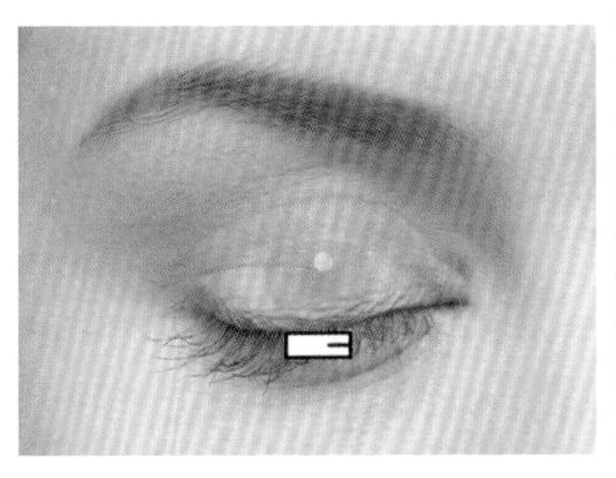
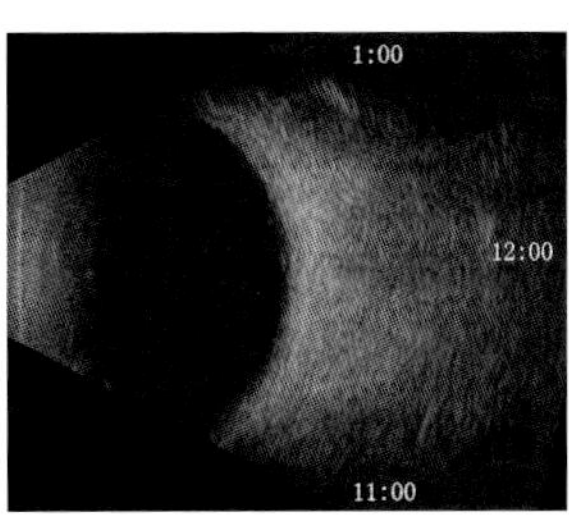


**图1-3-9　水平横切探头置于6:00，扫查11:00至1:00时钟位眼球壁**

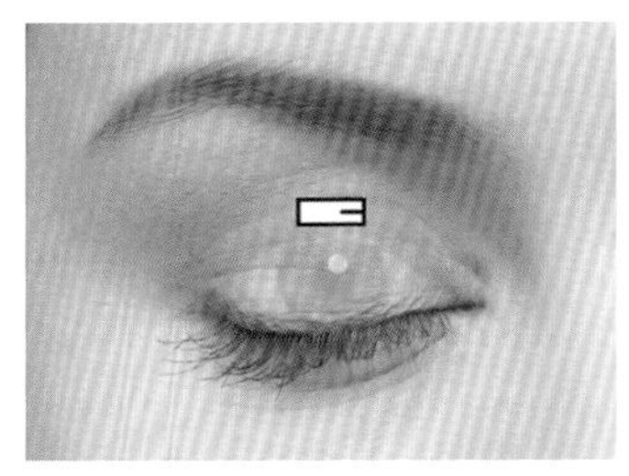
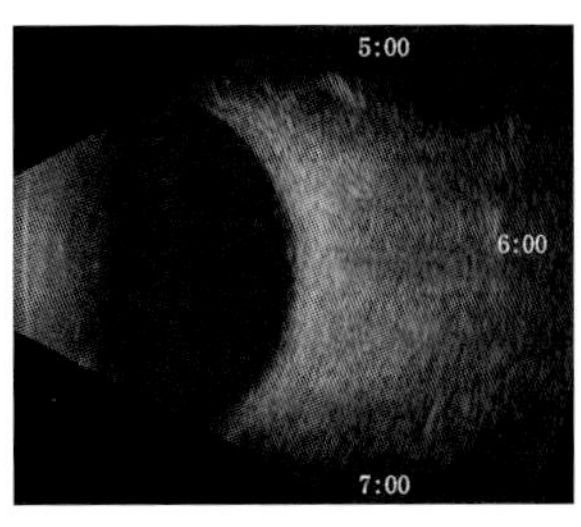


**图1-3-10　水平横切探头置于12:00，扫查5:00至7:00时钟位眼球壁**

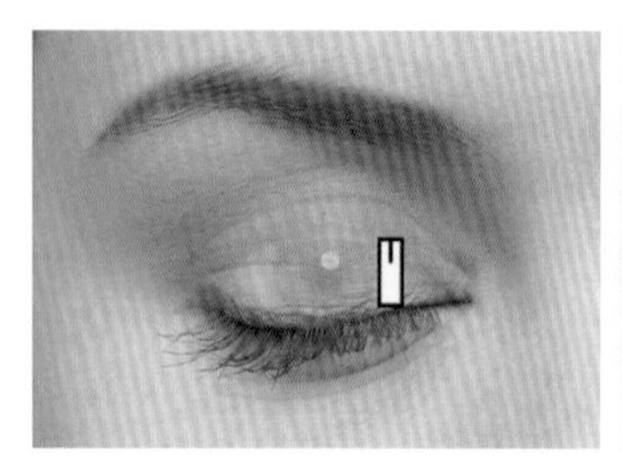
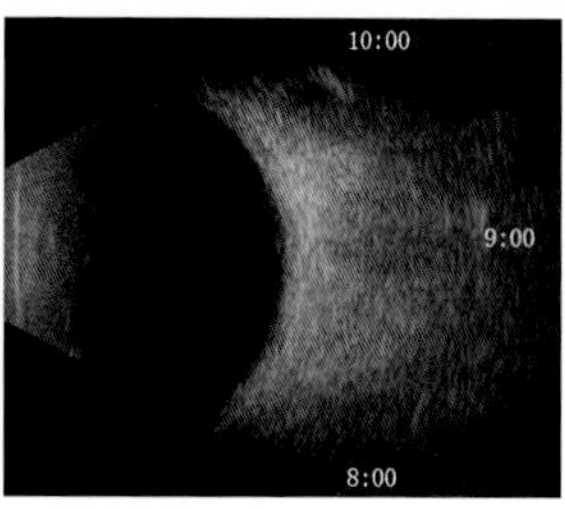


图 1-3-11　垂直横切探头置于 3：00，
扫查 8：00 至 10：00 时钟位眼球壁

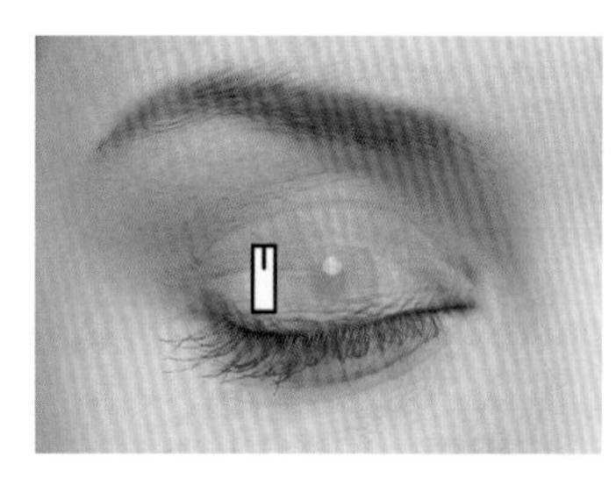
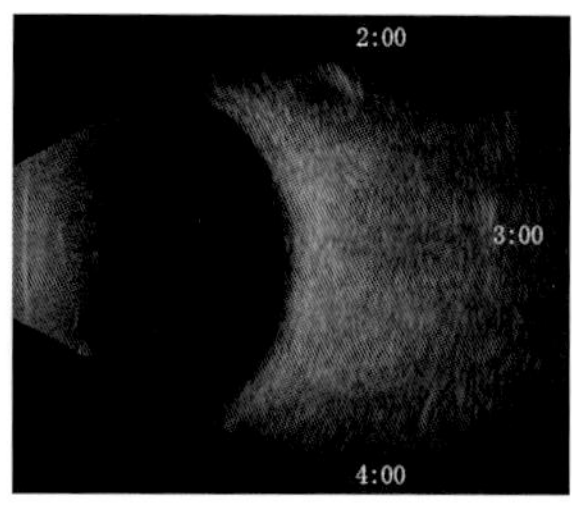


图 1-3-12　垂直横切探头置于 9：00，
扫查 2：00 至 4：00 时钟位眼球壁

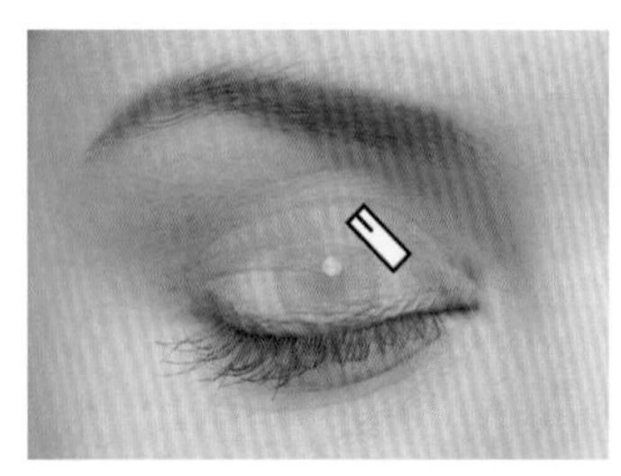
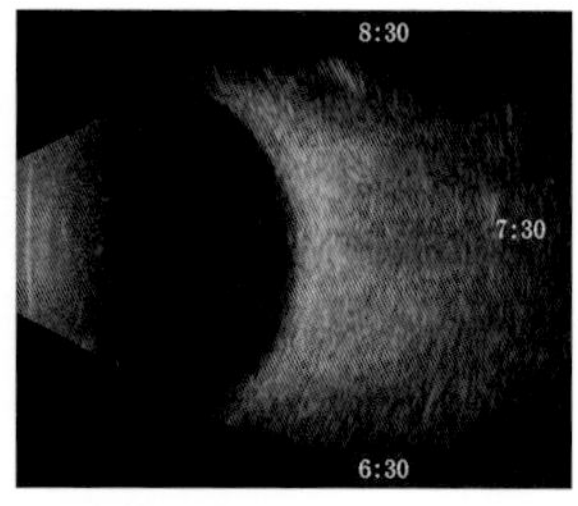


图 1-3-13　斜行横切探头置于 1：30，
扫查 6：30 至 8：30 时钟位眼球壁

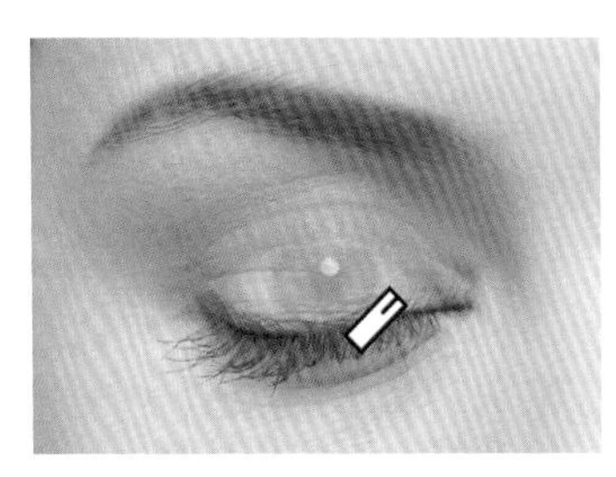
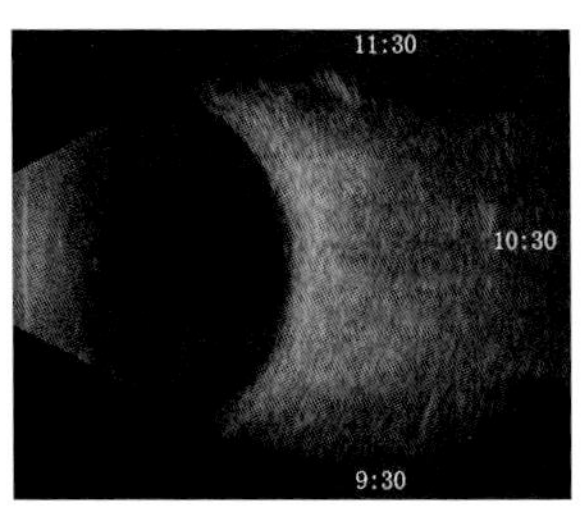


图 1-3-14　斜行横切探头置于 4:30，扫查 9:30 至 11:30 时钟位眼球壁

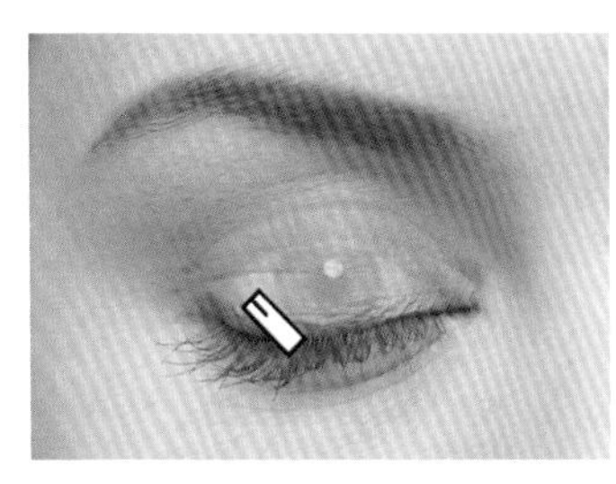
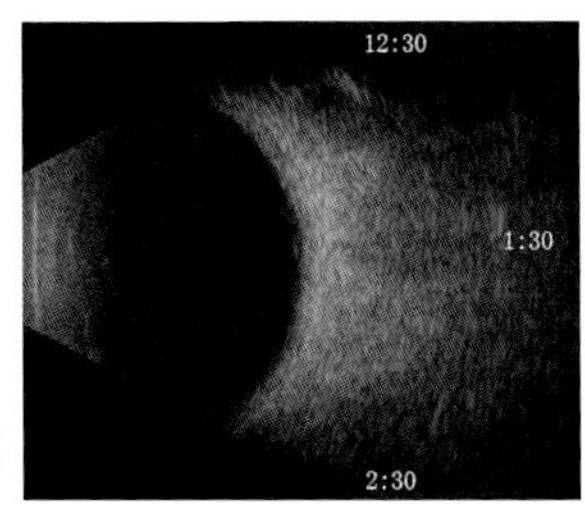


图 1-3-15　斜行横切探头置于 7:30，扫查 12:30 至 2:30 时钟位眼球壁

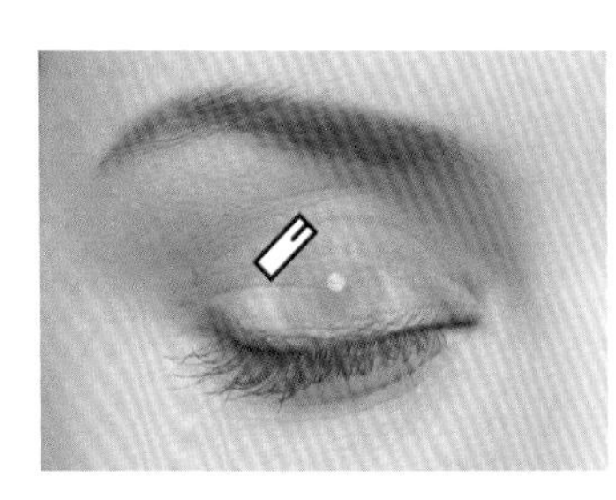
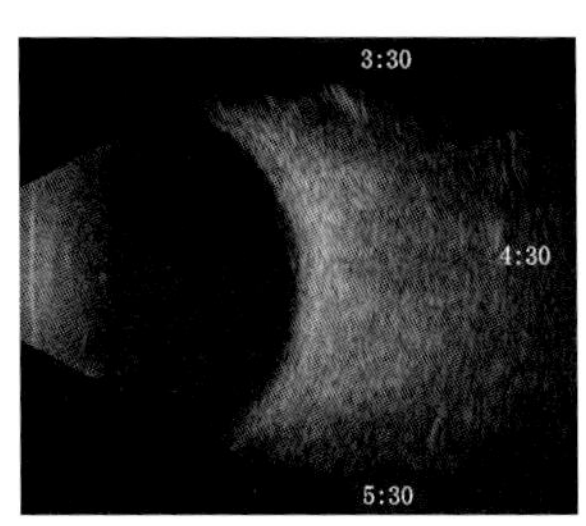


图 1-3-16　斜行横切探头置于 10:30，扫查 3:30 至 5:30 时钟位眼球壁

横切扫查时，探头置于角巩膜缘然后向穹窿部或内、外眦部移动，观察眶脂体形态可知探头位置，探头接近角巩膜缘时，眶脂体强回声三角形明显（图 1-3-17）；扫查区域为视神经周

围，主要是后极部，探头越向穹窿部或内、外眦部移动，则扫查越接近赤道部，眶脂体强回声的三角形高度越低（图 1-3-18），提示扫查区域在赤道部和后极部之间；探头在赤道部时眶脂体强回声呈月牙形（图 1-3-19），扫查区域为探头对侧赤道部至周边部。

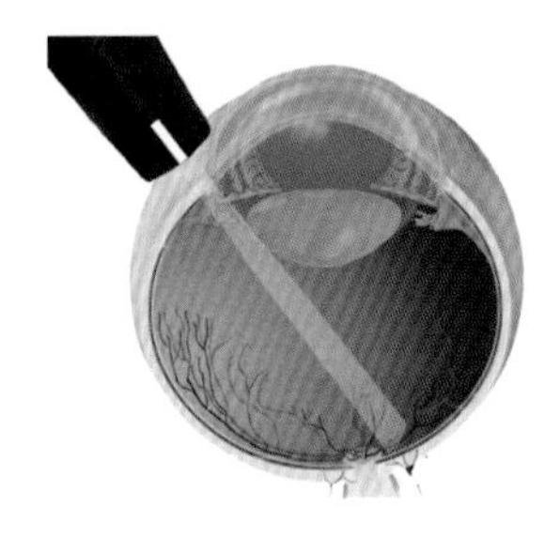
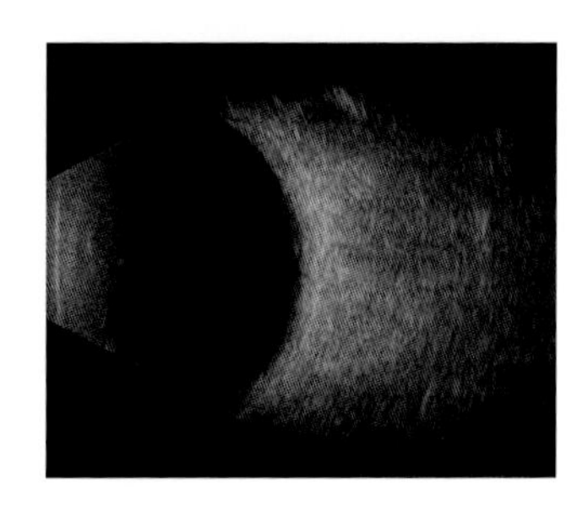

**图 1-3-17**　扫查区域为视神经周围

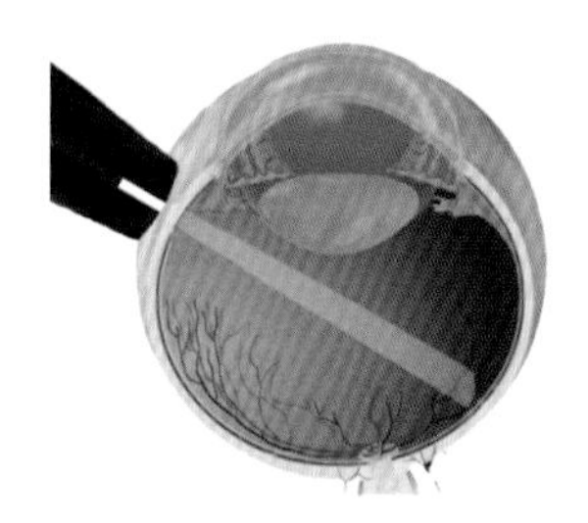
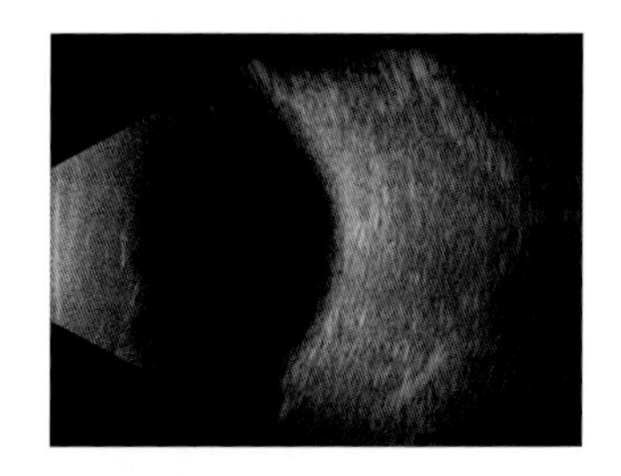

**图 1-3-18**　扫查区域在后极部与赤道部之间

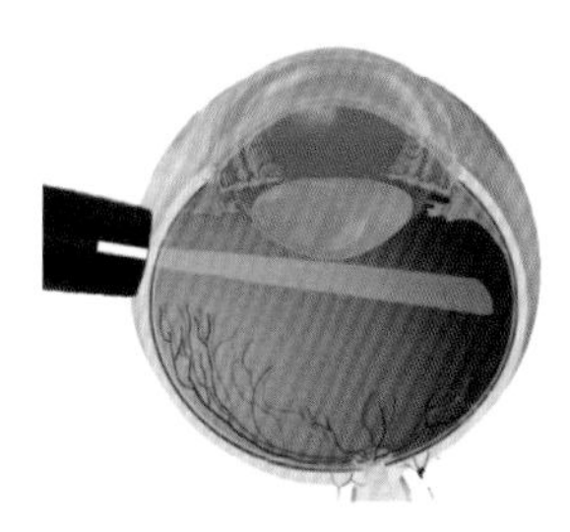
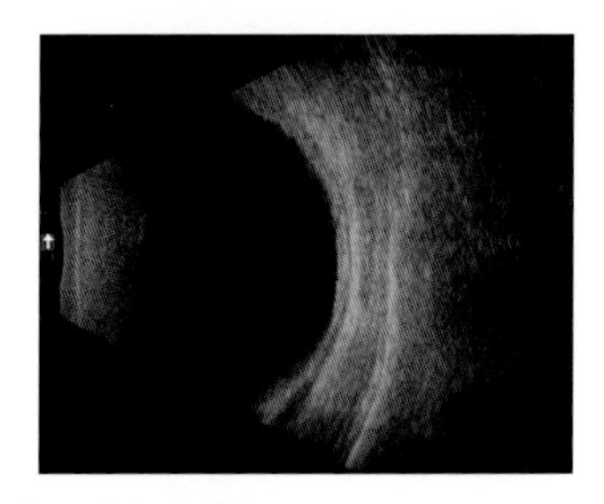

**图 1-3-19**　扫查区域在赤道部

2. 纵切扫查法　相对横切扫查，将探头方向旋转 90° 所做的扫查即为纵切扫查法。纵切扫查有两种方法。

方法一为探头的标记始终指向角巩膜缘（图 1-3-20），检查者面对受检者，且受检者仰卧后位于检查者右侧的检查位置（见图 1-3-6）。

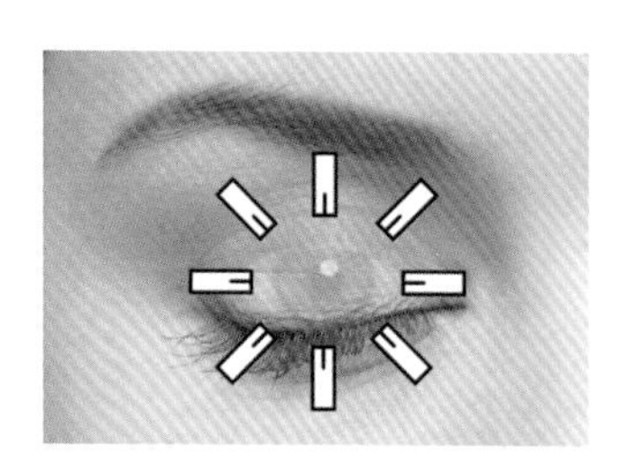

**图 1-3-20**　纵切扫查法一：探头标记始终指向角巩膜缘

方法二为探头在眼球鼻、鼻上、上、颞上方区域时，标记背离角巩膜缘（图 1-3-21），探头在颞、颞下、下、鼻下区域时，标记指向角巩膜缘（图 1-3-22），这种扫查方法也可用于检查者位于受检者头顶侧的检查位置（见图 1-3-7）。

探头标记朝向角巩膜缘时，周边部眼球壁回声始终显示在图像上方，视神经回声始终显示在图像下方。

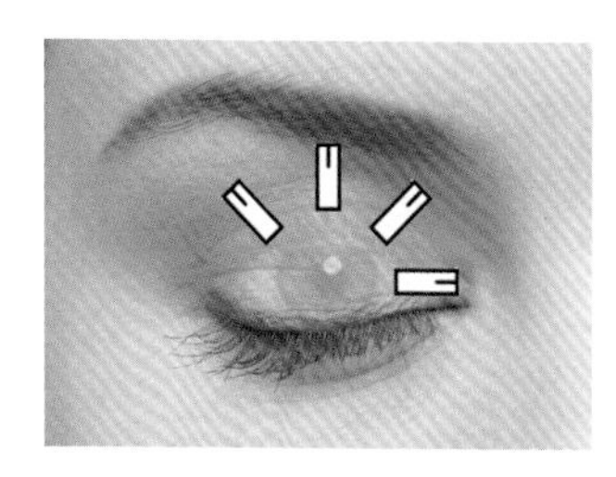

**图 1-3-21**　纵切扫查法二：探头标记背离角巩膜缘

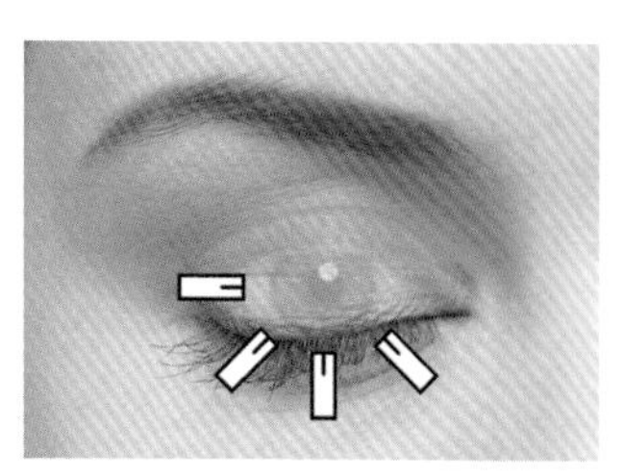

**图 1-3-22**　纵切扫查法二：探头标记指向角巩膜缘

探头的标记方向与角巩膜缘始终垂直，探头同样做与角巩膜缘相垂直的前后运动，所得图像为探头对侧沿着子午线的切面。

探头在眼球鼻、鼻上、上、颞上方区域时，标记背离角巩膜缘（见图 1-3-21）。周边部眼球壁回声显示在图像下方，视神经回声显示在图像上方（图 1-3-23、图 1-3-24）。

探头在眼球颞、颞下、下、鼻下方时，标记朝向角巩膜缘（见图 1-3-20）。周边部眼球壁回声显示在图像上方，视神经回声显示在图像下方（图 1-3-25、图 1-3-26）。

扫查时，将探头由角巩膜缘向穹窿部或内、外眦部移动，探头越接近角巩膜缘，则扫查越接近后部；探头越接近穹窿部或

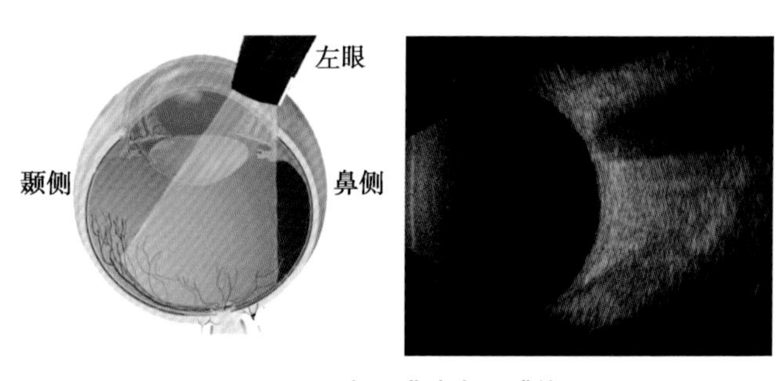


**图 1-3-23　标记背离角巩膜缘，视神经回声接近中央**

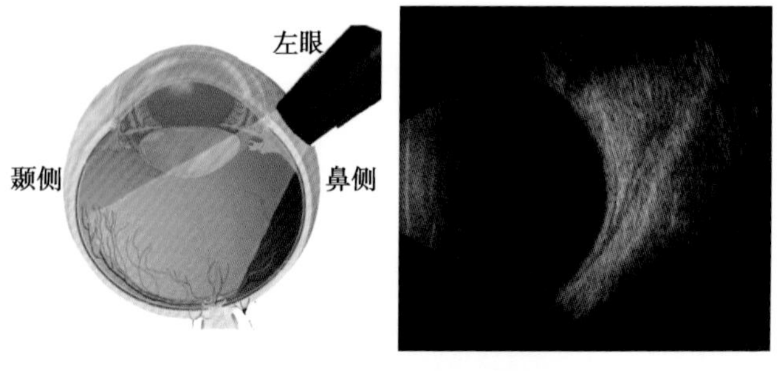


**图 1-3-24　标记背离角巩膜缘，视神经回声位于图像上方**

内、外眦部，则扫查越接近周边部。随着探头由角巩膜缘向赤道部移动，视神经回声渐远离中央，周边眼球壁渐趋清晰（见图 1-3-23~ 图 1-3-26）。为了清晰显示眼球周边部，检查时受检者的眼球应向远离探头的方向转动。

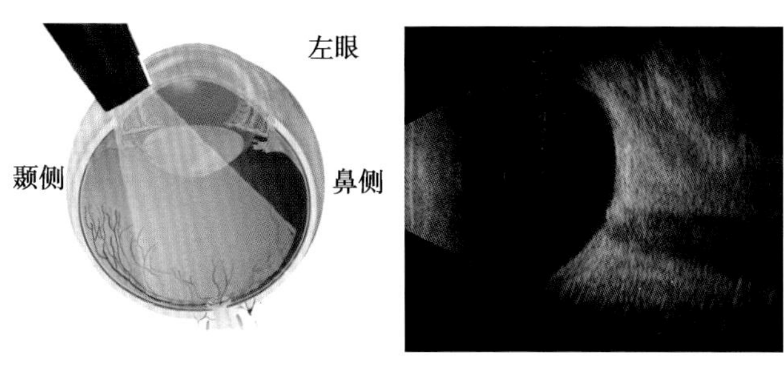


**图 1-3-25**　标记朝向角巩膜缘，
视神经回声接近图像中央

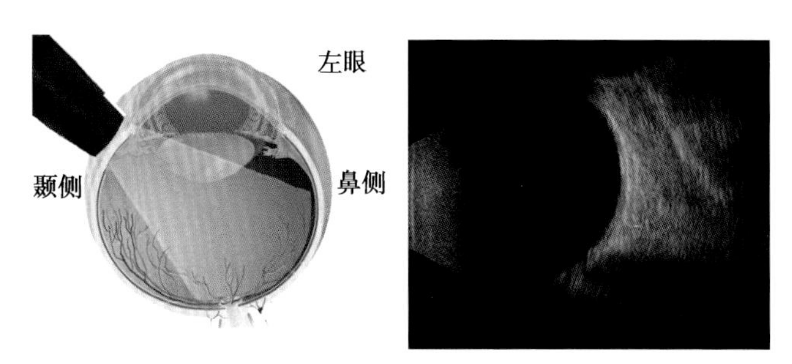


**图 1-3-26**　标记朝向角巩膜缘，
视神经回声位于图像下部

在第一眼位（向正前方平视时），眶外侧缘正对眼球赤道部，将探头置于颞侧，受检者向鼻侧稍微转动眼球，即可扫查到对侧周边眼球壁；当其大幅度向鼻侧转动眼球时，探头可放置在赤道之后，伴随探头向颞侧倾斜，多半可扫查到对侧睫状体区域甚至周边前房（图 1-3-27）。

3. 轴位扫查法　指探头位于角膜中央，声束自晶状体中央穿过，将眼球的后部以视神经为中心，完整地分为两个部分的图像。轴位扫查分为水平轴位和垂直轴位。水平轴位扫查时，标记朝向鼻侧；垂直轴位扫查时，标记朝向上方（图 1-3-28~图 1-3-31）。由于眼球前极在角膜中央，后极在黄斑，在水平轴位扫查时，声像图上视神经回声可以位于图像中央，也可稍偏上，使黄斑位于图像中央（图 1-3-32）。

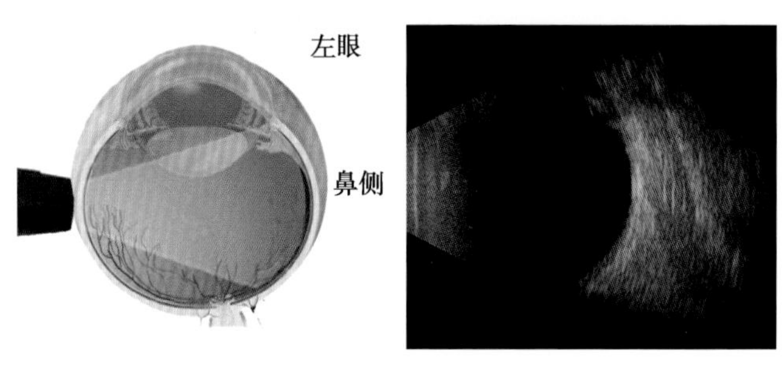


**图 1-3-27　标记朝向角巩膜缘，探头位于赤道部**

由于声束自晶状体穿过所产生的声衰减可能导致声波对眼后部图像显示的能力下降，这种检查方法较横切、纵切扫查有一定的局限性。一般轴位扫查法用于与晶状体、视神经相关疾病的诊断和黄斑疾病的评估。

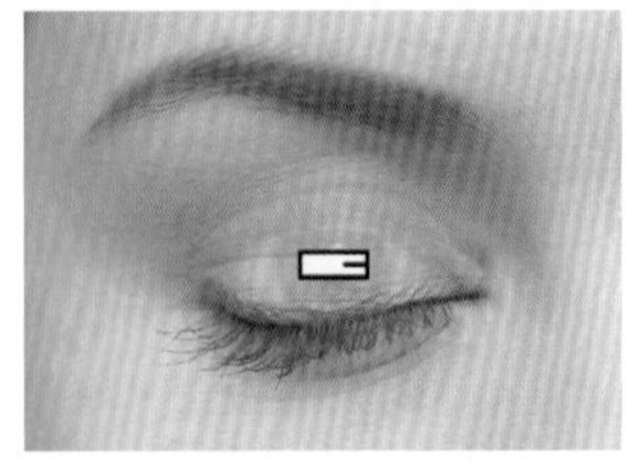

**图 1-3-28　水平轴位扫查标记朝向鼻侧**

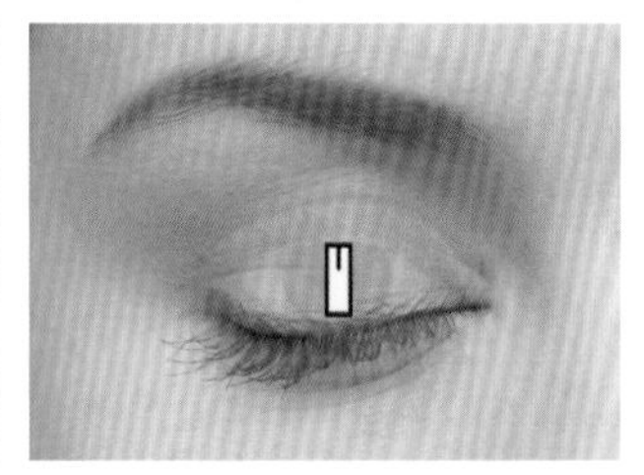

**图 1-3-29　垂直轴位扫查标记朝向上方**

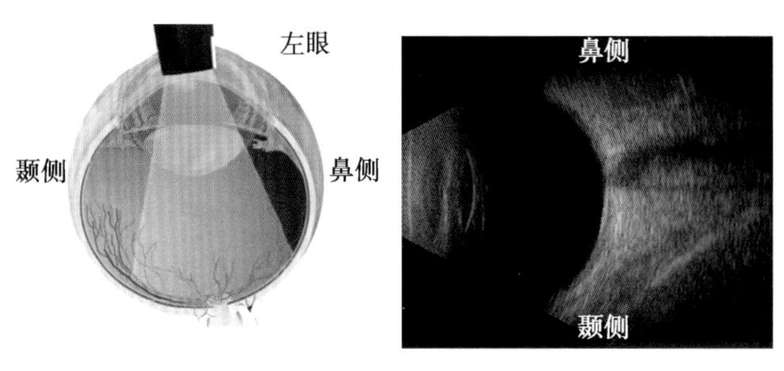


图 1-3-30　水平轴位扫查，
视神经回声位于图像中央

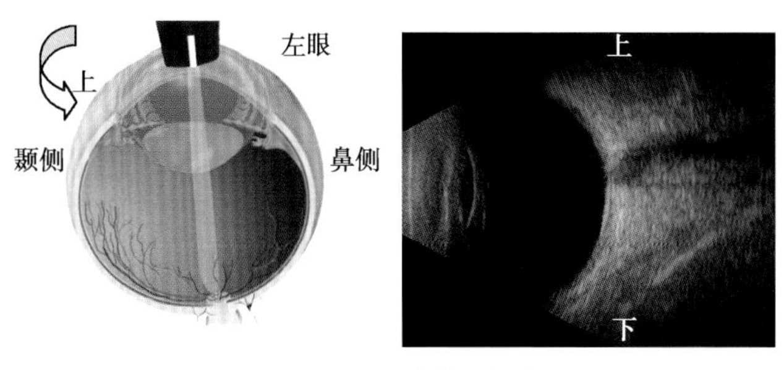


图 1-3-31　垂直轴位扫查

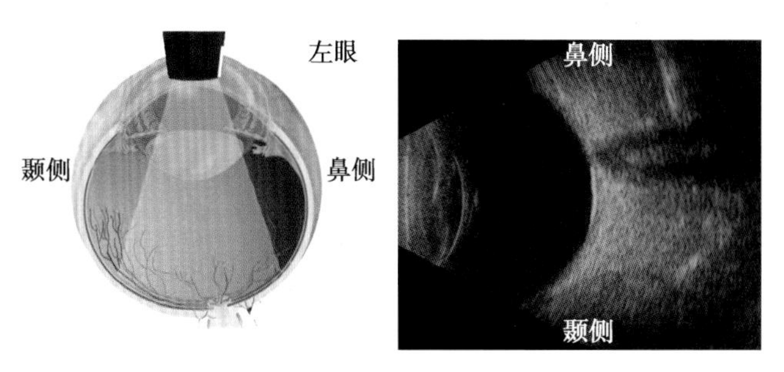


图 1-3-32　水平轴位扫查，
黄斑位于图像中央

## 四、超声检查的步骤

超声检查多采用经眼睑直接扫查法。扫查时，一般依照如下顺序进行。

1. 寻找角膜、视神经位置　多数人闭目时，眼球向颞上方转动，也有向其他方向转动者，所以，应先进行水平轴位扫查，寻找角膜、视神经位置。此时，可以看到晶状体强回声碟形光斑位于图像前部中央。

2. 横切扫查　首先检查上方眼球，将探头置于6:00角巩膜缘，标记方向指向鼻侧。由于探头在角巩膜缘，而得到眼球后极部图像，之后向穹窿部移动探头，并嘱受检者向上方转动眼球，依次得到眼球后极部、赤道部、周边部图像；然后应用相同方法，分别对眼球下方、鼻侧、颞侧进行检查；若发现可疑，可再行1:30、4:30、7:30、10:30四个方向斜行扫查。扫查玻璃体时，须在高增益下进行，以避免遗漏玻璃体内细小病变（图1-3-33），若见异常回声，还要观察其运动及后运动情况；而扫查眼球壁时，可降低增益，以显示病变厚度，揭示眼球壁异常。如未发现病变，超声检查便可结束。

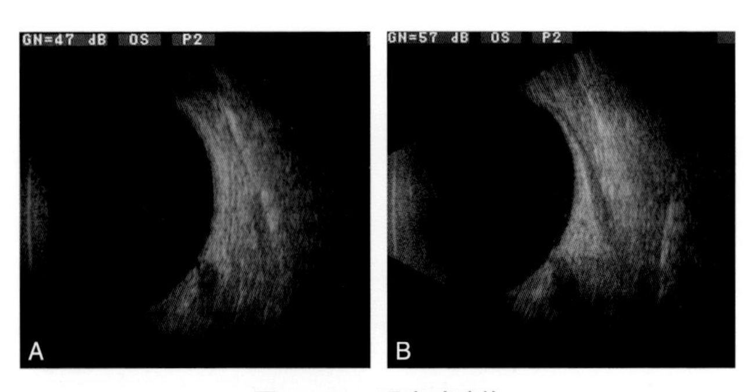


**图1-3-33　观察玻璃体**

A. 增益47dB，玻璃体内未见异常；B. 增益调整为57dB时，玻璃体内见混浊回声。

3. 纵切扫查　如果应用横切扫查在眼球内有异常发现，或者有不能详尽观察的盲区，应进一步行纵切扫查。即横切扫查发现病变后，旋转探头 90°，同样自角巩膜缘向穹窿部或内、外眦部移动探头，观察病变情况。对于位于后极部或周边部病变，应用纵切扫查可以获得比横切扫查更满意的图像特征（图 1-3-34）。

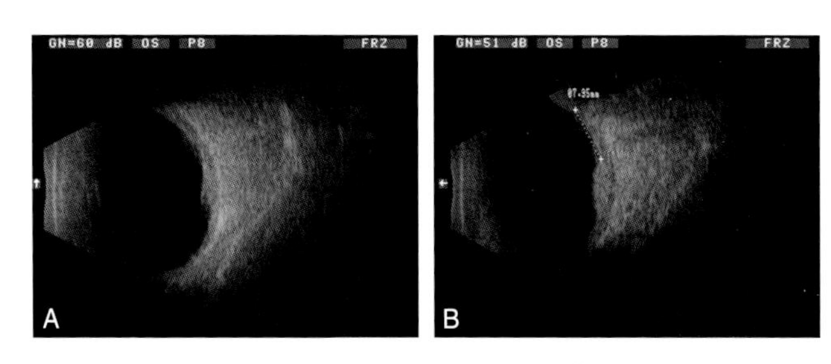


**图 1-3-34　不同扫查方法观察眼球壁占位**

A. 横切扫查发现眼球壁异常回声；B. 纵切扫查并降低增益后见视盘颞侧后部眼球壁梭形实性隆起物，边缘光滑锐利，内回声多而强，分布均匀，脉络膜凹陷（+）。

4. 轴位扫查　为了明确病变与视神经、黄斑之间的关系，必要时可应用轴位扫查。

由于黄斑特殊的解剖位置和生理功能，进行超声检查时，须对黄斑区进行仔细观察。一般用水平轴位、水平纵切和垂直横切三种方法即可全面了解黄斑区形态学改变情况，注意对黄斑区进行扫查时使其位于图像中央（图 1-3-35）。

## 五、超声检查的结果分析

进行超声检查时，检查者应通过横切、纵切、轴位等检查方法，将动态观察的连续图像在大脑中建立起三维空间概念，对病变位置、超声特征以及病变与周围组织之间的关系等作出综合分析和判断，最终确定病变性质，提供对眼内疾病诊断和鉴别诊断信息。

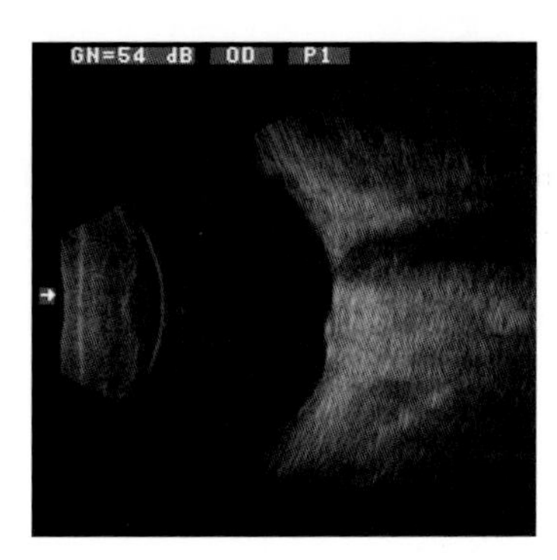


**图 1-3-35　水平轴位扫查黄斑见右眼视盘颞侧球壁局限性增厚，层裂（+）**

结果分析一般包括以下几个方面。

1. 形态学改变　主要包括形状、位置、边界等。
2. 定量诊断　主要包括回声强度、内回声和声衰减等。
3. 动态检查　主要包括运动、后运动、血管征和流动性等。

（李舒茵）

# 第四节　眼眶超声操作方法

## 一、仪器与人员准备

眼眶超声检查常规使用 10MHz 频率的机械扇扫超声或电子线阵超声，该频率对于超声仪器的穿透力和分辨力做到较好的平衡，其深度可达眼眶中后部。焦点位于球后壁的 20MHz 机械扇扫超声，可为观察后部巩膜和视神经前段提供更高的分辨力。而 5~10MHz 的电子线阵超声可观察到近眶尖结构。

人员准备与眼球超声检查法相同。

## 二、基本检查法

1. 经球检查法　超声扫查先透过眼球，主要探查肌肉圆锥内、眼外肌和部分肌锥外间隙（图 1-4-1）。

经球检查法也包括横切扫查、纵切扫查和轴位扫查，与眼球检查方法基本一致，不再赘述。

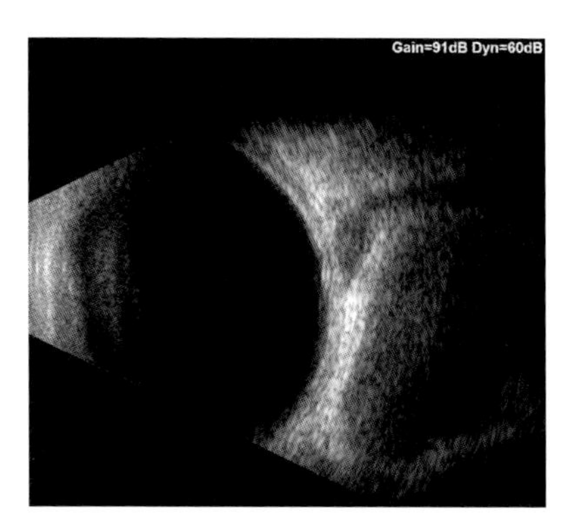


**图 1-4-1**　眼眶经球检查法

2. 球周检查法　使用电子线阵探头，直接探查眼睑、眼眶前部病变，特别适合于泪腺病变（图 1-4-2）。

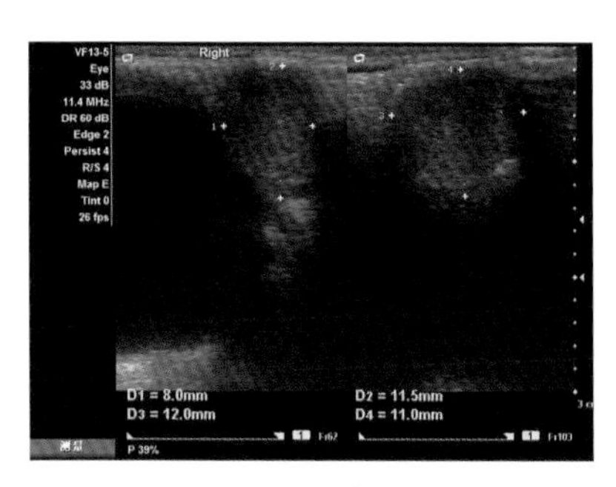


**图 1-4-2**　眼眶球周检查法

## 三、眶内部分结构的检查方法

1. 泪腺检查方法　包括：①直接检查法，将探头置于眼球和眶外上缘之间，稍向上向内倾斜，直接观察泪腺病变；②经球检查法，探头置于下睑鼻侧，声束向上指向泪腺窝，经眼球探查泪腺。

2. 泪囊检查方法　将探头直接置于泪囊表面皮肤扫查，泪囊正常时不易观察到泪囊形态。

3. 眼外肌检查方法　可探查各眼外肌的形态、厚度和内回声状态，同时可使用标准化 A 超或 B 超测量眼外肌。探头置于所测量直肌的对侧眶缘处，扫描切面与直肌长轴一致，尽量垂直于直肌肌腹最厚处，测量肌腹 1/2 到后 1/3 位置或最厚位置的截面距离。

4. 肌锥内病变探查　肌锥内是眼眶原发性肿瘤和转移性肿瘤的常见发生部位。超声探查主要观察病变的位置、大小、内回声状态、声穿透性等，其中内回声和声穿透性对诊断有较大意义。彩色多普勒探查可提示肿瘤的血供状态。此外，肌锥内的病变探查要有立体空间位置概念，病变与组织的毗邻关系，特别是病变与视神经的相互位置关系要特殊描述。

5. 眶尖部病变的探查　眼眶标准的 10MHz B 超探头，其有效探查深度不超过 4.5cm。因此，对于眶尖的肿瘤，常用 5~7.5MHz 的探头。

6. 眼眶炎症性病变的探查　B 超显示眼眶炎症多表现为脂肪间隙内透声腔加宽，表明眶脂垫的水肿。当脓肿形成时表现为较大的透声腔。眼球筋膜水肿表现为沿球壁呈弧形的透声腔，称为“T 形”征。

（孙丰源）

# 第五节　超声诊断报告书写

超声诊断报告是辅助主诊医生进行临床诊断与治疗的重要依据,只有规范化书写才能达到上述目的。一般报告内容应包括典型图像、超声描述和超声提示。

## 一、常用的回声描述

包括位置、形态、大小或程度,边界、回声强度、内回声分布、与周围组织毗邻和运动度等。

1. 位置病变　在眼内或眶内的空间位置,如上方、下方、颞侧、鼻侧;后极部、周边部、肌肉圆锥内等。

2. 形态描述　玻璃体腔病变多用点状回声、条带状回声、团絮状回声、斑块状回声、弧形回声等;分枝状、帐篷状;一字形、V 字形、Y 字形。描述占位病变多用圆形、类圆形、半球形、不规则形等;内部为多巢状或分隔状。

3. 大小或程度　占位性病变测量三条径线,如前房或玻璃体内描述弥漫或密集,稀疏或散在,大量、少量。

4. 边界或表面　与周围组织边界清晰或不清,表面光滑或粗糙。

5. 回声强度

(1)强回声/高回声:例如晶状体后囊、眼球壁和球后脂肪。

(2)中等回声:例如虹膜睫状体基质层和陈旧性玻璃体积血。

(3)弱回声/低回声:例如眼外肌、玻璃体积血、玻璃体炎性混浊。

(4)无回声:例如玻璃体、囊肿。

另可增加极强回声,如异物、钙化斑、脉络膜骨瘤等;极弱回声,如玻璃体切除术后的新鲜积血。

6. 内回声分布　均匀或不均匀；无声衰减或明显声衰减。

7. 周围组织毗邻　如与视神经、眼外肌的关系。

8. 运动和后运动　阳性或阴性，活跃或不活跃。

9. 彩色多普勒　描述血流信号的位置、形态和分布，应用频谱多普勒测量血流速度。

10. 因某些不良因素，未能得到满意的超声图像，应在描述中予以说明。

## 二、超声提示的书写

超声提示可按照能明确的超声诊断层级进行分级诊断。

Ⅰ级：解剖学定位诊断。只能明确病变发生的部位有无异常，如泪腺区、球壁、肌锥内。

Ⅱ级：物理性质诊断。可明确肿物为囊性、实性或混合性。

Ⅲ级：病理学诊断。病变具有高度特异性的超声表现，结合临床表现和其他相关检查，可得到接近病理学的诊断。例如海绵状血管瘤、视网膜母细胞瘤等。做出Ⅲ级诊断报告一定要特别慎重，一般在提示之后再加上“？”“可能性大”“结合临床”等用语。

## 三、报告书写的注意事项

1. 书写报告时，要使用规范的超声术语和医学术语，不使用不规范简称。

2. 对申请单中有明确提及的检查目的，即使是阴性结果，也要在报告中有明确的回应。例如申请中写明“探查球后是否有占位病变”，如未发现，报告中一定要写明“球后未见占位病变”或“球后未见明显异常回声”。

3. 提示中有两个或以上的超声诊断，可按临床意义顺序书写。如程度相当，可按解剖部位前后顺序书写。

（林　松）

# 第二章

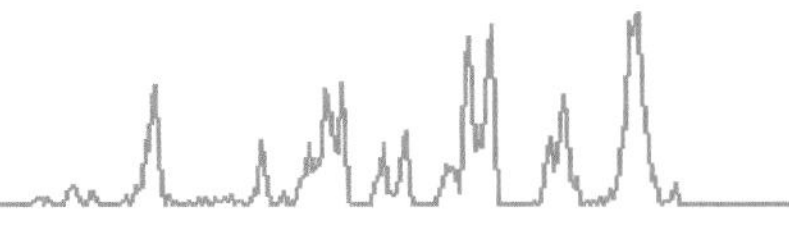

# 眼前节疾病

## 第一节 青 光 眼

### 一、原发性闭角型青光眼

原发性闭角型青光眼房角关闭机制存在多样性，许多学者认为其房角关闭与瞳孔阻滞、虹膜高褶及睫状体前位等因素有关。

**（一）瞳孔阻滞 UBM 表现**

此型患者的前房很浅，晶状体位置靠前，瞳孔缘相对位置靠前，当瞳孔阻滞力大于后房房水压力，限制房水从瞳孔进入前房时，则造成后房压力增加，导致周边虹膜向前膨隆，在此型患者中均发现有显著的周边虹膜膨隆，由于膨隆的周边虹膜导致房角狭窄甚至关闭（图 2-1-1、图 2-1-2）。

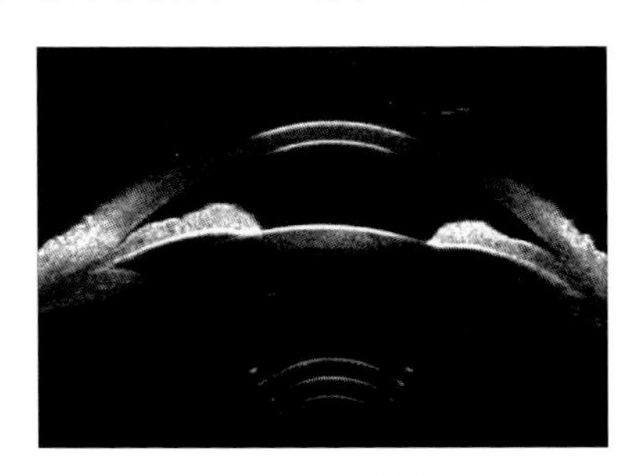

**图 2-1-1 瞳孔阻滞**

当瞳孔阻滞力大于后房房水压力，限制房水从瞳孔进入前房时，则造成后房压力增加，导致周边虹膜向前膨隆，由于膨隆的周边虹膜导致房角狭窄甚至关闭。

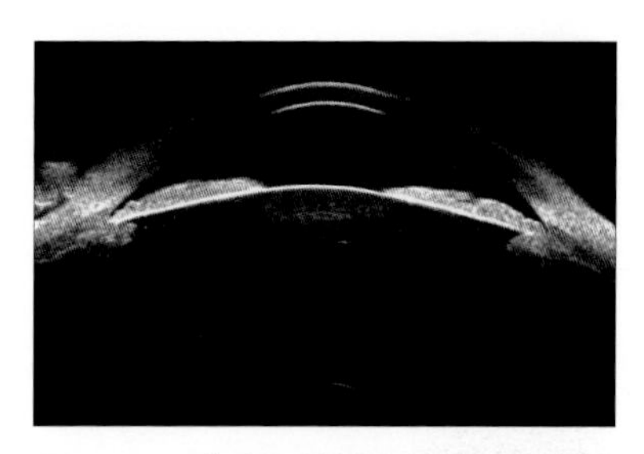

**图 2-1-2　瞳孔阻滞周边虹膜切除术后**

行周边虹膜切除术后，后房房水通过周边虹膜切除口形成的“短路”到达前房，前后房压力达到平衡，周边虹膜变平坦，房角开放或增宽。

**（二）周边虹膜肥厚 UBM 表现**

当瞳孔轻度或中度散大时，肥厚且前位附着的周边虹膜向房角处堆积造成房角狭窄或关闭，当有强光照射或使用缩瞳剂后，由于瞳孔缩小，虹膜拉长变薄，房角增宽开放（图 2-1-3）。

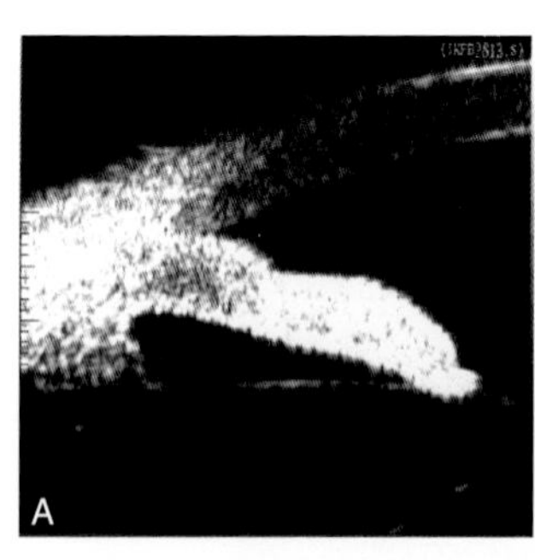

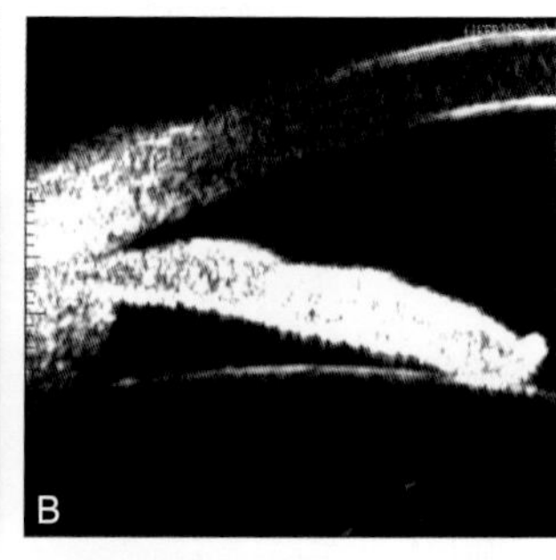

**图 2-1-3　周边虹膜肥厚**

A. 肥厚的周边虹膜，其周边虹膜根部附着点靠前（均为Ⅰ级，靠前型），虹膜根部在房角入口处呈梯形，形成一急转的狭窄房角，由于以上解剖特征，当瞳孔轻度或中度散大时，肥厚且前位附着的周边虹膜向房角处堆积造成房角狭窄或关闭；B. 当有强光照射或使用缩瞳剂后，由于瞳孔缩小，虹膜拉长变薄，房角增宽开放。

### （三）睫状体前位 UBM表现

此类患者房角关闭的原因是前位的睫状体，将周边虹膜顶向房角，形成狭窄或关闭的房角。周边虹膜切除术后周边虹膜、房角形态均无明显变化（图 2-1-4）。

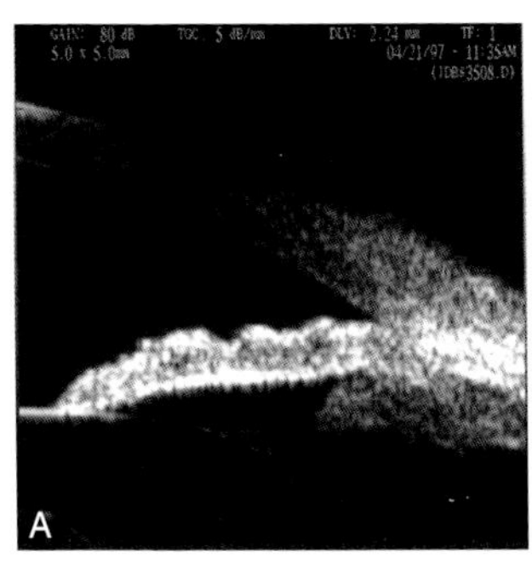


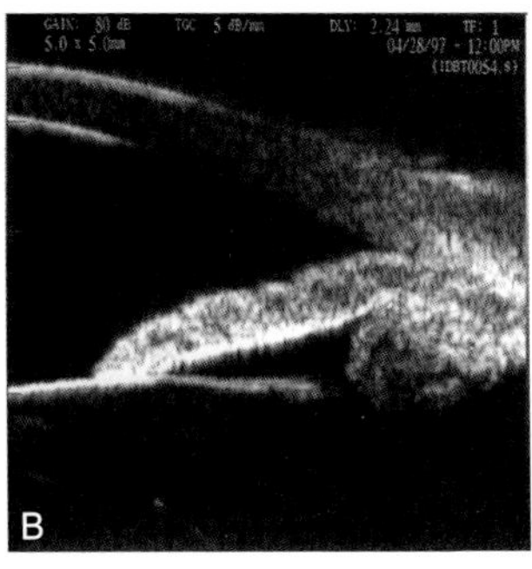


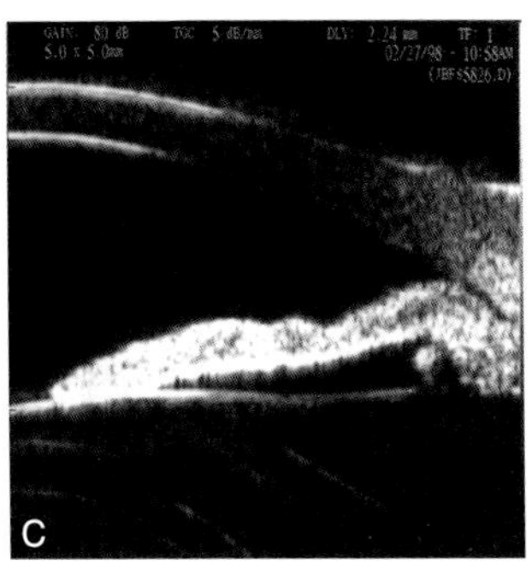


**图 2-1-4　睫状体前位**

A. 前位的睫状体，将周边虹膜顶向房角，形成狭窄或关闭的房角；B. 周边虹膜切除术后周边虹膜、房角形态均无明显变化，仍然可见前位的睫状体将周边虹膜顶向房角，造成房角狭窄或关闭的特征；C. 使用缩瞳剂后，虽然虹膜拉长变薄，但由于前位的睫状体将周边虹膜顶向房角，房角仍狭窄。

### （四）多种机制共存 UBM 表现

临床上此型患者多表现为慢性经过，其房角关闭为两种或两种以上因素所致。如瞳孔阻滞 + 睫状体前位、瞳孔阻滞+周边虹膜肥厚堆积或瞳孔阻滞+睫状体前位+周边虹膜肥厚堆积。经过UBM眼前段图像半定量测量分析发现，这类患者虹膜根部附着点大多数为靠前型（图2-1-5、图2-1-6）。

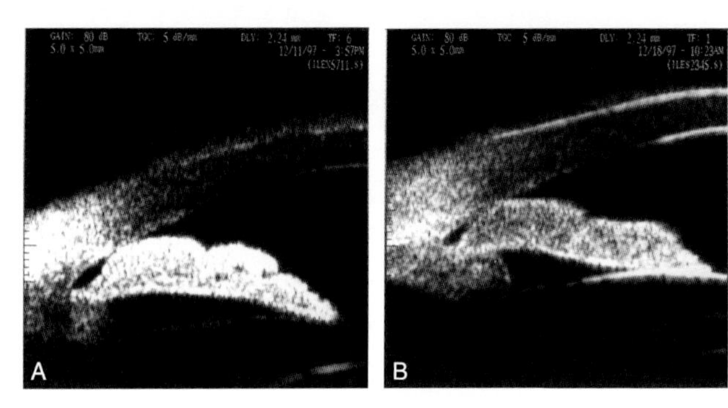


图 2-1-5　多种机制共存

A. 瞳孔阻滞+周边虹膜肥厚堆积；B. 周边虹膜切除术后，周边虹膜变平坦，肥厚周边虹膜仍向房角处堆积造成房角狭窄。

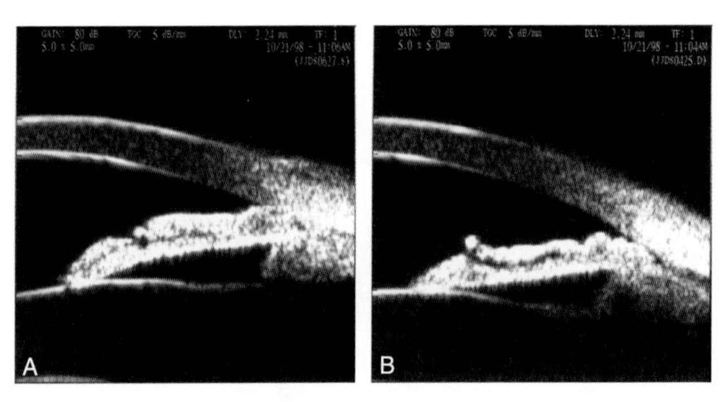


图 2-1-6　多种机制共存

A. 瞳孔阻滞+睫状体前位；B. 周边虹膜切除术后，周边虹膜变平坦，前位睫状体将周边虹膜顶向房角，房角仍狭窄。

## 二、恶性青光眼

【临床概述】

恶性青光眼(malignant glaucoma)指青光眼患者行抗青光眼手术后眼内压没有下降反而升高,晶状体虹膜隔向前移,前房明显变浅或者消失。也称为睫状环阻滞性青光眼。恶性青光眼最常见于闭角型青光眼的病例,行小梁切除或者青光眼引流阀植入术后,眼轴短、晶状体厚度大的患者为本病的易发人群。临床检查可见角膜水肿、前房变浅或者消失、眼内压不断升高等。

恶性青光眼不仅发生于抗青光眼术后,也可发生于白内障人工晶状体植入术后、视网膜脱离复位术后、全视网膜激光光凝治疗术后。另外,虹膜睫状体炎、外伤等均可诱发,某些患者滴缩瞳剂后亦可诱发恶性青光眼。目前国内外许多学者认为恶性青光眼的发病机制是由于睫状体、晶状体、玻璃体三者关系异常,导致房水由后房进入前房受阻而流入玻璃体,形成水囊,使晶状体虹膜隔前移,致前房变浅或消失,同时致眼压升高。

恶性青光眼UBM表现:恶性青光眼在发作前就存在着睫状突肿胀、前旋,睫状突与晶状体间距离近(睫状环小)的解剖特点。晶状体虹膜隔前移,虹膜从根部至瞳孔缘部与角膜内皮完全相贴,前移的晶状体使中央前房变浅或消失(图2-1-7)。

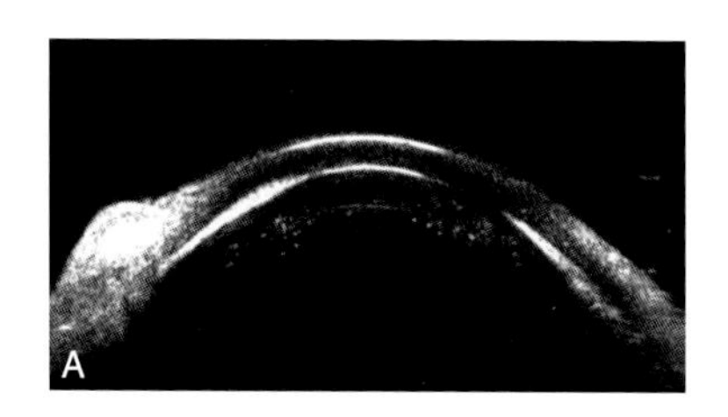


**图2-1-7　恶性青光眼晶状体虹膜隔前移**

A. 前房消失;

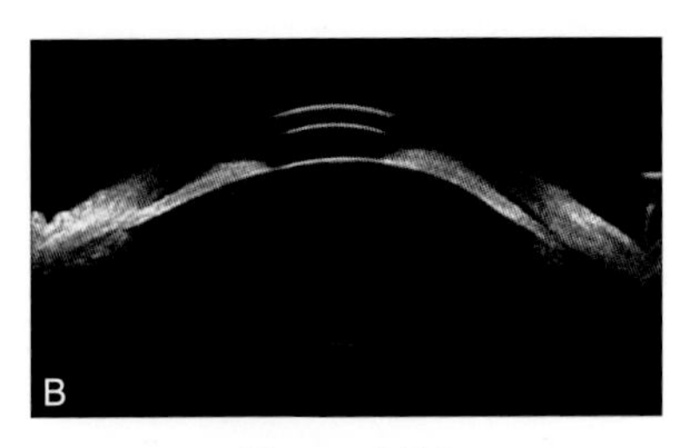


**图 2-1-7**(续)
B. 前房变浅。

睫状体增厚,肿胀的睫状突前旋,推挤周边虹膜根部,堆积在虹膜根部和向前移动了的晶状体赤道部之间的间隙中(图 2-1-8)。

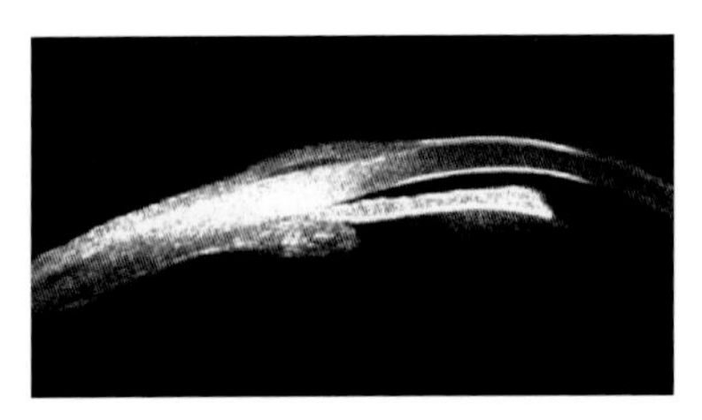

**图 2-1-8 恶性青光眼发作时睫状体水肿**
睫状突水肿前旋,堆积在虹膜根部。

## 三、色素播散综合征

【临床概述】

色素播散综合征(pigment dispersion syndrome, PDS)是由于中周部虹膜后凹并与晶状体悬韧带和/或睫状突相接触、摩擦,导致虹膜后表面色素颗粒脱失,并沉积在眼前段,所表现出的一组临床综合征。多见于年轻、男性患者,并常见于近视患者。

【色素播散综合征 UBM 表现】

1. 眼前段组织的色素播散 聚集在角膜后壁的垂直梭

形、纺锤状的色素沉着是其重要特征，并广泛沉着于虹膜表面、晶状体悬韧带和小梁网上。由于色素沉着使虹膜表面变暗或有非对称性虹膜异色表现，房角镜检查可见小梁网呈均匀致密的暗棕色环形色素带，色素也可沿 Schwalbe 线分布（图 2-1-9）。

2. 色素性青光眼　由于房角大量色素沉着或伴有房角发育异常，一些色素播散综合征患者可出现眼压升高。

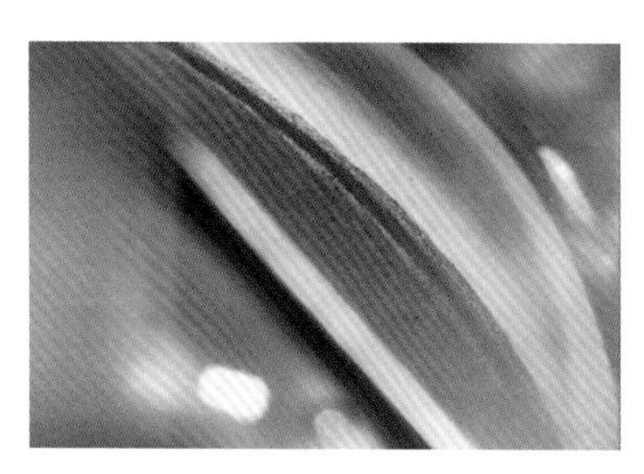

**图 2-1-9　色素性青光眼**

小梁网均匀一致性色素颗粒沉积是色素播散综合征最常见的体征之一，在小梁网形成一色素条带，后部小梁网浓密，前部小梁网相对稀疏。

【超声生物显微镜检查】

1. 超声生物显微镜检查可见虹膜向后凹陷，与晶状体表面及悬韧带广泛接触，发生摩擦（图 2-1-10）。

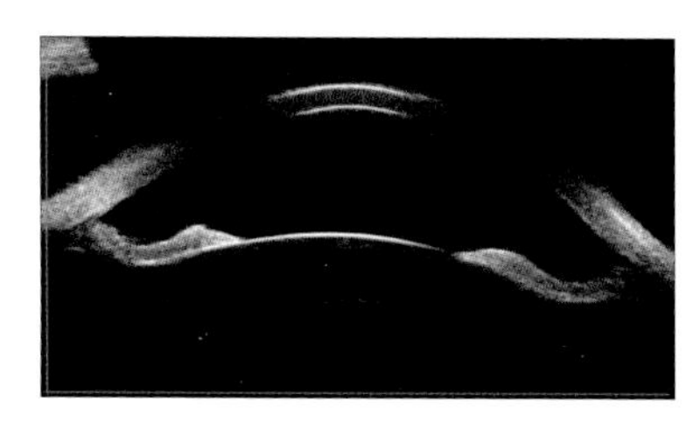

**图 2-1-10　色素性青光眼**

UBM 图像表现为中周部虹膜向后凹陷。

2. 虹膜中周部变薄。

3. 虹膜周边切除术后或使用缩瞳剂后，虹膜变平直。

## 四、发育性青光眼

【临床概述】

发育性青光眼（developmental glaucoma）也称先天性青光眼（congenital glaucoma），胚胎时期发育障碍，使房角结构先天异常或残留胚胎组织，阻塞房水排出通道，导致眼压升高。原发性婴幼儿型青光眼指发生在3岁以前的先天性青光眼（图2-1-11、图2-1-12）。

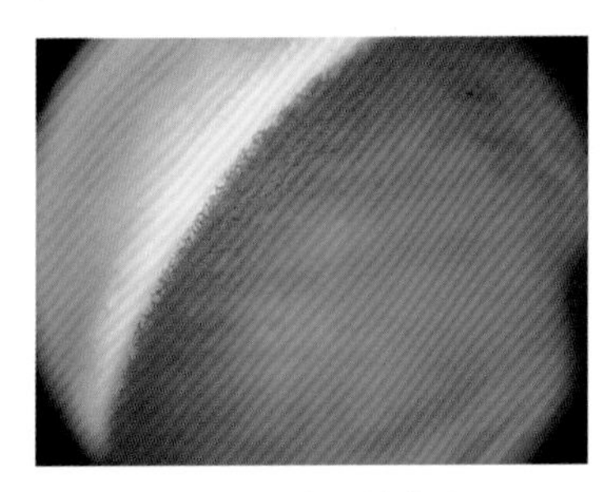

**图2-1-11　先天性青光眼**

房角镜检查可见致密的梳状韧带覆盖在小梁网。

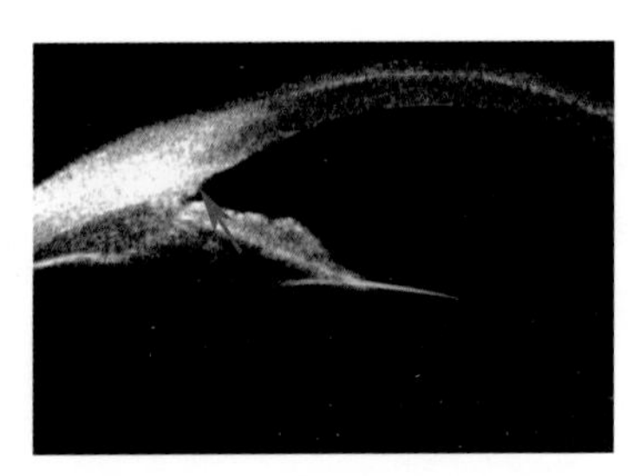

**图2-1-12　先天性青光眼患者**

红色箭头所指为膜样结构带覆盖在小梁网。

## 五、虹膜前粘连继发青光眼

【临床概述】

虹膜前粘连继发房角关闭，常是眼前段炎症的并发症，或房角有异常膜组织存在所致，如虹膜角膜内皮综合征、新生血管性青光眼。

虹膜前粘连 UBM 表现：在眼前段炎症所致虹膜前粘连的病例，尚可见到瞳孔缘后粘连，虹膜膨隆向前，或整周虹膜与晶状体前表面粘连（图 2-1-13）。

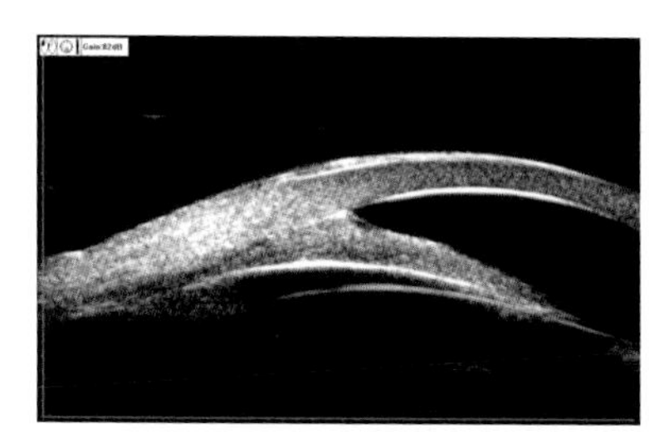

**图 2-1-13 虹膜粘连继发性青光眼**

虹膜膨隆向前，或整周虹膜与角膜后表面粘连。

## 六、晶状体脱位继发青光眼

【临床概述】

当晶状体向前脱位于前房或向后脱位于玻璃体，可通过裂隙灯或 B 型明确诊断。另外，当晶状体脱位是由于外伤引起时，超声生物显微镜可同时观察到有无房角后退等外伤所致改变，根据超声生物显微镜检查结果，制订合理治疗方案。

【临床表现】

当晶状体不全脱位时，用超声生物显微镜检查显示出其优越性，可清楚观察到悬韧带断裂部位、睫状突与晶状体赤道部距离、晶状体移位情况、虹膜及晶状体之间关系、房角的改变、玻璃体前表面是否向前凸等（图 2-1-14）。

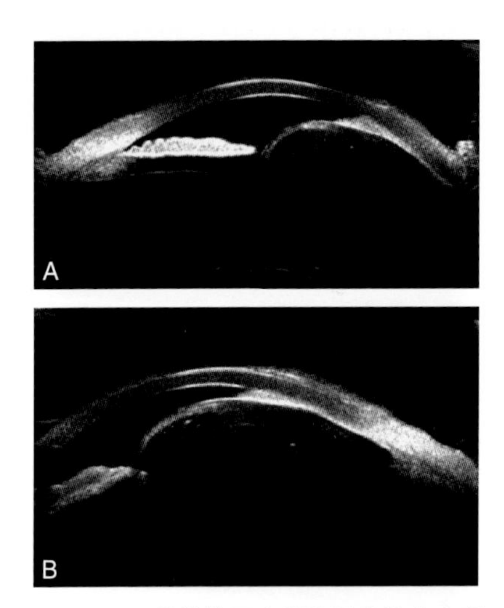

**图 2-1-14　晶状体不全脱位继发性青光眼**

A. 晶状体不全脱位，前房深度不一致；B. 晶状体向前移位，虹膜遮挡小梁网，引起房水流出受阻，眼压升高。

## 七、虹膜角膜内皮综合征

【临床概述】

虹膜角膜内皮综合征（iridocorneal endothelial syndrome，ICE）：中青年女性多见，少有家族史。常见主诉为虹膜异常、瞳孔形状和位置异常、视力减退和眼痛。一般单眼发病，对侧眼一般为亚临床的角膜内皮病变。病程早期可见角膜水肿、视力下降。房角检查可见周边虹膜前粘连，可以延伸甚至超过 Schwalbe 线。虹膜可见不同程度的萎缩，可以同时伴有瞳孔移位、色素上皮外翻、虹膜裂孔等。

ICE 的 UBM 表现：典型病例可见虹膜形态改变，表现为虹膜与角膜内皮回声局限或部分相贴，部分或完全遮挡巩膜突，虹膜内可探及多腔隙样无回声区。如果眼内压升高，可探及角膜回声区增厚、内回声减弱等改变。晶状体和睫状体一般无异常发现，UBM 在观察周边前粘连和虹膜萎缩方面比裂隙灯显微镜和前房角镜更有效，主要是因为 ICE 患者角膜水肿影响后两者的检查（图 2-1-15）。

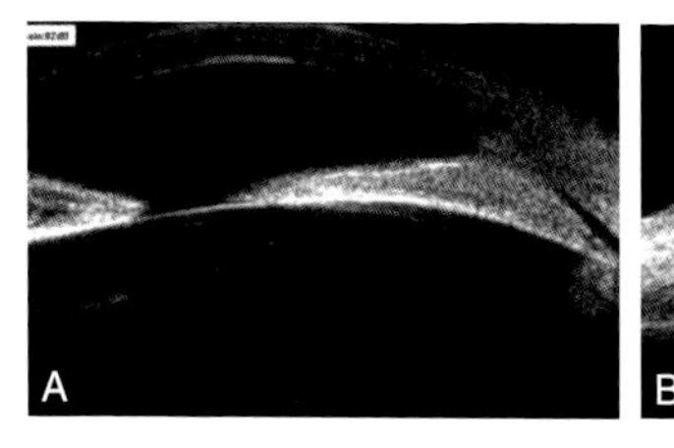

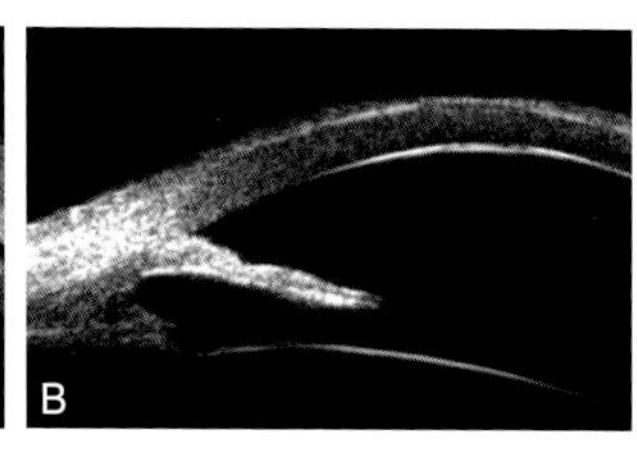


**图 2-1-15 虹膜角膜内皮综合征 UBM 图像**

A. UBM 检查见房角处虹膜成桥状粘连，虹膜内可探及腔隙样无回声区；B. 虹膜与角膜内皮回声完全相贴，完全遮挡巩膜突及小梁网。

## 八、房角后退性青光眼

【临床概述】

房角后退的产生是由于眼前段在外力（钝挫伤）的作用下，房角出现分离加宽。

房角后退性青光眼 UBM 表现：当角膜受到钝挫伤时，挫伤房角撕裂的部位主要是发生在睫状体的环状肌和纵行肌二者之间。前者与虹膜根部连接，后者则附着于巩膜突。发生房角撕裂后，环状肌和虹膜根部就向后移位，从而使前房角加宽和变深，形成外伤性房角后退的外观（图 2-1-16）。

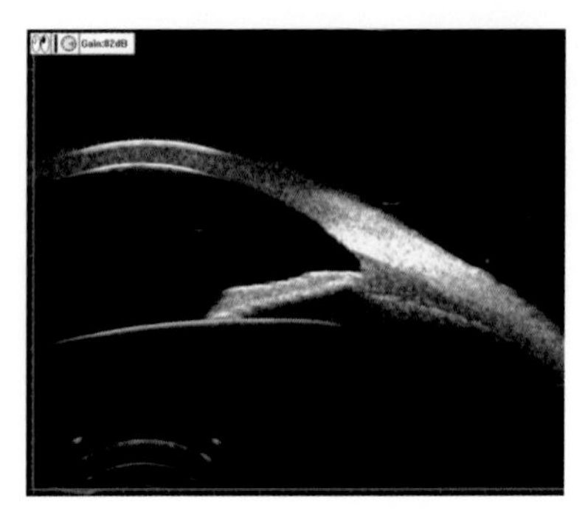

**图 2-1-16　房角后退 UBM 图像**

房角后退 UBM 检查可见不仅虹膜与巩膜突脱离附着关系，房角钝圆。

（牟大鹏）

# 第二节　角膜疾病

## 一、正常角膜

【临床概述】

UBM 不仅可以清晰地显示角膜的各层结构，同时可对各层结构的厚度进行定量测量，如角膜上皮层的厚度、角膜上皮与前弹力层之间的距离、角膜基质层的厚度等，均可作出准确的测量，为精确地诊断与观察病变的变化提供帮助。

正常角膜 UBM 表现：检查正常角膜的前表面，表现为两条带状强回声，即角膜上皮层和 Bowman 膜；在其后表面亦可探及一条带状强回声，即 Descemet 膜和角膜内皮细胞层，由于角膜内皮细胞层仅由一层细胞组成，因此 UBM 尚不能将其与角膜后弹力层完全分辨；位于两强回声之间的均匀低回声区即为角膜的基质层，其内部回声强度均匀一致（图 2-2-1）。

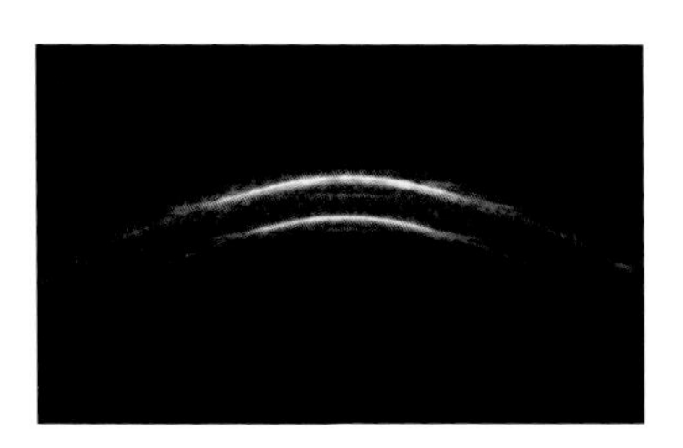

图 2-2-1　正常角膜 UBM 图像

## 二、角膜上皮水肿

【临床概述】

表现为角膜上皮的回声区增厚，回声强度减弱，角膜上皮与前弹力层之间的距离增加。部分病例在角膜上皮与前弹力层之间形成局限的无回声区，为局限的角膜大泡所致。如果病程经久不愈，病变可以累及角膜基质层，导致角膜基质的回声区较正常增厚（图 2-2-2）。

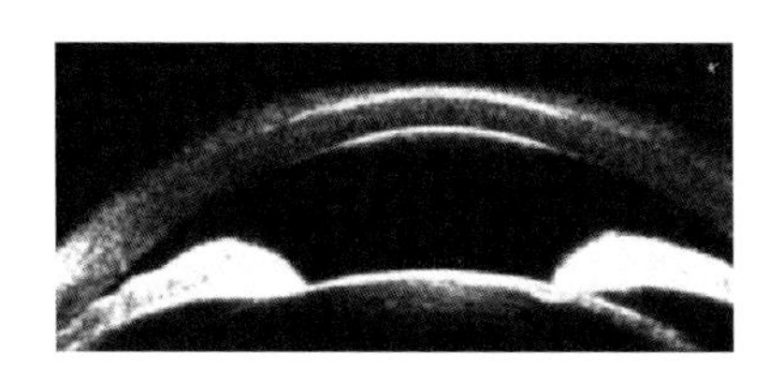

图 2-2-2　角膜上皮水肿 UBM 图像
角膜上皮与前弹力层之间的距离增加，角膜上皮层回声增强，呈毛刷样回声。

## 三、角膜基质水肿

【临床概述】

角膜基质的水肿表现为角膜基质的回声强度减弱，角膜厚度较正常增加，角膜各层回声融合无明确界限（图 2-2-3）。

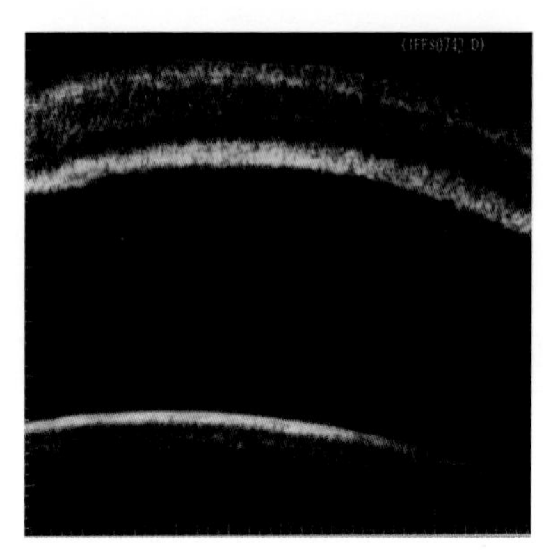

**图 2-2-3　角膜基质水肿 UBM 图像**
角膜基质的回声强度减弱，角膜增厚，角膜内皮层增厚，各层回声融合无明确界限。

## 四、Peter 异常

【临床概述】

患者多表现为角膜中央区先天性粘连白斑，相应部位的后弹力层和角膜内皮细胞层变薄或消失，并见中央虹膜粘连到白斑的周边部（图 2-2-4）。一般仅在角膜近边缘处有一极窄的

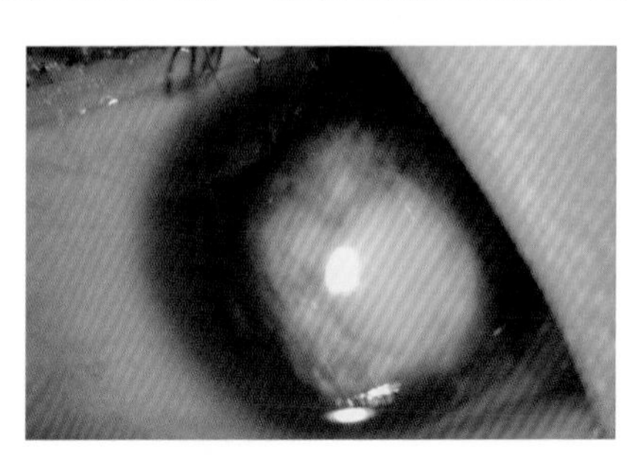

**图 2-2-4　Peter异常**
角膜中央区粘连性角膜白斑。

透明区，前房常较浅。早期，角膜毛玻璃样水肿，上皮剥脱，中央部虹膜可与后部角膜的缺损边缘发生粘连，有时也可与晶状体粘连在一起。偶尔可见在晶状体前囊和角膜后壁之间有条索互相连接。虹膜与角膜的粘连可局限一处或多处，或延展至360°（图 2-2-5）。

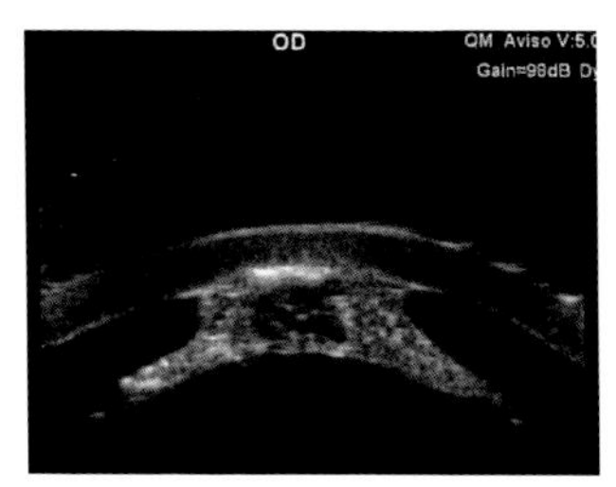

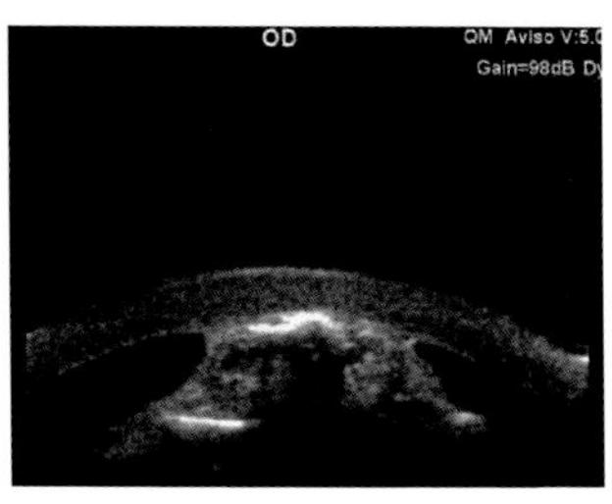


**图 2-2-5　虹膜后表面与晶状体相粘连，中央区虹膜前表面与角膜内皮粘连**

## 五、角膜后弹力层脱离

【临床概述】

由于角膜后弹力层与其前面的基质层之间贴附相对疏松，当遇外力作用时，很容易被分离。当行白内障或青光眼手术时，手术切口的位置过于靠前，穿刺前房所使用的刀具不锐利，或者手术器械反复进入前房以及器械进入前房的角度不正确，而使其尖端或边缘接触角膜层间等，均可撕脱角膜后弹力层。

角膜后弹力层脱离 UBM 表现：UBM 可以检测角膜后弹力层脱离的范围，病变距角膜基质层的距离，为手术术式的选择提供必要的信息。UBM 检查可见患者前房内脱离的后弹力层表现为中等回声的条带，角膜基质增厚，角膜前后表面的强反射光带均欠清，结构模糊（图 2-2-6）。

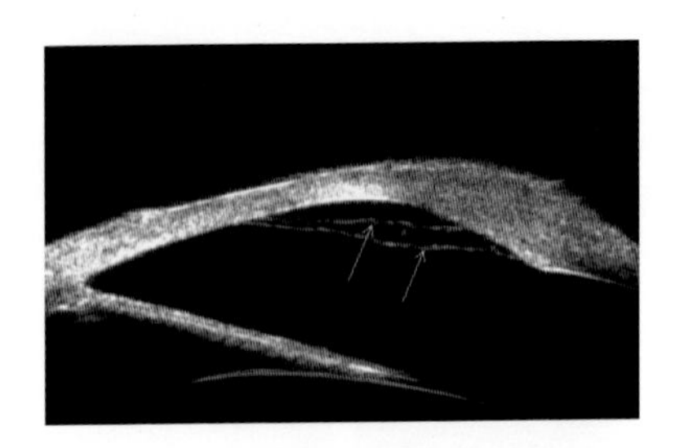

**图 2-2-6　角膜后弹力层脱离同时并发角膜水肿**

UBM 检查可见患者前房内脱离的后弹力层表现为两条中等回声的条带（白色箭头所示），角膜基质增厚，角膜前后表面的强反射光带均欠清，结构模糊。

（牟大鹏）

# 第三节　前部巩膜疾病

## 一、正常巩膜

【临床概述】

巩膜是纤维不透明部分，主要由纤维结缔组织和少量弹力纤维组成，排列紧密，纵横交错。占眼球外壁的5/6，色瓷白，前与角膜相连，后与视神经相连。前巩膜表面被一薄层富含血管的弹性组织所覆盖，即表层巩膜组织。巩膜内面含有色素的棕黑层构成脉络膜上腔外壁。

正常巩膜UBM表现：UBM影像表现为均匀高回声，与表层巩膜和其下方睫状体、脉络膜组织两侧较低回声界限清晰。巩膜内回声一般均匀一致，在有血管穿过巩膜处回声偶有变化。巩膜与角膜组织间可以清晰地分辨，二者之间可以探查到三角形由强至弱的移行区为角巩膜缘。此移行区近前房面，可以探及类似“鹰嘴”样强回声光带为巩膜突，这一结构的识别有着重要的临床意义，可观察到 Schlemm 管、小梁网等结构，这些均为眼前段结构测量的重要标志。房角开放程度的测量、小梁网睫状突距离等的测量都是以此为起始点的（图 2-3-1）。

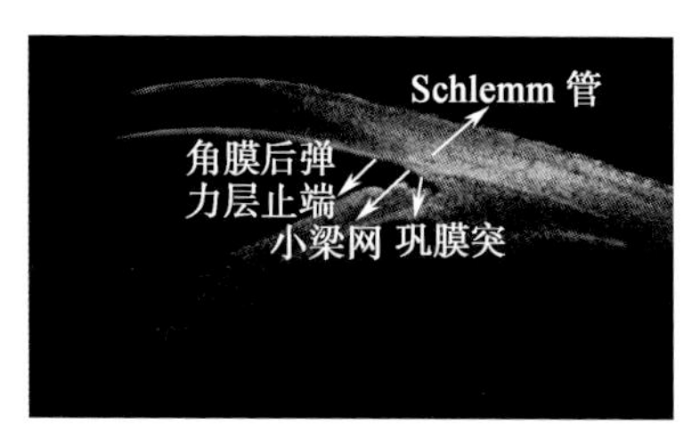


**图 2-3-1　正常巩膜 UBM 图像**

UBM 图像上可见巩膜突、小梁网、角膜后弹力层止端，在部分患者还可以观察到 Schlemm 管。

## 二、巩膜葡萄肿

【临床概述】

巩膜葡萄肿（staphyloma）依解剖部位分为前巩膜葡萄肿、赤道部葡萄肿及后部葡萄肿。与巩膜扩张（ectasia）不同，此时葡萄膜连同巩膜一起向外膨出（图 2-3-2）。

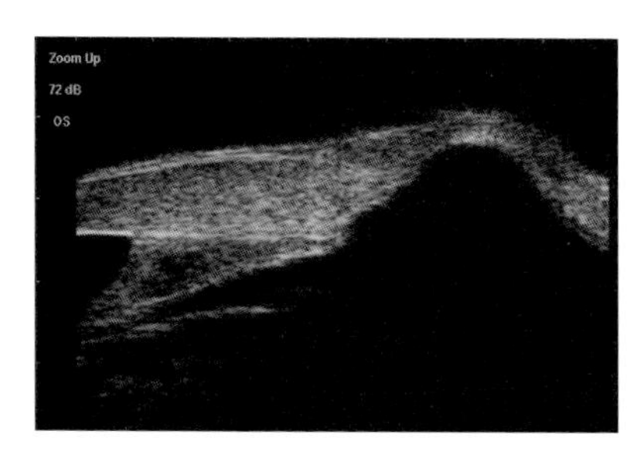


**图 2-3-2　前部巩膜葡萄肿**

局限性巩膜变薄，葡萄膜连同巩膜一起向外膨出。

## 三、前巩膜炎

【临床概述】

前巩膜炎（anterior scleritis）在临床上又分为弥漫性巩膜炎（diffuse scleritis）、结节性巩膜炎（nodular scleritis）、坏死性巩膜炎（necrotizing scleritis）和穿孔性巩膜软化（scleromalaciap-erforans）。

1. 弥漫性巩膜炎　临床表现为弥漫性或局限性巩膜血管扩张、充血水肿，常伴有病变上方球结膜充血水肿。局部点用肾上腺素，待表层血管收缩后，即可清晰看到扩张深层巩膜血管丛呈紫红色。

2. 结节性巩膜炎　结节可单发或多发，局限隆起，压疼明显，不能推动，可反复发作。愈后巩膜形成瘢痕变薄，可透见下方脉络膜组织发蓝紫色。

3. 坏死性巩膜炎　对眼球具有极大的破坏性，约60%病例与全身性疾病有关。病变部位由于小血管闭塞，组织局部缺血性坏死，病变中心发灰白色，这是个危险信号，表示巩膜因缺血坏死可导致巩膜组织穿孔，缺损区脉络膜组织膨出。此型如炎症严重，患眼剧痛难忍。病程可持续数月至数年，愈后巩膜遗留瘢痕，因眼内压关系可形成葡萄肿。

巩膜炎UBM表现：巩膜炎UBM影像特征，因炎症型别和病程不同表现各异。

弥漫性巩膜炎，影像显示弥漫巩膜增厚，呈略低回声（图2-3-3）。在增厚的巩膜组织中可见到斑点状低回声区，这表示在血管周围或巩膜组织中存在炎性细胞浸润和水肿（图2-3-4）。

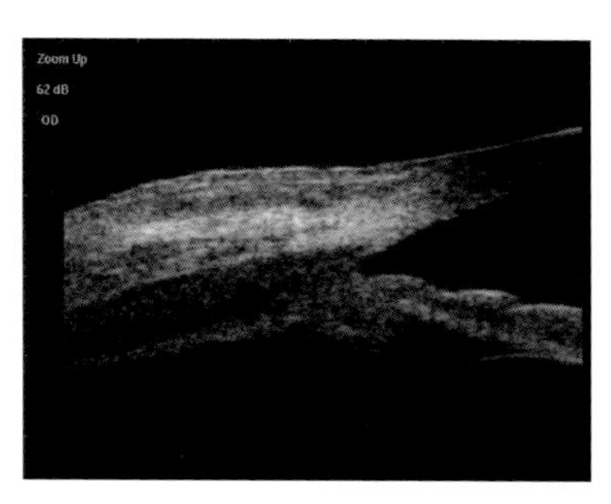


**图 2-3-3　弥漫性巩膜炎 UBM 图像(一)**
弥漫巩膜增厚,巩膜内回声不均匀,呈略低回声。

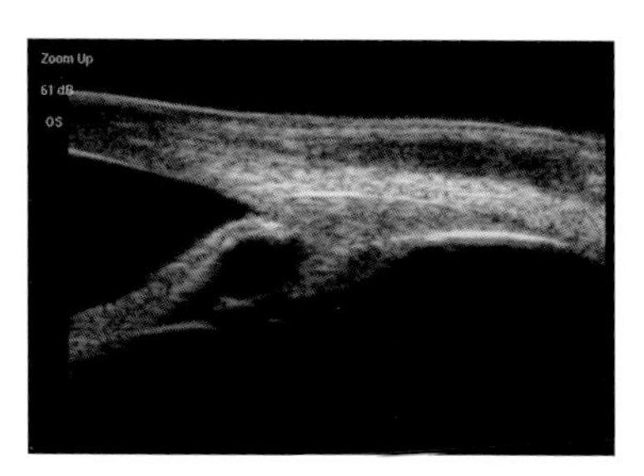


**图 2-3-4　弥漫性巩膜炎 UBM 图像(二)**
巩膜回声局限增厚,内回声不均匀,可见无回声区,病变与正常巩膜之间无法分辨。

(牟大鹏)

# 第四节　前部葡萄膜疾病

## 一、前葡萄膜炎

【临床概述】

前葡萄膜炎是葡萄膜炎中最常见的一种类型,占葡萄膜炎总数的 50% 以上,可表现为急性、慢性、肉芽肿性和非肉芽肿性炎症。患者可出现眼痛、畏光、流泪、视物模糊，在前房出现大量纤维蛋白渗出或出现反应性黄斑、视盘（视乳头）水肿时，可引起视力明显下降，发生并发性白内障或继发性青光眼时，可导致视力严重下降（图 2-4-1）。

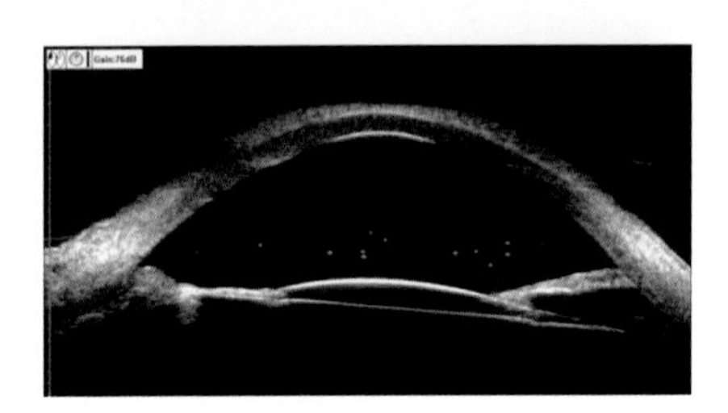

**图 2-4-1 前葡萄膜炎患者人工晶状体植入术后，前房多量点状高反射信号**

## 二、虹膜黑色素瘤

【临床概述】

虹膜黑色素瘤（iris melanoma）是一类发生在虹膜基质内黑色素细胞的恶性黑色素肿瘤。临床分为局限性和弥漫性黑色素瘤两种，但后者极为罕见。局限性黑色素瘤病变境界清晰，为形状不规则的黑色素性肿物，直径一般大于 3mm，厚度超过 1mm。瘤体内色素分布不均。

虹膜黑色素瘤 UBM 表现：虹膜黑色素瘤可侵及整个虹膜基质，表现为病变虹膜基质完全增厚，病变边界清晰，形态不规则，内回声均匀，为中低回声，声衰减不明显。病变前表面不整齐，可伴有局限的凹陷，病变内无血管的腔隙样无回声区。部分病例可伴有前房出血或在病变的边缘可探及囊样无回声区（图 2-4-2）。发生在虹膜根部的病变由于病变隆起遮挡巩膜突，可能是继发青光眼的原因之一。

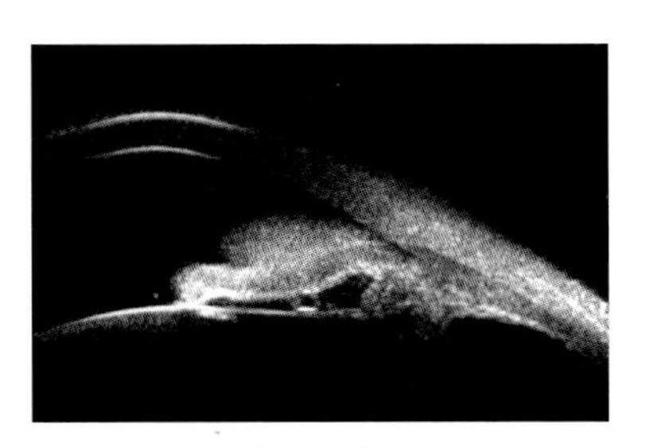

图 2-4-2　虹膜黑色素瘤 UBM 图像

## 三、睫状体囊肿

【临床概述】

原发性睫状体囊肿多位于颞下方及睫状沟。

睫状体囊肿 UBM 表现：临床表现呈现一个良性的过程，但在其生长的过程中会随着睫状体囊肿体积的增大，推挤虹膜根部向前或直接侵及小梁组织，反而导致眼压升高，引起继发性青光眼（图 2-4-3）。

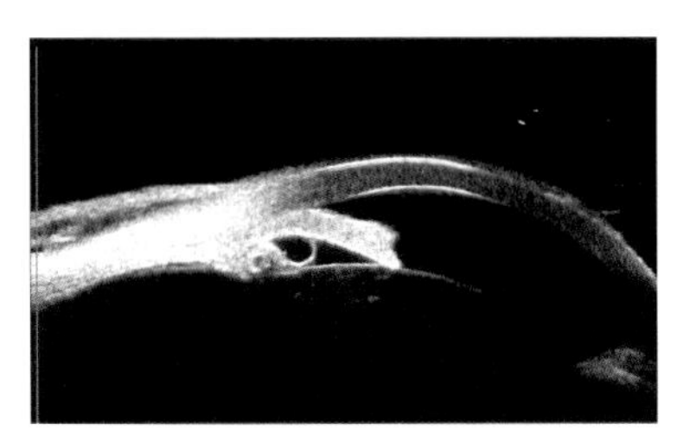

图 2-4-3　虹膜睫状体囊肿，囊腔内无回声暗区

## 四、睫状体脱离

【临床概述】

由于睫状体和脉络膜与巩膜之间存在一潜在的间隙，即睫状体上腔和脉络膜上腔，且两腔相通。所以当脉络膜上腔有液

体存在导致脉络膜脱离时，睫状体一般同时脱离。

睫状体脱离 UBM 表现：UBM 检查可以发现睫状体与巩膜之间的无回声区，且 360° 全周均可探及（图 2-4-4）。

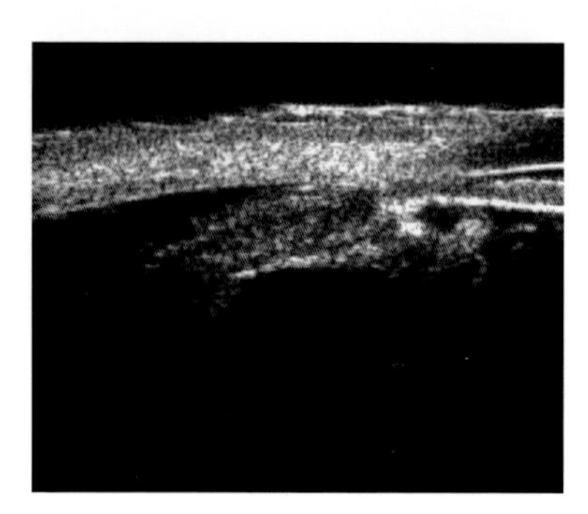

**图 2-4-4　睫状体脱离 UBM 图像**

## 五、睫状体黑色素瘤

【临床概述】

睫状体黑色素瘤（ciliary body melanoma）指恶性黑色素瘤细胞组成的睫状体区黑色素性肿物，其组织发生于睫状体基质内的黑色素细胞。

位于睫状体的病变早期由于部位隐蔽且肿瘤体积小，一般无明显临床症状，故早期诊断比较困难。多数病例由于虹膜形态发生改变，经充分散瞳后，可在睫状体区发现黑色素性肿物，并可突向虹膜根部或前房内。少数睫状体黑色素瘤呈弥漫性生长，表现为整个睫状体区弥漫性不规则增厚。肿瘤相应部位表层巩膜血管扩张和灶状色素沉着，通常是睫状体黑色素瘤的重要体征。

睫状体肿瘤 UBM 表现：UBM 检查可发现睫状体局限实性隆起，边缘清晰，内回声均匀为中低回声。病变的基底部可探及圆形、椭圆形无回声暗区，为病变内血管的回声。病变自睫状体向玻璃体内生长,玻璃体内的病变边缘可因病变的隆起度过高而无法探查到,低隆起的病变边缘可清晰地观察到,回声强度一般较病变内回声高,连续欠光滑。少数病例可向前蔓延侵犯房角和虹膜或向后蔓延到脉络膜。侵及房角的病变可完全遮挡巩膜突,为本病继发青光眼的形态改变依据。部分病例在病变的边缘可探及圆形囊样无回声病变,为伴发的虹膜囊肿(图 2-4-5)。

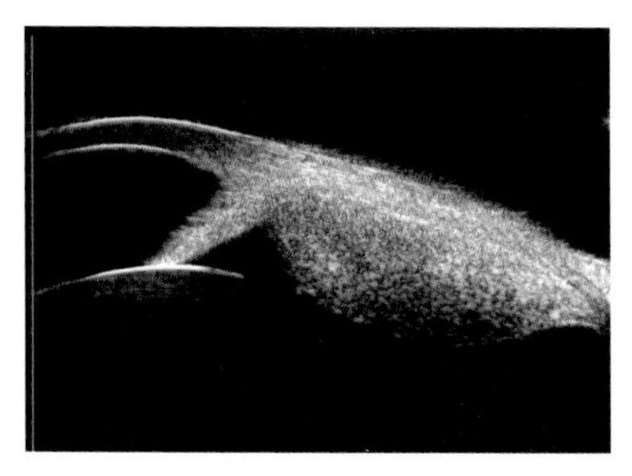

**图 2-4-5　睫状体黑色素瘤超声图像**

睫状体局限实性隆起,边缘清晰,内回声均匀为中低回声。

(牟大鹏)

# 第五节　晶状体疾病

## 一、年龄相关性白内障

【临床概述】

年龄相关性白内障即老年性白内障,是指随着年龄的增长开始发生的晶状体混浊,视力逐渐下降。临床上将老年性白内障分为皮质性、核性和后囊下三种类型。

1. 皮质性白内障　晶状体皮质灰白色混浊为主要特

征。其发展过程可分为四期：初发期、未成熟期、成熟期、过熟期。

2. 核性白内障　晶状体混浊从核位置开始出现密度增加，屈光指数增加，逐渐加重并缓慢向周围扩展，早期呈淡黄色，随着混浊加重，色泽渐加深如深黄色、深棕黄色。

3. 后囊下白内障　混浊位于晶状体的囊膜下皮质，如果位于视轴区，早期即影响视力。

【超声表现】

25MHz UBM（MD-320W，MEDA，换能器频率为 25MHz；探测深度 11mm；分辨率：横向 150μm，纵向 80μm；增益 5~105dB）由于其兼顾了高频及相对长波长两大特点，非常适合观察晶状体的全貌。皮质性白内障（膨胀期）：前房浅，晶状体增大，前后囊膜呈弧形高回声，前囊膜后皮质及后囊下皮质呈低回声，绕核皮质呈致密的高回声斑，晶状体核呈低回声（图 2-5-1）。核性白内障：晶状体前后囊膜呈弧形高回声，前囊膜后皮质呈低回声，皮质下前部核呈半圆形高回声，后部晶状体核呈低回声（图 2-5-2）。后囊下白内障：晶状体前后囊膜呈弧形高回声，前囊膜后皮质及绕核皮质呈低回声，后极部后囊下皮质呈高回声（图 2-5-3）。

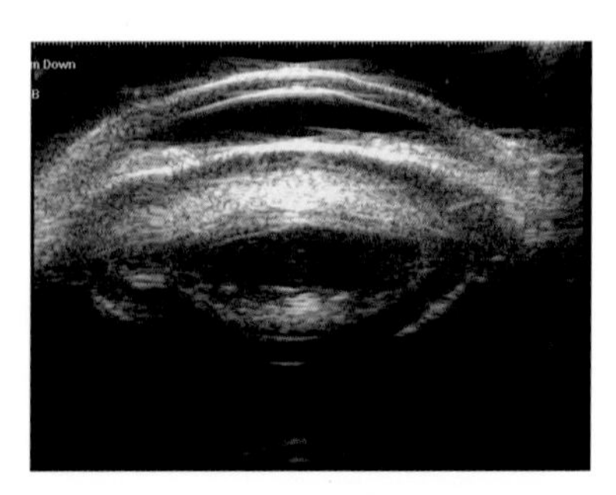

**图 2-5-1　皮质性白内障（膨胀期）的 25MHz UBM 图像**

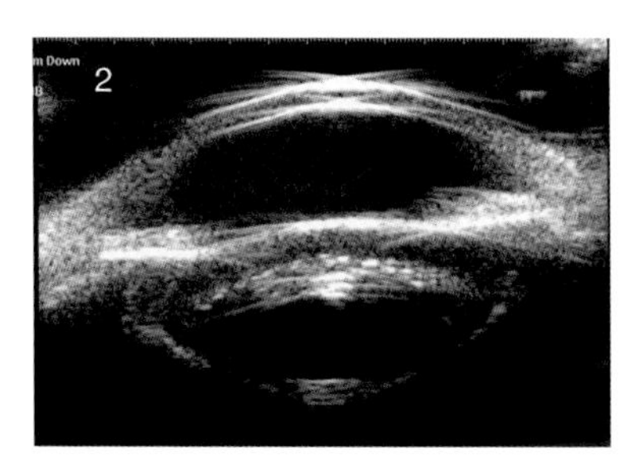


图 2-5-2 核性白内障的 25MHz UBM 图像

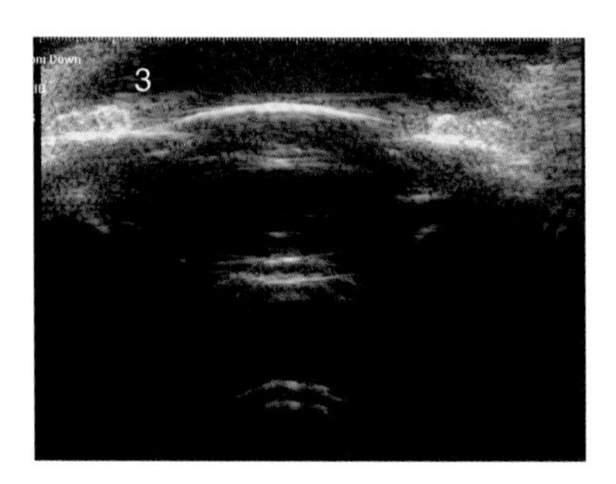


图 2-5-3 后囊下白内障的 25MHz UBM 图像

## 二、外伤性白内障

【临床概述】

外伤性白内障指晶状体在受伤部位混浊之后，很快水化，形成液泡、水肿。混浊很快波及晶状体周边部，最终导致整个晶状体的混浊。以眼球穿通伤引起的外伤性白内障占比最高。超声检查不受穿通伤引起的眼前节屈光间质混浊影响，可于术前评估晶状体后囊的完整性，有助于确定白内障摘除手术的手术方式，规避术中的不当操作，减少术中和术后的并发症。

【超声表现】

根据有无开放性伤口，选择彩色多普勒、二维超声或

25MHz UBM 进行检查。

1. 完整后囊　赤道后晶状体后囊呈弧形高回声影，回声光滑、规则、连续。

2. 破裂后囊　晶状体内有贯穿性的高回声通道，或赤道后晶状体后囊回声中断、形态欠规则，呈波浪状。

14MHz 彩色多普勒超声 + 谐波成像：超声表现同 UBM（图 2-5-4、图 2-5-5）。

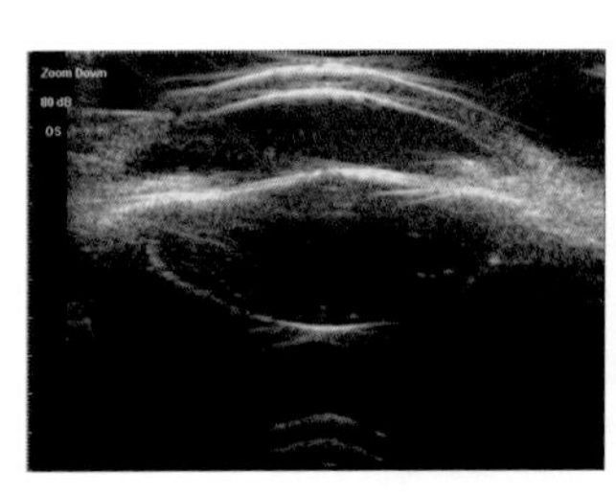


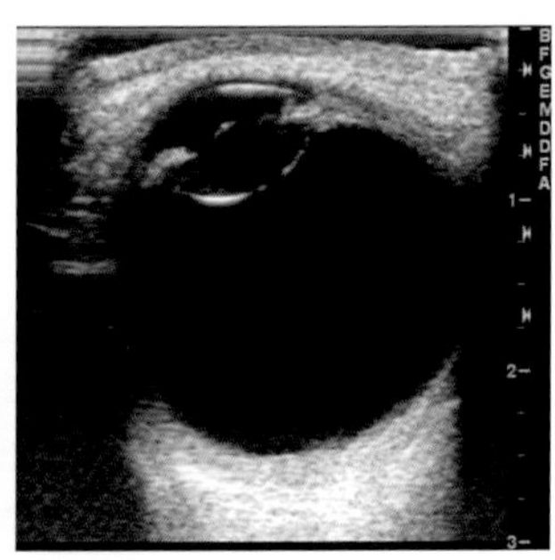

**图 2-5-4　角膜穿通伤致外伤性白内障 UBM 图像及 14MHz 彩色多普勒超声 + 谐波成像图像对比一**

二者扫查显示晶状体形态尚规则，内回声均匀，前囊膜回声欠规则，后囊回声光滑连续。

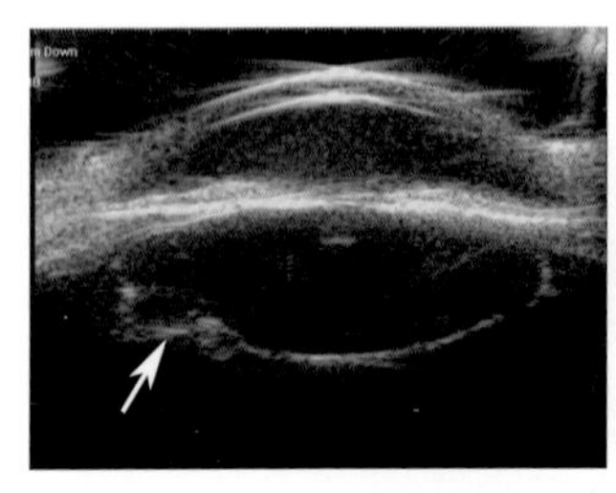

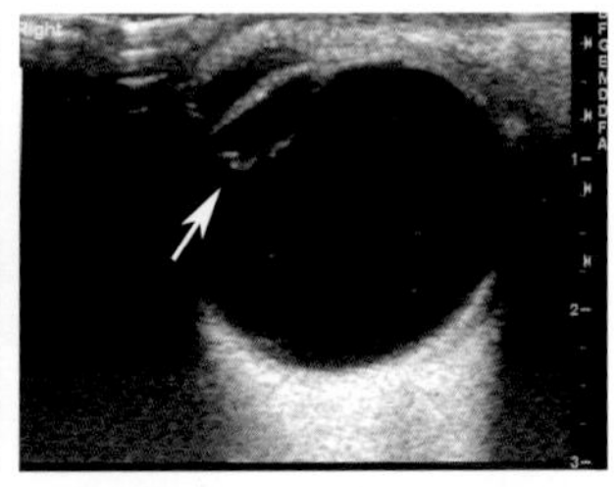

**图 2-5-5　角膜穿通伤致外伤性白内障 UBM 及 14MHz 彩色多普勒超声 + 谐波成像图像对比二**

二者扫查显示晶状体后囊膜呈不规则椭圆形回声，破裂处呈不均匀回声（箭头）。

## 三、晶状体及人工晶状体脱位

【临床概述】

晶状体脱位分为晶状体全脱位及不全脱位。当晶状体脱离其正常位置，若晶状体悬韧带全断，晶状体可经瞳孔脱位于前房内，或向后脱位于玻璃体腔内，称晶状体全脱位。脱位的晶状体完全离开瞳孔区，前房加深，虹膜震颤。脱位的晶状体突入前房可造成继发性青光眼、虹膜睫状体炎、角膜水肿；脱入玻璃体腔，可造成玻璃体混浊、葡萄膜炎，严重者可能继发视网膜脱离。

若悬韧带仅部分断裂或发育不良，使晶状体向侧方或上、下方移位，则称为晶状体不全脱位。晶状体不全脱位可引起近视、散光、单眼复视。裂隙灯检查可见前房变深，虹膜震颤，有些可见悬韧带，玻璃体疝，甚至部分晶状体脱入前房。检眼镜下可见新月形的眼底反光或双眼底像。

人工晶状体脱位与晶状体脱位类似，也可分为全脱位及不全脱位。脱位后人工晶状体可部分或全部突入前房，或脱离进入玻璃体腔。人工晶状体脱位可发生于术中及术后任何阶段，其并发症主要是视力下降，亦可出现单眼复视、眩光、虹视等症状，还可引起反复的葡萄膜炎、继发性青光眼、视网膜脱离等。

【超声表现】

晶状体全脱位（图 2-5-6）：二维 B 型超声表现为晶状体脱入玻璃体腔，呈椭圆形球体，膨胀变大，可随眼球转动而移动，前后囊膜呈强回声，若为透明晶状体，则其内部无回声；若为混浊晶状体，则其内部可呈强回声斑。晶状体完全钙化后呈极强回声，其后可见声影。UBM 表现为，若晶状体脱入玻璃体腔，UBM 则不能见到晶状体回声；若晶状体膨胀变大，突入前房，

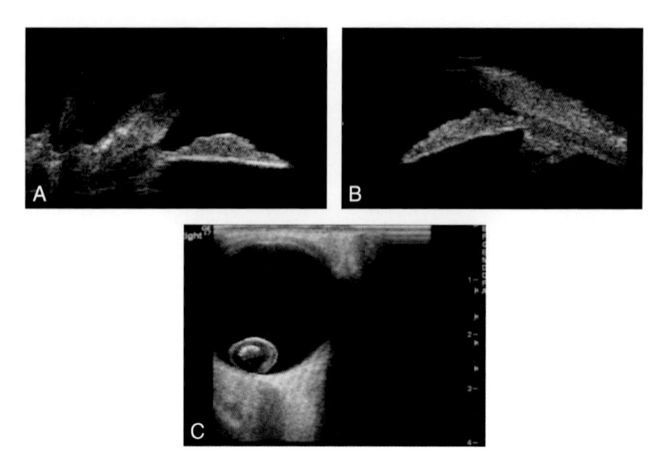


**图 2-5-6　晶状体全脱位 UBM 及二维 B 型超声图像**

A、B. 未见虹膜后的晶状体前囊膜强回声光带；C. 二维 B 型超声：晶状体脱入玻璃体腔，于后极部呈椭圆形回声，囊膜呈强回声，其内回声欠均匀。

其 UBM 表现类似于不全脱位于前房时的超声表现（参考图 2-5-7），区别在于脱位程度的大小。

晶状体不全脱位（图 2-5-7）：睫状突与晶状体赤道部之间的晶状体悬韧带，在 UBM 下表现为规则排列的弱条状回声，悬韧带之间可以相互交叉但均为直线方式走行（图 2-5-8），当悬韧带发生断裂，断裂区域的睫状突与晶状体赤道部之间便难以探测到线样回声，提示此处悬韧带缺失（图 2-5-9）；断裂一侧因为张力原因，其他悬韧带发生延长，相对张力增加，对侧悬韧带长度则会变短，相对松弛（图 2-5-10），导致晶状体不全脱位。UBM 表现，在对位方向上（点位之差为 6）：①两侧周边前房深度不一致；②各方向晶状体赤道部与睫状突距离不同；③存在局部悬韧带断裂；④悬韧带长度不一，一侧长于对侧。

人工晶状体全脱位（图 2-5-11）：二维 B 型超声表现，人工晶状体脱入玻璃体腔，呈条形异物样高回声，随眼球转动而移动。UBM 表现，人工晶状体脱入玻璃体腔，UBM 扫查无法探及

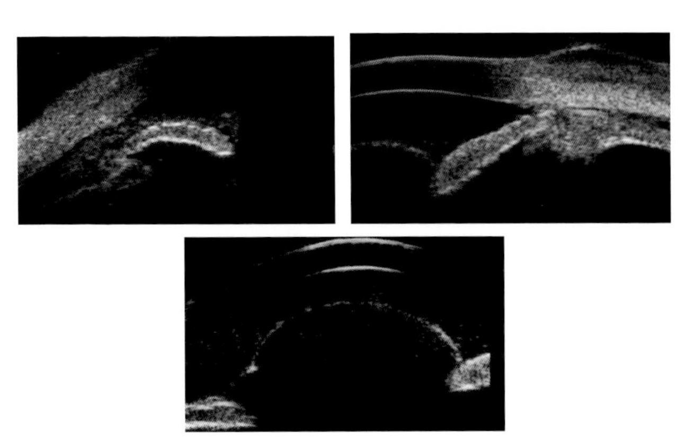

**图 2-5-7　晶状体半脱位 UBM 图像**

前房变浅，周边深浅不一，赤道部晶状体前囊膜的强回声光带突入前房，虹膜后的晶状体前囊膜强回声带也突出位于虹膜前，离开正常的解剖位置。

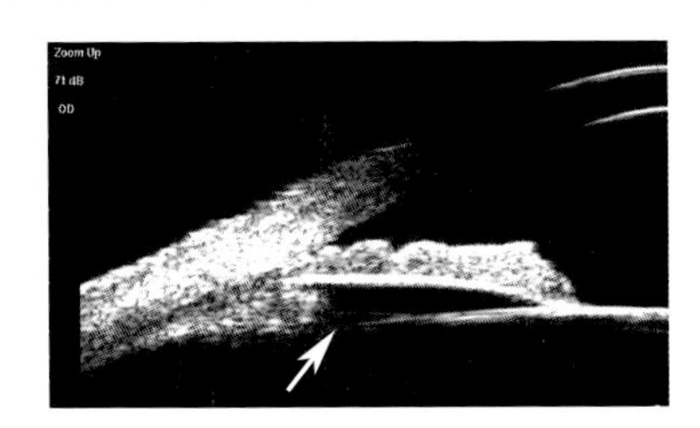


**图 2-5-8　晶状体悬韧带 UBM 图像**

箭头所示为睫状突与晶状体赤道部之间的晶状体悬韧带，表现为规则排列的条状弱回声。

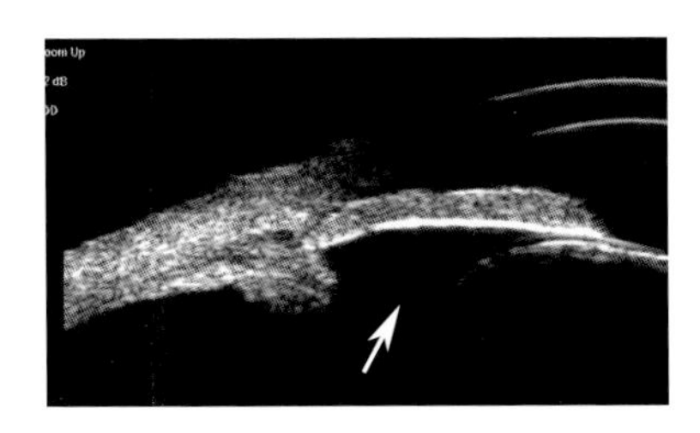

**图 2-5-9　晶状体悬韧带离断的 UBM 图像一**

箭头所示为悬韧带离断，表现为睫状突与晶状体赤道部之间难以探测到线样悬韧带回声。

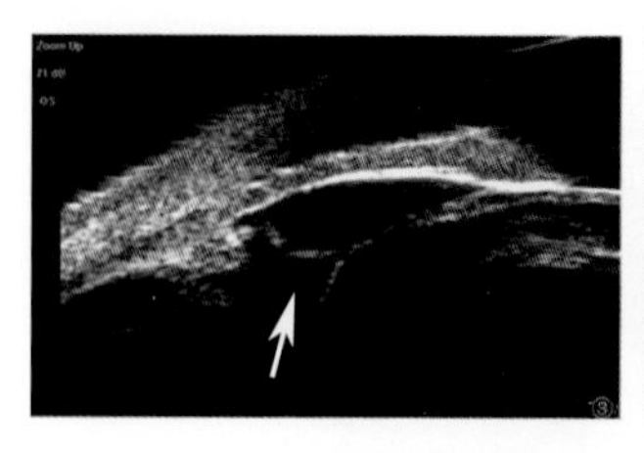
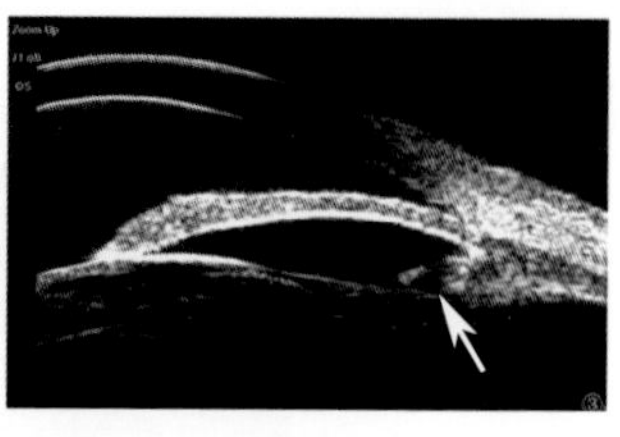

**图 2-5-10　晶状体悬韧带离断的 UBM 图像二**

箭头分别示晶状体悬韧带缩短和延长，表现为一侧晶状体悬韧带缩短，而对侧悬韧带拉伸延长。

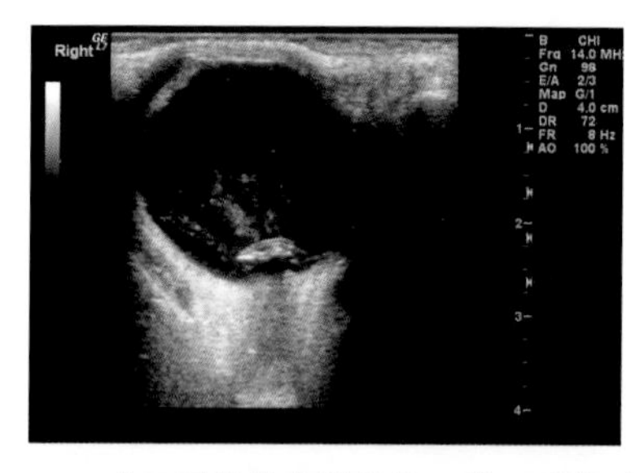


**图 2-5-11　人工晶状体全脱位的二维 B 型超声图像**

扫查发现玻璃体腔弥漫细小点状回声，运动(+)后运动(+)，玻璃体腔内可探及强回声，为人工晶状体。

晶状体回声。人工晶状体不全脱位时(图 2-5-12)，其光学部移位，周边翘起可致使襻进入前房。

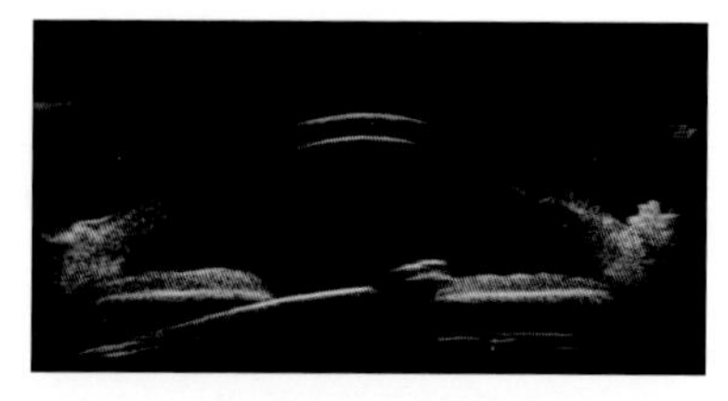

**图 2-5-12　人工晶状体半脱位的 UBM 图像**

扫查发现人工晶状体位置倾斜，光学部移位，不在视轴中央，前房深浅不一，襻翘起入前房；若人工晶状体襻的位置异常，可能顶推相应部位的虹膜，使房角发生改变。

# 第六节 眼前节外伤

## 一、眼内异物

【临床概述】

眼部结构精细,眼球外伤会对视觉功能造成严重的威胁,尤其是眼球穿通伤或眼球破裂伤合并球内异物,对眼球造成的伤害将是毁灭性的;钝挫伤通常也会造成眼内结构的不同程度损伤,其预后同样存在很大的不确定性。

常规眼科B型超声检查能够发现外伤后的眼部结构性损伤,随着UBM等高频超声在眼科的普及,能够对损伤进行更为全面、精细的了解和评价。对伴球内异物者,能够进行准确的定位,为临床诊疗提供可靠的依据。

【超声表现】

1. 眼前节异物 50MHz UBM(MD-300W,MEDA,换能器频率为50MHz;探测深度6mm;分辨率:横向40μm,纵向40μm;增益5~105dB)扫查在眼前节异物的检查中有着不可替代的作用,位于眼前节任何部位的异物,不论是金属或是非金属异物,只要其密度接近或超过眼球壁,均可呈强回声,其后伴尾影("彗尾征"),与周围组织界限清楚;对于较小的陈旧性异物,尤其是异物被周围组织机化包裹时,UBM的高分辨率甚至可以超过CT、MRI等影像学检查(图2-6-1A、B、C)。需要指出的是UBM不能准确鉴别金属与反射性强的非金属异物,这也是其不能完全取代传统影像学检查的原因之一。

2. 玻璃体异物 正常B型超声扫查的玻璃体腔为无回声区,异物在玻璃体腔内呈强回声光点或光斑,逐渐降低增益,眼部组织结构逐渐模糊,但异物的回声光点或光斑仍然清晰可见,金属等高密度异物其后可伴尾影。如异物经由角膜,穿透晶状体进入玻璃体腔内，超声检查通常能够显示晶状体后囊膜破裂以及异物进入玻璃体腔的穿通道（图 2-6-1D、E）。

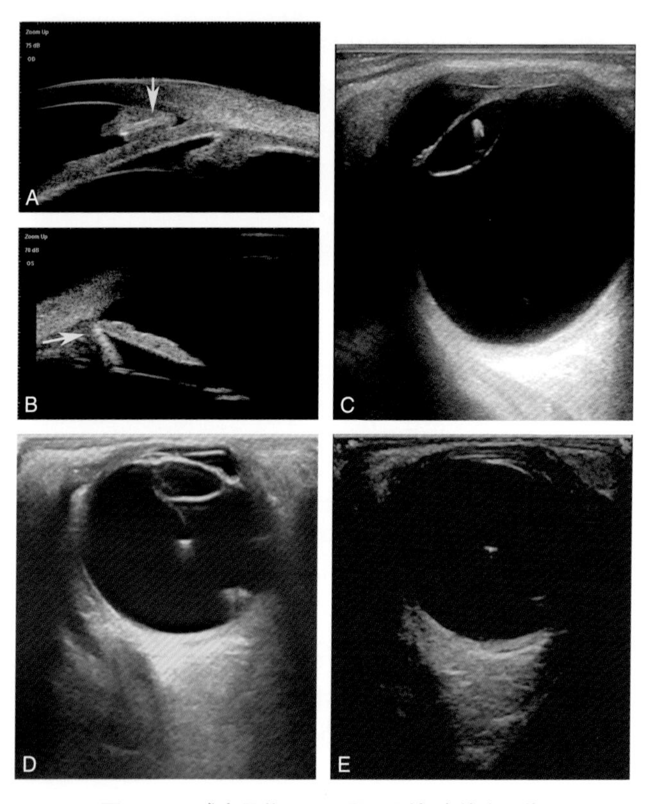


**图 2-6-1　球内异物 UBM 及 B 型超声检查图像**

A. 前房异物的 UBM 图像：异物位于前房角，为长圆形高回声（箭头所示），周围被炎性组织的中等回声包绕；B. 后房异物的 UBM 图像：异物位于后房角，嵌顿于虹膜根部（箭头所示），为点状强回声，其后伴尾影；C. 晶状体异物的 B 型超声图像：晶状体内可见点片状强回声，强回声后可见尾影，降低增益后，异物回声仍可见。D、E. 玻璃体腔异物的 B 型超声图像：显示玻璃体腔内两点状强回声，降低增益之后，强回声光点依然清晰可见，并且多角度探查，超声能够显示异物穿透晶状体进入玻璃体腔的穿通道。

【其他影像表现】

金属异物嵌顿于角膜，应用裂隙灯光带照明，能够清晰显示异物位置及深度（图 2-6-2）。角膜异物应同时行 B 型超声检查，排除是否合并眼内异物或者外伤性玻璃体积血、外伤性视网膜脉络膜脱离等病变。但角膜异物患者应慎重行 UBM 检查，避免感染，可在取出角膜异物、角膜伤口修复后再行 UBM 检查。

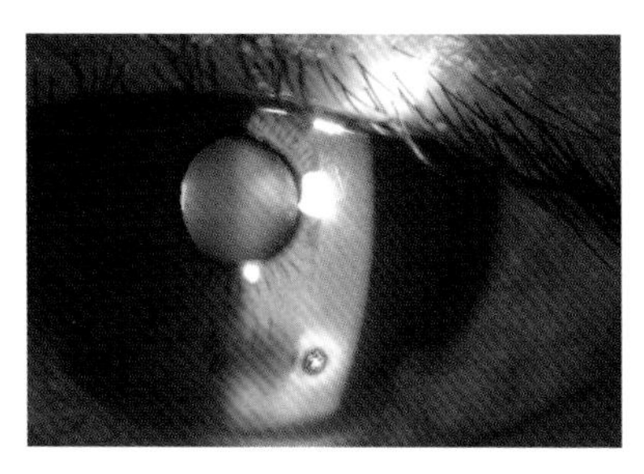

图 2-6-2　角膜异物的裂隙灯检查图像

## 二、睫状体脱离

【临床概述】

睫状体脱离是指眼球外伤使睫状体上腔有体液或血液积存。睫状体离断是指睫状肌的外层纵行肌纤维从巩膜突撕脱、断裂，造成前房与睫状体上腔沟通。

由于睫状肌与巩膜突附着紧密，一般只有在强烈的外力作用下才会造成睫状体脱离；临床上眼球钝挫伤后出现前房积血、虹膜根部离断以及持续性低眼压，应高度怀疑睫状体脱离；持续性低眼压会产生一系列继发性损害，甚至会造成永久性的视力损害直至视力丧失。

UBM 检查可以快速发现睫状体脱离，并且能准确显示分离口的位置以及范围，同时还能显示合并的眼前节其他组织的损害部位及程度，为临床治疗和预后评判提供重要依据。

【超声表现】

在UBM图像上，正常眼的睫状体矢状面呈类三角形，与巩膜相贴，两者之间出现无回声暗区（条状或楔形）时提示睫状体脱离。部分病例检查时发现，睫状体与巩膜突已经完全分离，但未发现睫状体上腔与前房沟通的分离口，通常是因为虹膜根部与巩膜未完全分开，但虹膜已偏离正常的解剖位置，向着分离口移位，此种情况极易被忽视，应当仔细而完整地进行扫查。分离口可以很小，也可以在一个象限或者分离广泛，应使用时钟表示法进行标记记录（图2-6-3）。

【其他影像表现】

眼球钝挫伤患者应行裂隙灯弥散光检查，应同时行UBM检查，明确有无睫状体脱离和睫状体分离口（图2-6-4）。

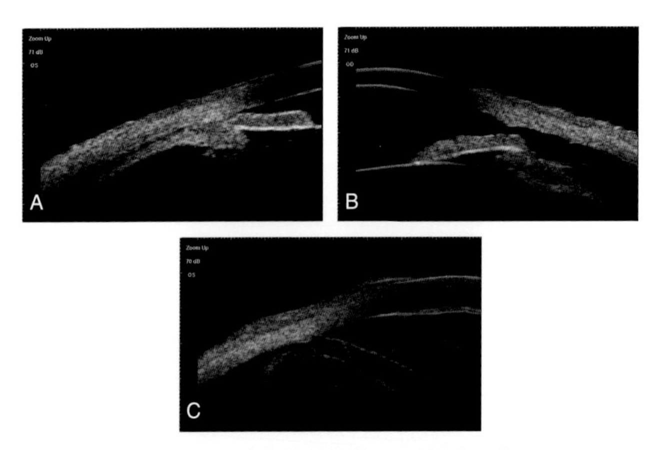


**图2-6-3　睫状体脱离的UBM检查图像**

A. 睫状体离断：睫状体与巩膜间可见无回声暗区；B. 睫状体脱离：可见分离口，前房与睫状体上腔完全沟通；C. 睫状体撕裂：严重的眼球钝挫伤，虹膜及睫状体从巩膜突处完全撕裂，UBM检查仅可见撕裂的组织部分回声，前房大量积血。

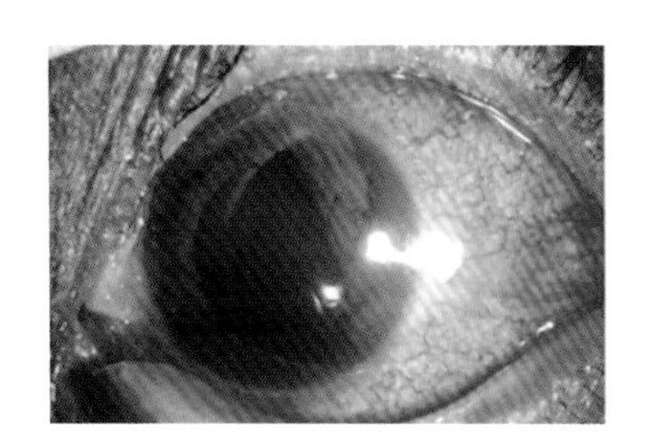

**图 2-6-4　眼球钝挫伤患者裂隙灯弥散光检查图像**

图像显示前房积血、颞侧虹膜根部离断，伴低眼压。

## 三、房角后退

【临床概述】

当钝挫伤的力量作用于眼球前部，眼球受外力作用后引起房水传导压力冲击前房角，导致房角及其他相关眼前段结构的损伤。睫状体的外层纵行肌仍然附着在巩膜突上，内层环形肌和中间的放射形肌与外层纵行肌分离，此现象称为房角后退。房角后退患者早期发生青光眼的原因可能是由于睫状体损伤出血，出血机化堵塞房角；也可能是由于外伤致小梁网水肿、房水流出受阻。数月甚至数年后发生的眼压升高可能与小梁网发生退行性变、萎缩等有关。

【超声表现】

UBM 可详细显示房角不同位置、不同深度的损伤及伴随改变。房角前壁小梁网、虹膜根部、虹膜附着处睫状体表面撕裂，显示深浅不一的条纹状裂痕。睫状肌撕裂部位多呈浅沟或深沟状，损伤重者甚至可见锯齿样改变。前房角变宽、加深、房角变圆钝。房角后退可能发生在某一钟点位，或者一个象限，也可以分离存在，用时钟表示法进行标记记录（图 2-6-5）。

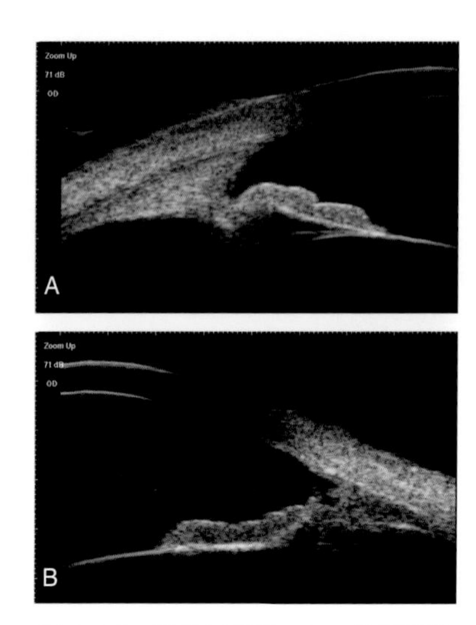


**图 2-6-5　房角后退的 UBM 检查图像**

A. 睫状肌浅沟样撕裂，房角加深；B. 睫状肌多处撕裂呈锯齿状，房角加深、增宽、变钝，前房内可见点状回声，为前房积血伴发房角后退。

## 四、玻璃体积血

【临床概述】

眼球外伤是多种眼球内组织损伤的合并症。无论是眼球穿通伤还是眼球钝挫伤均可造成不同程度的玻璃体积血，而伤后伴发视网膜脱离者占有相当高的比例。眼球穿通伤的患者，由于开放性伤口，造成眼球与外界沟通，眼内压骤减，也有可能同时伴发脉络膜脱离等严重并发症。

【超声表现】

外伤后新鲜的玻璃体积血表现为玻璃体腔内较多的均匀一致的回声光点或者是团状回声，随眼球转动而移动。陈旧性出血表现为较强回声的机化条索，伴有视网膜脱离和 / 或脉络膜脱离者，应用彩色多普勒超声探查，能够在与球壁相连的强回声光带上检测到血流信号，有助于及时正确地作出诊断（图 2-6-6）。

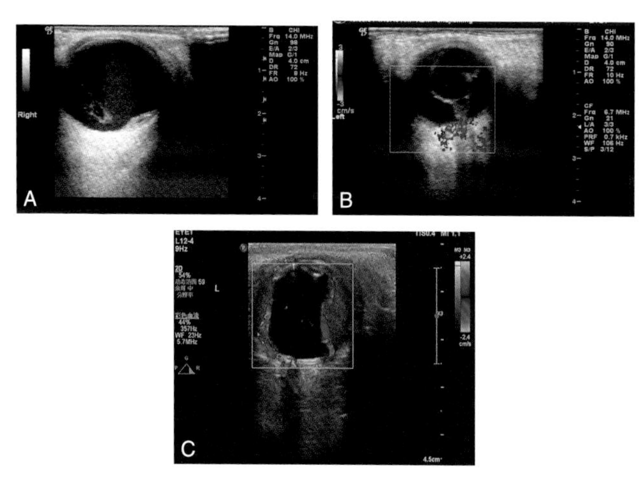

**图 2-6-6　玻璃体积血的超声图像**

A. 眼球外伤玻璃体积血患者，玻璃体腔内可见大量均一点状回声以及少量条索状回声；B. 玻璃体积血合并视网膜脱离，玻璃体腔内可见条索状回声，其后与视盘相连，其上可见血流信号；C. 玻璃体积血合并脉络膜脱离，玻璃体腔内可见梭形回声，不与视盘相连，其上亦可见血流信号。

## 五、晶状体后囊膜破裂及晶状体皮质溢出

【临床概述】

眼外伤在引起外伤性白内障的同时，可合并晶状体后囊膜破裂及晶状体皮质溢出，前者的诊断有助于人工晶状体植入手术术式的选择，而后者的诊断有助于指导及时手术，以避免晶状体皮质过敏性葡萄膜炎和继发性青光眼的发生。二维超声检查可以直观地评估晶状体损伤程度，以指导后续的诊疗工作。

【超声表现】

由于观察晶状体形态需要更高的超声频率，通常选用彩色多普勒取代传统B型超声进行检查。多普勒二维超声声像图上，晶状体后囊膜破裂表现为晶状体后囊失去正常弧形回声形态，且回声不连续。晶状体皮质溢出表现为不规则中等回声进入前房或玻璃体腔，回声强度与晶状体内混浊的皮质相近（图2-6-7）。

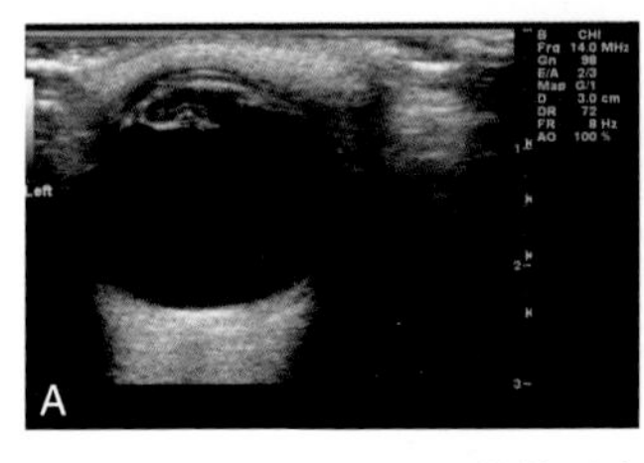


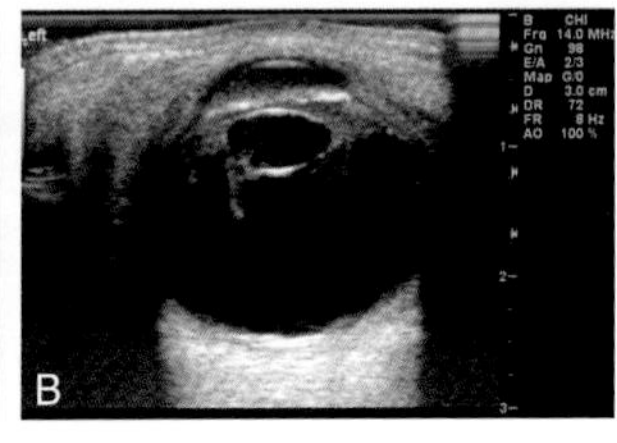


**图2-6-7　晶状体后囊膜破裂B型超声图像**

A. 晶状体后囊失去正常弧形回声形态，且回声不连续，晶状体内可见点状强回声；B. 晶状体后囊回声不连续，可见不规则中等回声进入玻璃体腔，回声强度与晶状体内混浊的皮质相近。

（李　岩）

# 第三章

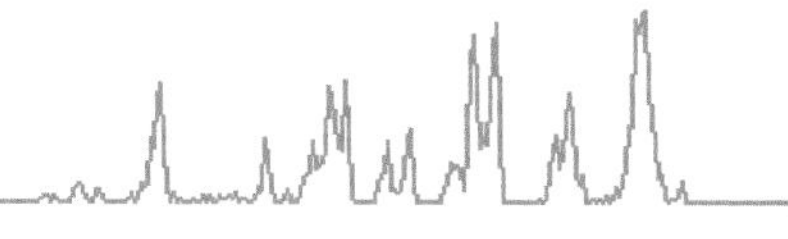

# 眼后节疾病

## 第一节　玻璃体疾病

### 一、玻璃体后脱离

【临床概述】

玻璃体后脱离（posterior vitreous detachment）是指基底部以后的玻璃体与视网膜分离。临床上最常见的玻璃体后脱离分为完全、部分和无玻璃体后脱离三种。玻璃体后脱离的发生主要有两个要素：玻璃体液化和后界膜与视网膜内界膜黏附力下降。玻璃体液化后患者即会感到眼前有黑影飞舞，若玻璃体后脱离逐渐发生并扩展，黑影飘动会有所增加。当玻璃体后界膜突然从视盘边缘上撕脱，患者会感到突发大量点、块、片状黑影于眼前飞舞，部分患者会有闪光感。临床上常诊断为急性玻璃体后脱离。此时检查可以看到从视盘上分离的后界膜形成一个飘动的环形增厚的黑圈，为 Weiss 环，即自视盘脱离但仍附着在后玻璃体皮质上的视盘周围胶质样物质。视网膜上伴有散在的小点片出血，乳头周围的放射状出血以及黄斑周围的出血，少数患者还有玻璃体微小出血。

【超声表现】

二维 B 型超声声像图上，与视网膜分离的玻璃体后界膜大多表现为玻璃体中后部纤细的、连续的、中弱回声光带，柔软并具有明显的运动度和后运动度，有时可见后界膜中央部位的双条带状回声，为 Weiss 环所在部位。完全玻璃体后脱离的患眼，超声声像图上可见脱离的玻璃体后界膜不与后部眼球壁回声相连，在各个方向的赤道区均可见二者分离。完全性玻璃体后脱离时玻璃体后界膜的后运动呈波浪状。不完全玻璃体后脱离的患眼，超声声像图上可见脱离的后界膜局部与视盘、黄斑或其他赤道后区域的眼球壁回声相黏附，运动时此黏附状况亦不变化。不完全性玻璃体后脱离时玻璃体后界膜随眼球运动方向摆动。B 型超声声像图上，脱离的玻璃体后界膜表现为单一的中低回声波。始波一般不与基波相垂直，回声强度一般不超过巩膜回声强度的 50%（图 3-1-1）。

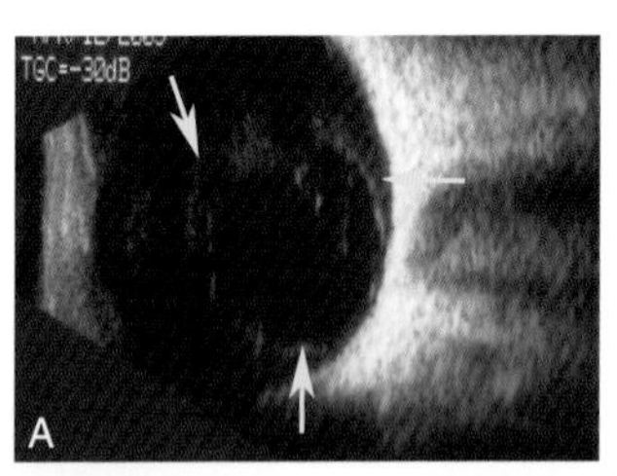


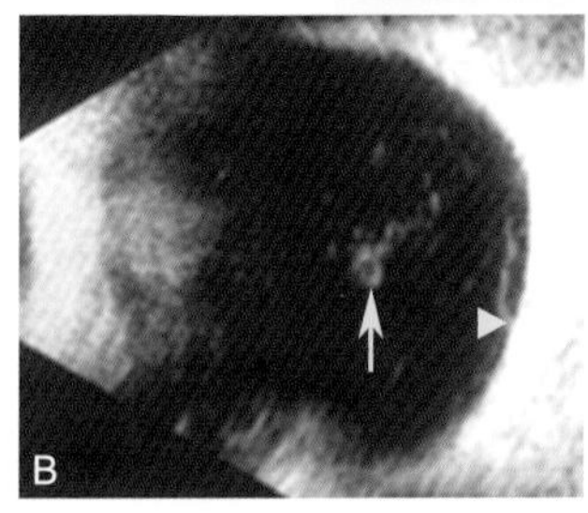


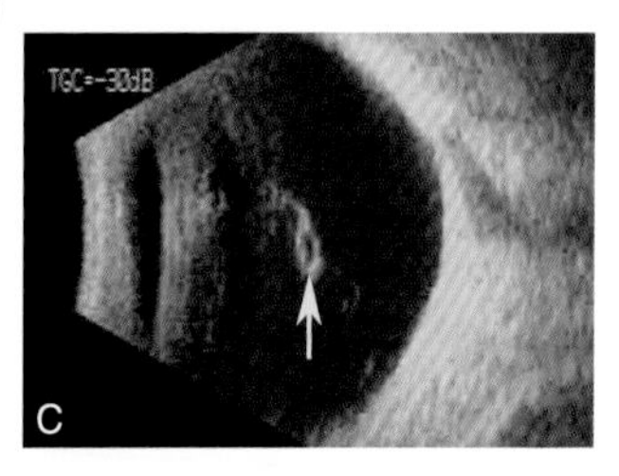


**图 3-1-1 玻璃体后脱离超声图像**

A. 二维超声图像（后极部轴位扫描），可见玻璃体囊肿（液化腔），玻璃体腔内部类圆形的中等强度回声，箭头标出为液化腔的边界；B. 二维超声图像（后极部冠状位扫描），可见不完全性玻璃体后脱离，玻璃体后部纤细的、连续的、中弱回声光带，后界膜上 Weiss 环回声（箭头标出），一端与球壁回声黏附（三角形标出）；C. 二维超声图像（后极部轴位扫描），可见完全性玻璃体后脱离，玻璃体中部纤细的、连续的、中弱回声光带，后界膜中央部位的 Weiss 环回声（箭头标出）。

【其他影像表现】

主要是在眼底检查时可见玻璃体内环形增厚的灰黑色圈（即 Weiss 环），在视盘前的玻璃体内飘动（图 3-1-2）。结合二维超声图像，可以确诊存在玻璃体后脱离。

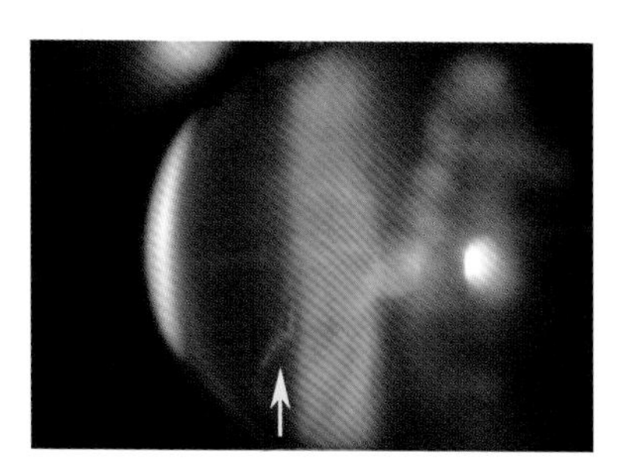

**图 3-1-2 玻璃体后脱离在裂隙灯显微镜下图像**
可见玻璃体内不规则的增厚的灰色圈，即玻璃体后脱离时出现的 Weiss 环（箭头标出）。

## 二、玻璃体积血

【临床概述】

玻璃体积血（vitreous hemorrhage），是指玻璃体腔内存在积聚的血液。极少量的玻璃体积血患者可能没有任何症状，或者仅仅是轻微的“飞蚊症”，视力不下降。此时观察眼底可见玻璃体腔中少量、弥散、粉尘样的红色血细胞样，视网膜仍可见。随着血液积聚量的增加，患者可以主诉眼前较多暗影飘动，或者红色雾状遮挡，视力明显下降。此时观察眼底可见玻璃体腔较厚的红黑色条状、团块状混浊，或者大量粉尘样混浊。无积血遮挡的部位仍然可见视网膜血管。血液积聚量继续加大时，患者视力进一步下降，甚至为眼前手动或光感。此时观察眼底可见玻璃体腔内充满暗红色积血或者血凝块，视网膜无法窥见。如果积血能被吸收，则玻璃体腔渐渐恢复透明。积血量很大时，一般无法完全被吸收，残留在玻璃体腔中，形成黄白色或灰白色机化团块。

【超声表现】

二维超声声像图上，少量的玻璃体积血表现为玻璃体腔中出现散在的、局部点状极细弱回声。积血量增加时，则出现细密的中等或弱点状回声，不均匀分布，一般与出血的位置相关。积血量大时，点状回声可充满整个玻璃体腔。点状回声的运动试验和后运动试验均为阳性，运动度较大，可随眼球运动而随意运动，一般不与眼球壁回声相连，如若明显相连，则可能是出血的病灶所在。随着时间的推移，玻璃体积血发生机化，在二维超声声像图上，则表现为点状回声逐渐凝聚，出现团絮状、条带状中高强回声，多沉积在下方。同时，玻璃体积血亦可伴有玻璃体后脱离的存在。A 型超声声像图上，有积血的病变区玻璃体表现为丛状的中低回声波，回声强度一般不超过巩膜回声强度的 40%（图 3-1-3）。

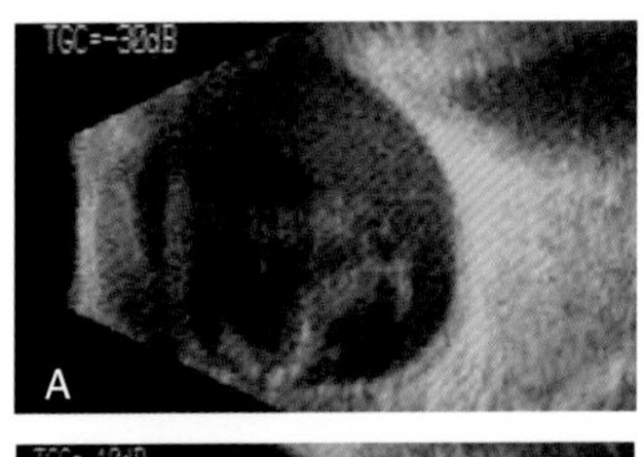


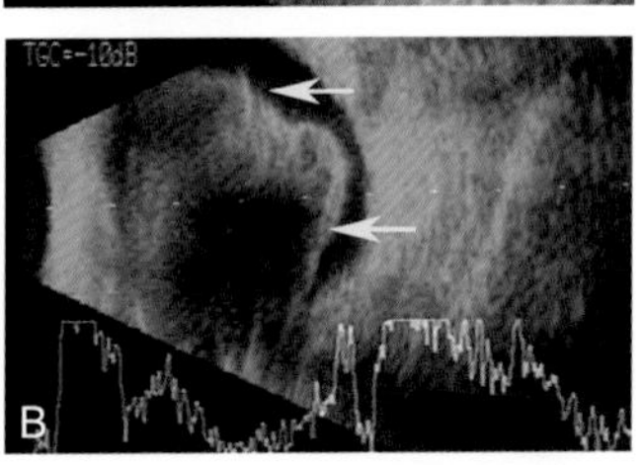


**图 3-1-3　玻璃体积血二维超声图像（轴位扫描）**

A. 少量玻璃体积血：可见玻璃体腔内不均匀分布的、细密的中等或弱点状回声；B. 大量玻璃体积血：可见玻璃体积血位于玻璃体后界膜前，玻璃体腔内细密的中等或弱点状回声，玻璃体积血的后界为连续的高强条带状回声，即脱离的玻璃体后界膜；

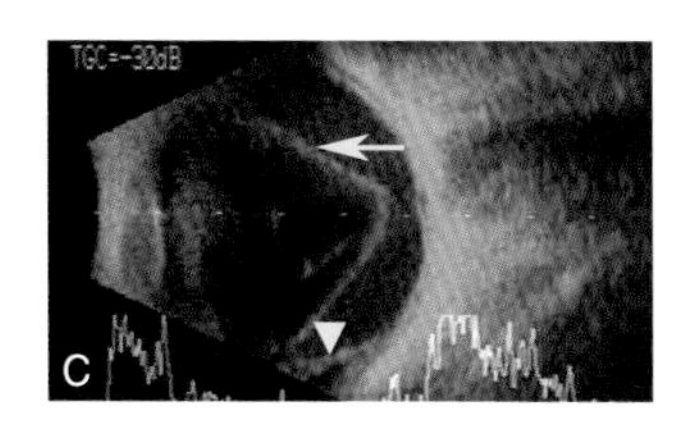


图 3-1-3（续）

C. 玻璃体积血伴视网膜脱离：可见玻璃体积血位于玻璃体后界膜与视网膜之间，增厚的玻璃体后界膜表现为连续的高强回声条带（箭头标出），其后方与球壁之间存在大量均匀、密集的点状回声，不与眼球壁回声相连，下方赤道部局部为脱离的视网膜回声条带（三角形标出）。

【其他影像表现】

主要是在眼底检查时可见玻璃体腔中少量、弥散、粉尘样的红色血细胞样，或者较厚的红黑色条状、团块状混浊，严重时为暗红色积血或者血凝块，视网膜无法窥见（图 3-1-4）。临床表现结合二维超声可以用于明确玻璃体积血的量，以及积血后是否存在视网膜脱离等病变。

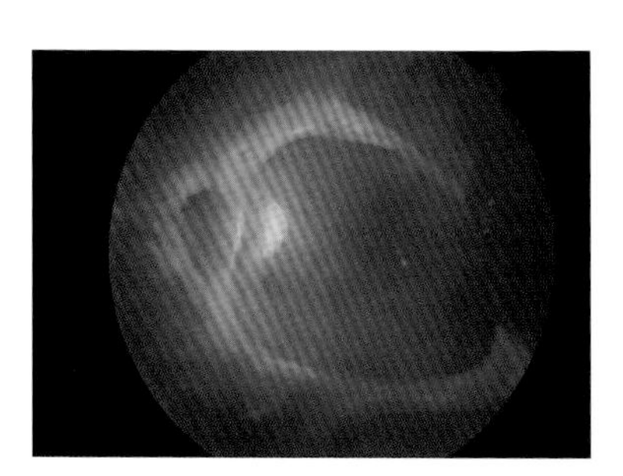

图 3-1-4　大量玻璃体积血在眼底照相下的图像

可见玻璃体内大量红色团块状混浊，视网膜难以分辨清晰。

## 三、星状玻璃体变性

【临床概述】

星状玻璃体变性(asteroid hyalosis)为玻璃体腔内脂肪酸和磷酸钙盐成分的钙皂化物。常发生于老年人,单眼患病。无明显症状,视力不受影响。眼底检查见玻璃体腔内散在白色、大小不等的卵圆状小体,即星状小体。

【超声表现】

二维超声声像图上,星状小体在超声下表现为玻璃体腔中较为密集的斑片状的强回声,大多较小、致密,不带声影,无明显声衰减。其运动特点为随眼球转动而轻度抖动,一般不伴有明显的后运动度(图 3-1-5)。

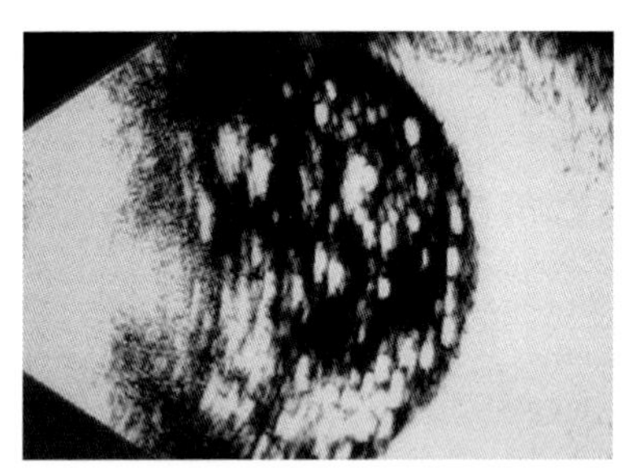

**图 3-1-5 星状玻璃体变性超声图像**

二维超声图像(轴位扫描),可见星状玻璃体变性(玻璃体腔内密集的、致密斑片状的强回声)。

【其他影像表现】

主要是在眼底检查时可见玻璃体腔内散在白色、大小不等的卵圆状小体,即星状小体(图 3-1-6)。为临床检查时确诊的主要依据。

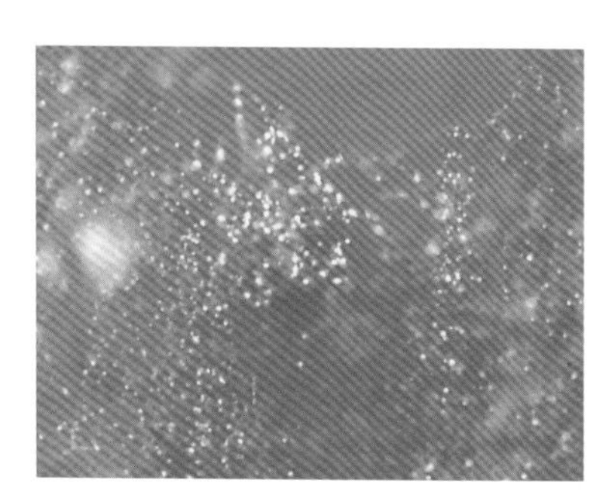

**图 3-1-6　大量玻璃体积血在眼底照相下像星状玻璃体变性**

可见玻璃体内大量红色团块状混浊，视网膜难以分辨清晰。

## 四、玻璃体增殖性病变

【临床概述】

是指玻璃体腔内、视网膜前的膜性增殖。常见两类：一类是增殖性玻璃体视网膜病变（proliferative vitreoretinopathy），无血管成分，以纤维细胞为主，发生在视网膜脱离修复术后，部分发生在陈旧性视网膜脱离、眼外伤后。另一类是糖尿病视网膜病变眼内发生的血管性增殖性病变。患者出现不同程度的视力下降。眼底检查发现玻璃体腔内，视网膜前存在的膜样、条索样、树枝样灰白色纤维组织，大多固定不动，伴有孔源性、牵引性视网膜脱离等表现。糖尿病视网膜病变眼内常见视网膜出血。轻微的增殖为视网膜前膜，发生在黄斑区为黄斑前膜。

【超声表现】

玻璃体腔内形态各异、排列无序、厚薄不均、强弱不等的膜状、条带状回声，可游离在玻璃体腔内，但大多与视网膜相连，且后运动差或消失。糖尿病眼内血管性增殖病变多见于后极部厚而广泛的增殖膜，对视网膜有明显的牵拉（图 3-1-7）。

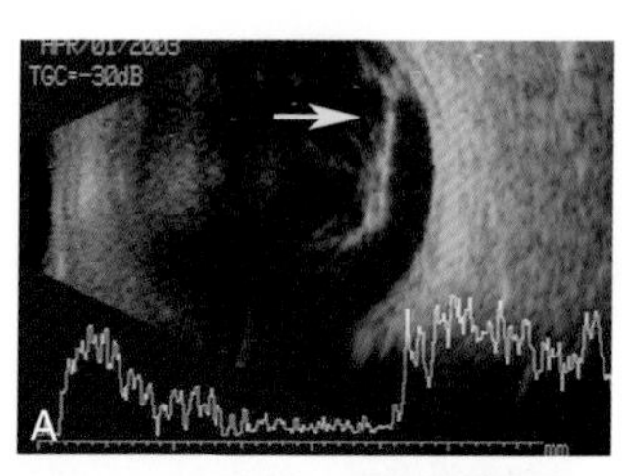


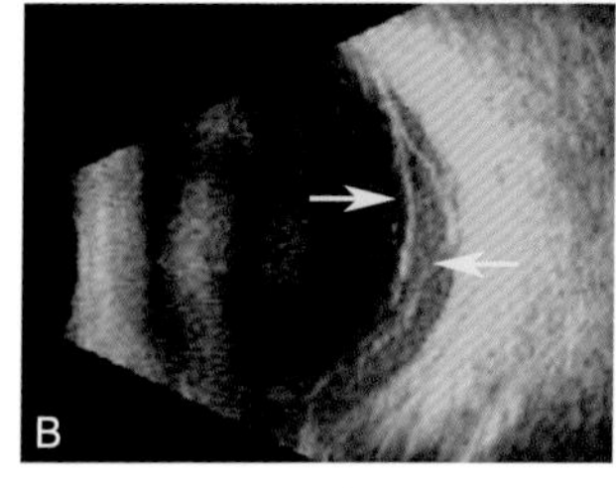


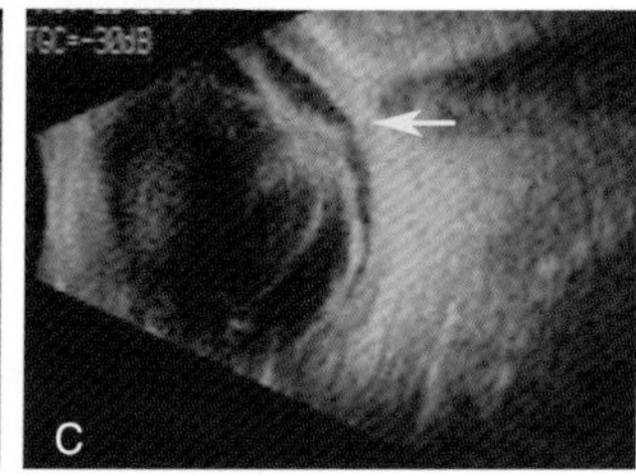


**图 3-1-7　玻璃体内增殖膜样病变二维超声图像（轴位扫描）**

A. 玻璃体腔内见不规则、致密的条状中强回声，一端止于玻璃体腔中，与视网膜相连（箭头标出）；B. 玻璃体内增殖膜表现为分叉样的玻璃体中强回声（箭头标出）；C. 玻璃体内增殖膜表现为与视盘相连的，致密的、分叉的玻璃体中强回声（箭头标出）。

【其他影像表现】

主要是在裂隙灯检眼镜下检查时可见玻璃体腔内各类灰白色纤维组织，可伴有视网膜出血，以及各类视网膜脱离。单纯的黄斑前膜在光学相干断层扫描（optical coherence tomography，OCT）图上清晰可见（图 3-1-8~ 图 3-1-10）。临床表现结合二维超声图像可用于鉴别玻璃体增殖性病变和视网膜脱离等病变。

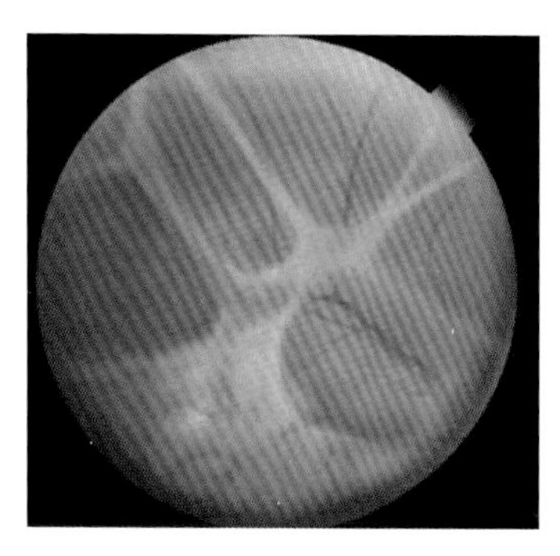

**图 3-1-8 玻璃体增殖性病变眼底照相下的图像**

可见视网膜前玻璃体内灰白色树枝状组织。

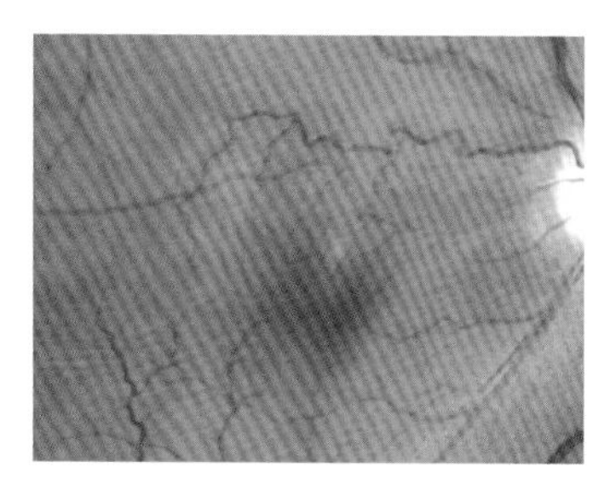

**图 3-1-9 玻璃体增殖性病变眼底照相下的图像**

可见黄斑区视网膜皱褶样,局部血管走行异常。

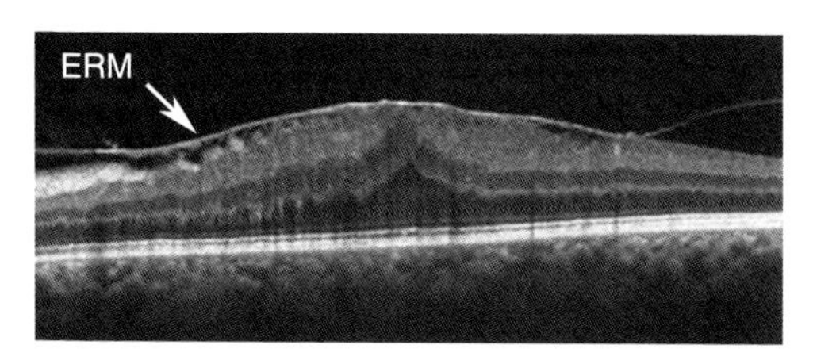


**图 3-1-10 玻璃体增殖性病变在光学相干断层扫描下的图像**

可见黄斑区视网膜前较薄的膜样组织,与黄斑中心凹处视网膜相连。

(邹海东)

# 第二节　视网膜疾病

## 一、视网膜脱离

视网膜脱离(retinal detachment)是指视网膜色素上皮层与神经上皮层之间的分离。根据视网膜脱离产生的原因,一般将其分为原发性视网膜脱离和继发性视网膜脱离。其中原发性视网膜脱离指由于视网膜裂孔导致的,又称孔源性视网膜脱离;继发性视网膜脱离是由于眼部其他疾病所致,一般又分为牵引性视网膜脱离和渗出性视网膜脱离。

### (一)孔源性视网膜脱离

【临床概述】

多见于近视眼患者。初期可有"飞蚊症"、闪光感、局部黑影遮挡或视物模糊等,当视网膜脱离累及黄斑时,视力出现明显下降。严重的患者仅余光感视力。眼底检查可以观察到脱离区域的视网膜呈青灰色隆起,视网膜血管迂曲爬行其上。多数视网膜裂孔可以被找到,表现为脱离的青灰色视网膜上圆形、马蹄形、不规则等不同形状的视网膜缺损。长期脱离的视网膜可能呈现皱褶样或者叠峦状表现,视网膜表面可能会有不透明的膜状物增生,使视网膜表现为星状的皱襞形成。最后,与对侧的视网膜相贴粘连,视盘、黄斑均无法观察到,呈漏斗状视网膜脱离。

【超声表现】

脱离的视网膜表现为玻璃体腔中条带状的强回声,早期新鲜的视网膜脱离回声表面光滑、强度均匀、连续性好、条带粗细均匀,与球壁回声局部相连(视盘或非视盘)。脱离的视网膜下与眼球壁之间表现为无回声区。球形视网膜脱离光带饱满感，凸面向前，其他视网膜脱离光带凹凸不定，或者呈波浪状。玻璃体皮质、后界膜可能与视网膜局部相粘连。运动试验阳性，可见光带运动方向垂直于条带状回声方向，但不接触眼球壁。后运动一般为阴性。

局限的视网膜脱离，无论从各个方位探查都可以发现其两端与眼球壁相连，并且斜行插入；完全的视网膜脱离，轴位扫描时表现为玻璃体腔中类V形条带状回声，V形回声的尖端与同侧视盘沿相连，两端分别与周边眼球壁回声相连。

陈旧的视网膜脱离，表现为带状的视网膜回声表面粗糙、不均匀、皱褶感，局部回声减弱，甚至中断感，运动度降低呈抖动状。玻璃体浓缩回声增强，可能会观察到视网膜囊肿形成。重的陈旧性视网膜脱离呈现Y形或T形闭漏斗状，宽口向前，尖端与视盘相连。赤道部冠状位平扫时，可见“同心圆”征。

普通的脱离视网膜上的裂孔不易被超声所探查到，只有裂孔大到一定程度或者裂孔处有明显可辨认的牵引拉起视网膜盖子才可能在超声下见到（图3-2-1）。

A型超声声像图上，脱离的视网膜一般表现为100%回声强度的单高波，与球壁的高波之间有一定的距离。

超声生物显微镜可探查到周边脱离的视网膜条带回声，特别是锯齿缘的情况。有时可发现在极周边部的视网膜裂孔。

D型超声（多普勒超声）测量时，可以清晰地显示出早期脱离的视网膜上彩色血流信号，呈与视网膜中央动脉或静脉相连续的血流信号，频谱分析为动-静脉伴行的血流频谱。

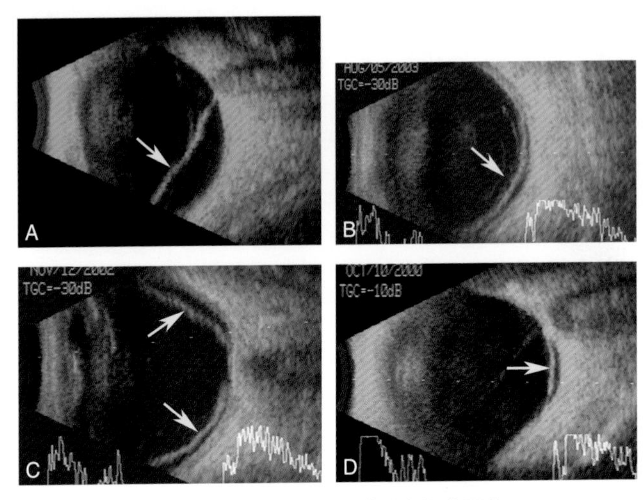


**图 3-2-1　孔源性视网膜脱离超声图像**

A. 二维超声图像（轴位扫描）可见局限性视网膜脱离：玻璃体腔内可探及条带状强回声（箭头标出）；回声表面光滑、强度均匀、连续性好、条带粗细均匀，一端与同侧视盘沿的球壁回声局部相连；脱离的视网膜下与球壁之间表现为无回声区；表面有浑浊的玻璃体与之粘连；B. 二维超声图像（下方水平横向扫描）可见局限性视网膜脱离：下方玻璃体腔内可探及条带状强回声（箭头标出）；回声表面光滑、强度均匀、连续性好、条带粗细均匀，两端均与球壁回声局部相连；表面有混浊的玻璃体粘连；C. 二维超声图像（轴位扫描）可见完全的视网膜脱离：玻璃体腔中上下两条条带状回声（箭头标出），后端与同侧视盘沿相连，两端分别与周边球壁回声相连；D. 二维超声图像（轴位扫描）可见黄斑区视网膜局部前脱离：黄斑区球壁向后凹陷，为后巩膜葡萄肿；该区域可探及条带状强回声（箭头标出），表面光滑、强度均匀、连续性好；两端与球壁回声相连；

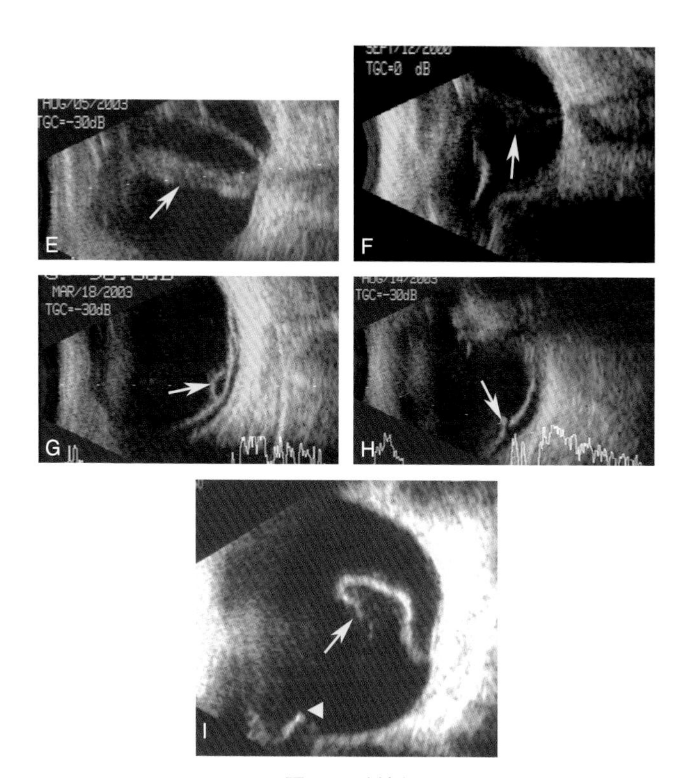


图 3-2-1（续）

E. 二维超声图像（轴位扫描）可见陈旧性视网膜脱离：玻璃体腔中呈现 Y 形回声条带（箭头标出），宽口向前，尖端与视盘相连；回声表面粗糙、不均匀、皱褶感；F. 二维超声图像（轴位扫描）可见陈旧性视网膜脱离：玻璃体腔中呈现 T 形回声条带（箭头标出），宽口向前，尖端与视盘相连；回声表面粗糙、不均匀、局部回声减弱，出现中断感；G. 二维超声图像（冠状位扫描）可见视网膜囊肿：局部脱离的视网膜条带回声上，出现囊肿状扁圆形回声（箭头标出），连续两个如串珠样，表层光滑、回声细而均匀，内部为无回声区；H. 二维超声图像（下方水平横向扫描）可见赤道部视网膜裂孔：脱离的条带状视网膜回声局部出现缺损（箭头标出）；缺损一端有明显的增厚、卷边，局部玻璃体粘连牵引视网膜，与另一端不在同一平面上；I. 二维超声图像（下方水平横向扫描）可见视网膜巨大裂孔：脱离的视网膜条带回声上有大范围的中断；一端（裂孔后缘）视网膜条带卷曲，翻转（箭头标出），另一端（裂孔的前缘）可见，与周边部球壁回声相连（三角形标出）。

【其他影像表现】

主要依据眼底检查时直接观察到青灰色脱离的视网膜，以及各种形状的视网膜裂孔（图 3-2-2）。临床表现结合二维超声图像可用于鉴别孔源性视网膜脱离和其他类型的视网膜脱离、脉络膜脱离等。

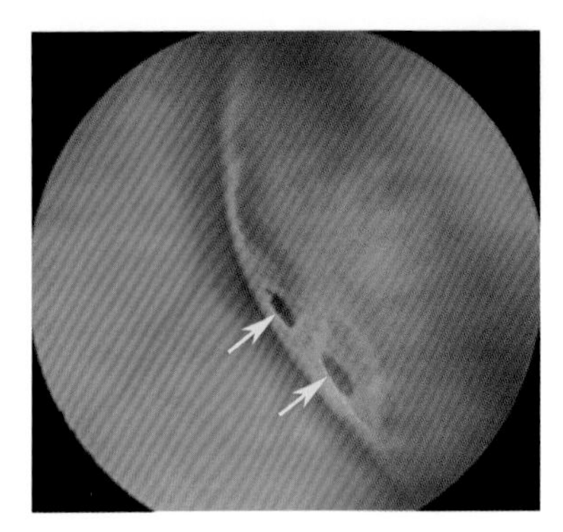

**图 3-2-2 孔源性视网膜脱离眼底照相的图像**

可见右侧脱离的青灰色视网膜，两个视网膜裂孔（箭头标出）。

### （二）渗出性视网膜脱离

【临床概述】

渗出性视网膜脱离可并发于多种全身病或眼局部的循环障碍，也可因眼部的病变使渗出液体积聚在视网膜两层间而形成，一般发生于患者双眼，程度相似，通常在视网膜脱离区域不能发现视网膜裂孔。根据原发病的不同有不同的临床表现。

【超声表现】

在二维超声声像图上，大部分的渗出性视网膜脱离表现为脱离的视网膜条带状中强回声，光滑，两端与眼球壁相连，有一定的后运动度，其下可能会有细点状回声。当视网膜下液的量积聚到一定程度，会表现为随体位变化的转移性视网膜下液，即坐位时表现为下方的球形视网膜脱离，超声声像图上为脱离的视网膜条带状回声在下方，向眼球中心凸起，上方不见脱离的视网膜条带状回声，后极区见浅脱离的视网膜回声条带。仰卧位时表现为后部存在脱离的视网膜条带状回声，近后极部隆起最高，而上方和下方的隆起程度相似。转移性视网膜下液是渗出性视网膜脱离的典型表现。亦可见原发病变的表现，如视网膜肿瘤、脉络膜血管瘤等（图 3-2-3）。

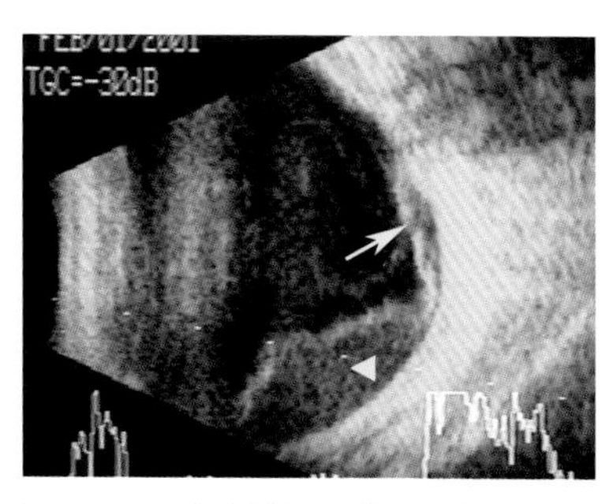


**图 3-2-3　渗出性视网膜脱离超声图像**

二维超声图像（垂直方向轴位扫描）可见渗出性视网膜脱离：玻璃体腔内可探及条带状强回声（箭头标出）；回声表面光滑、强度均匀、连续性好、条带粗细均匀，一端与同侧视盘沿的球壁回声局部相连；脱离的视网膜下与球壁之间表现为密集的细点状回声（三角形标出）；越近周边部，视网膜脱离越高。

【其他影像表现】

类似于孔源性视网膜脱离。

**（三）牵拉性视网膜脱离**

【临床概述】

由于玻璃体内陈旧性积血后机化，玻璃体增殖膜的收缩，以及眼球穿通伤或手术切口瘢痕的牵拉均可引起牵拉性视网膜脱离。最常见的是视网膜血管病变，如糖尿病视网膜病变等。其临床表现根据原发病的不同，有不同的临床表现。

【超声表现】

参见“糖尿病视网膜病变”部分。

【其他影像表现】

参见“糖尿病视网膜病变”部分。

## 二、糖尿病视网膜病变

【临床概述】

糖尿病视网膜病变（diabetic retinopathy）是糖尿病的眼部并发症之一，是严重的致盲性眼病。糖尿病视网膜病变初期，一般无自觉症状。随着病情的加重，可以出现不同的症状，影响视功能，如当黄斑区视网膜发生病变时，可出现中心视力下降、中央暗影、视物变形，可以表现为不同程度的视力障碍；当玻璃体积血时，可以出现眼前飘动的黑影，伴视力急剧下降；当视网膜脱离时，可出现固定不动的黑影等。晚期患者视力可能下降到手动、光感，乃至失明。

【超声表现】

轻度非增生性糖尿病视网膜病变眼，二维超声声像图上无明显改变。中度、重度非增生性糖尿病视网膜病变眼，局部渗出、出血位置的视网膜回声粗糙，局部可不均匀增厚。黄斑水肿眼，黄斑区视网膜回声增厚，甚至轻度隆起。增生性糖尿病视网膜病变眼，可出现玻璃体积血（见“玻璃体疾病”章节）、玻璃体增殖样病变（见“玻璃体疾病”章节）。常见牵拉性视网膜脱离眼，为玻璃体内条带回声与眼球壁粘连点附近出现视网膜脱离的条带回声，呈倒V形的“帐篷样”，或者n形的“平台样”，有时与牵引的玻璃体机化膜条带回声一起形成X形。此时脱离的视网膜回声条带运动极弱，后运动试验阴性。牵拉性视网膜脱离一般发生在后极部血管弓范围内。A 型超声声像图上，玻璃体内回声多样，可出现对应玻璃体积血、牵拉性视网膜脱离等波形。如果玻璃体内大量机化膜、新生血管膜形成，波形则杂乱无章（图 3-2-4）。

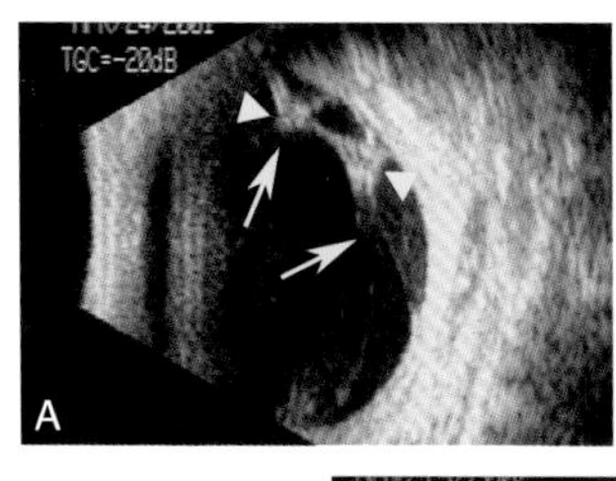


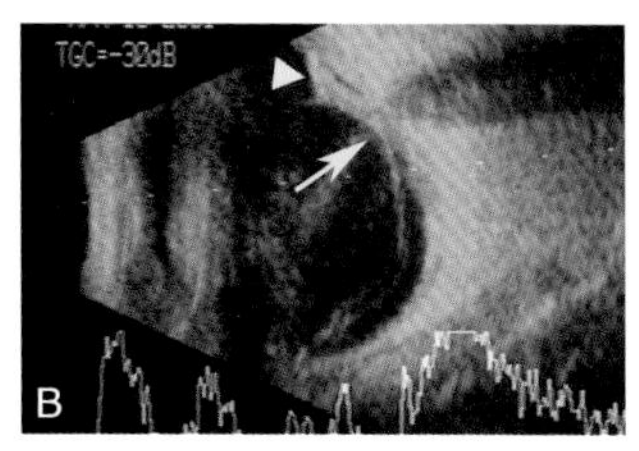


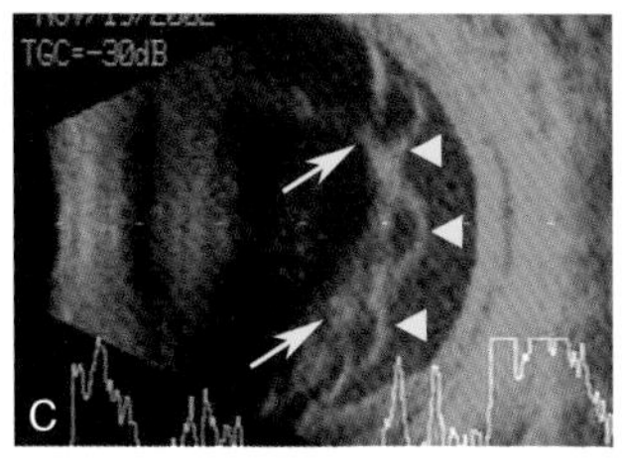


**图 3-2-4　糖尿病视网膜病变超声图像**

A. 二维超声图像（后极部冠状位扫描），可见增生性糖尿病视网膜病变眼，玻璃体积血，牵拉性视网膜脱离：玻璃体腔内不均匀的点状中等强度回声；黄斑区上方球壁出现两处“帐篷样”条带回声，为牵拉性视网膜脱离（三角形标出），表面有明显的条带回声点状粘连牵引（箭头标出）；B. 二维超声图像（后极部轴位扫描），可见增生性糖尿病视网膜病变眼，玻璃体积血，牵引性视网膜脱离：玻璃体腔内大量不均匀的点状、团块状中等强度回声；视盘上方球壁出现“平台样”条带回声，是牵拉性脱离的视网膜（三角形标出），表面有明显的条带回声呈区片样粘连牵拉（箭头标出）；C. 二维超声图像（黄斑颞侧后极部轴位扫描），可见增生性糖尿病视网膜病变眼，玻璃体积血，视网膜下积血，牵拉性视网膜脱离，玻璃体腔内和视网膜下腔内大量不均匀的点状中等强度回声，出现类似“8”字的条带样回声图像，是由后半部的牵拉性脱离的视网膜（三角形标出）和前半部玻璃体增殖膜构成（箭头标出）。

【其他影像表现】

主要依据眼底检查时直接观察到玻璃体内的积血；视网膜水肿、出血、渗出、微血管瘤、新生血管，以及牵拉性视网膜脱离。眼底荧光血管造影可以辅助诊断（图 3-2-5~ 图 3-2-7）。临床表现结合二维超声图像可以用于判断增生性糖尿病视网膜病变眼玻璃体增殖膜、牵拉性视网膜脱离的位置和范围等。

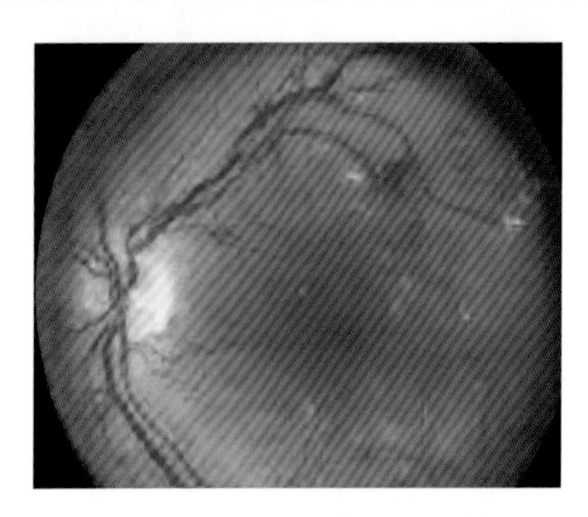

**图 3-2-5 非增殖期糖尿病视网膜病变在眼底照相下的图像**

可见视网膜面大量出血点（红色病灶）和渗出（白色病灶）。

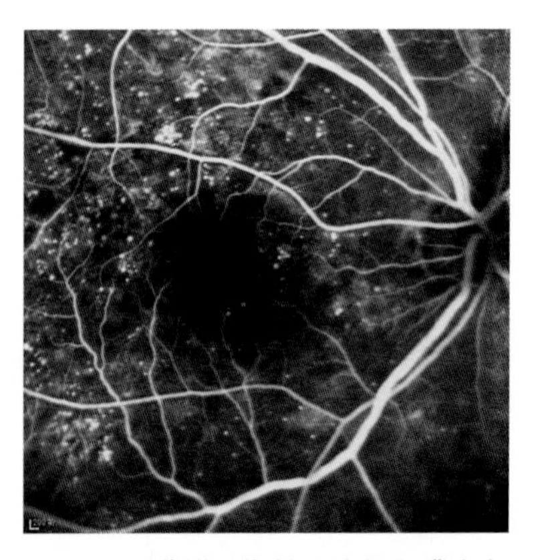

**图 3-2-6 非增殖期糖尿病视网膜病变在荧光素眼底血管造影下的图像**

可见视网膜面大量微血管瘤（点状荧光素充盈）和小出血灶（片状荧光遮蔽）。

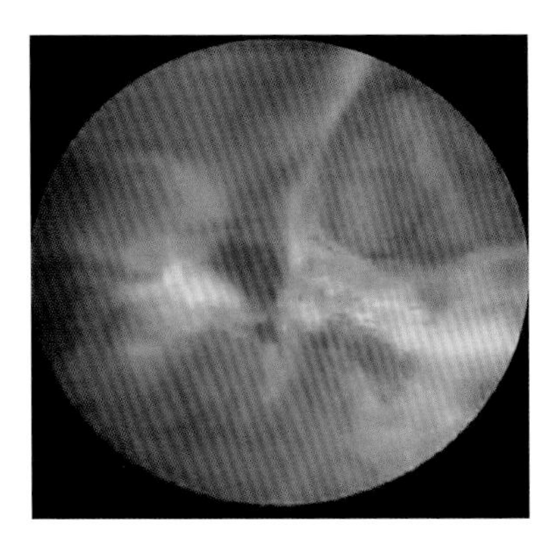

**图 3-2-7　增殖期糖尿病视网膜病变在眼底照相下的图像**

可见视网膜前大量增殖膜，伴牵拉性视网膜脱离。

## 三、视网膜劈裂

【临床概述】

早期的视网膜劈裂（retinoschisis）位于周边部，患者可以无任何不适症状，仅在体检时发现。随着病变的扩大发展，患者可出现视力下降。如果发生视网膜脱离，则可出现视网膜脱离的症状。眼底检查见视网膜内层隆起，常在颞下象限，常合并内层裂孔，可发生视网膜脱离。先天性视网膜劈裂，主要发生在男性，双眼发病。一般位于赤道部，球形。获得性视网膜劈裂，多发生在老年人。常可见周边部球形隆起的劈裂内层，近乎透明，其上有视网膜血管，几乎不随眼球运动而运动。

【超声表现】

二维超声声像图上，玻璃体腔内出现条带状的略弱的回声，与眼球壁回声相连，较细、表面光滑、连续性欠佳、运动试验阴性、后运动阴性。回声条带可以呈现扁平样，或者隆起很高，与眼球壁回声区之间为无回声区。有时表面可见玻璃体粘连。有时可见条带状回声缺损，为裂孔的表现。A 型超声声像图上，玻璃体腔内高波峰与基波垂直，但波峰高耸跨度小（图 3-2-8）。

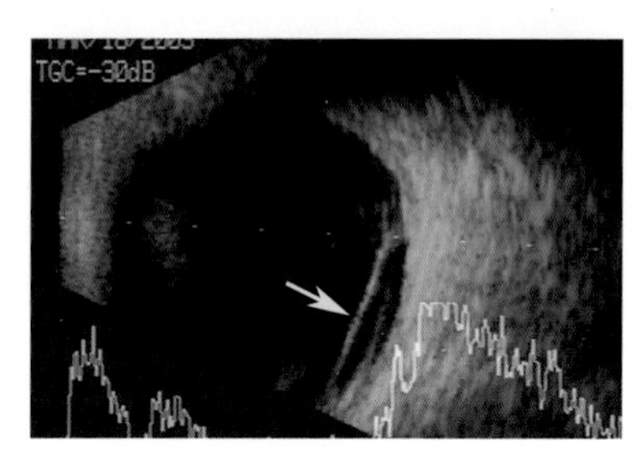


**图 3-2-8　视网膜劈裂超声图像**

二维超声声像图（下方水平横向位），可见视网膜劈裂：玻璃体腔内出现条带状的略弱回声，两端与眼球壁回声相连，较细，表面光滑。表面可见浑浊的玻璃体粘连。

【其他影像表现】

主要依据眼底检查时直接观察到内层视网膜的分离，如薄纱样（图 3-2-9）。临床表现结合二维超声图像可以确诊视网膜劈裂。

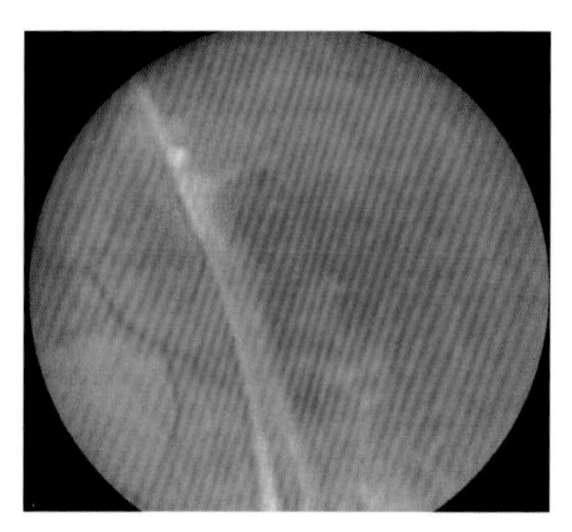

**图 3-2-9　视网膜劈裂在眼底照相下的图像**

可见图像左侧视网膜内层分离。

## 四、黄斑水肿

【临床概述】

黄斑水肿(macular edema)常见两类:一类是中心浆液性视网膜脱离,临床表现为患者出现单眼视力轻度下降、视物变暗或色调发黄、变形或小视,并有中央相对暗区。眼底检查可见黄斑部圆形或类圆形、颜色稍灰、微隆起的病变,中心凹反光消失。另一类是黄斑囊样水肿,是多种眼病,如视网膜静脉阻塞、糖尿病视网膜病变、慢性葡萄膜炎、眼外伤及眼科手术后常见的病变。临床表现为视力下降、视物变形。眼底检查时发现黄斑组织模糊不清,微隆起,中心凹反光消失。

【超声表现】

黄斑部眼球壁前局限性扁平隆起的,表面光滑、薄、中强带状回声,下方与眼球壁之间为较窄的无回声间隙(图 3-2-10)。

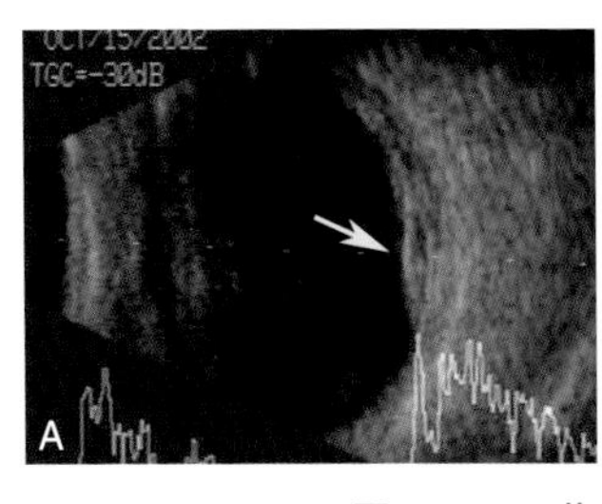


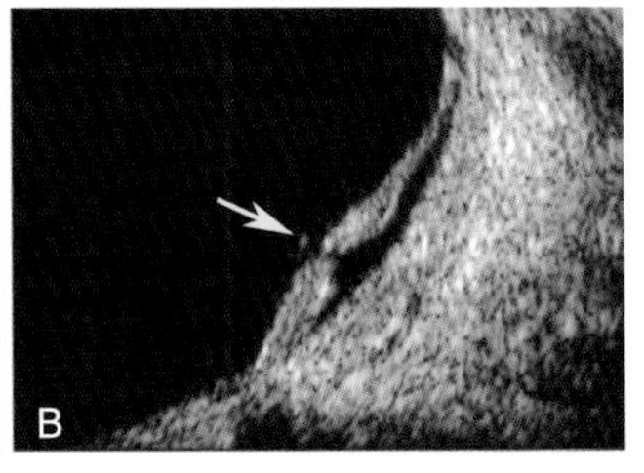


**图 3-2-10 黄斑水肿超声图像**

A. 二维超声图像(后极部冠状位扫描),可见黄斑水肿:黄斑区扁平隆起的表面光滑的中强回声条带(箭头标出);B. 二维超声图像(20MHz 高频超声后极部轴位扫描),可见黄斑水肿:黄斑区扁平隆起的表面光滑的中强回声条带(箭头标出)。

【其他影像表现】

主要依据眼底检查时直接观察到黄斑区改变。光学相干断层扫描检查可以确诊，荧光素眼底血管造影和二维超声检查可以辅助诊断（图 3-2-11~ 图 3-2-13）。

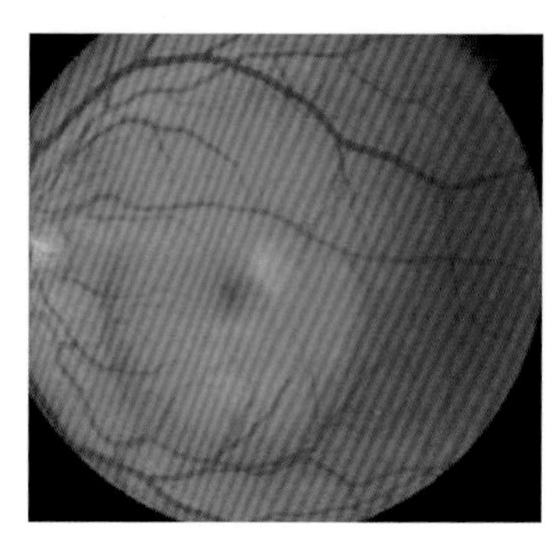

**图 3-2-11 黄斑水肿眼底照相的图像**

可见黄斑区圆形、微隆起的病变。

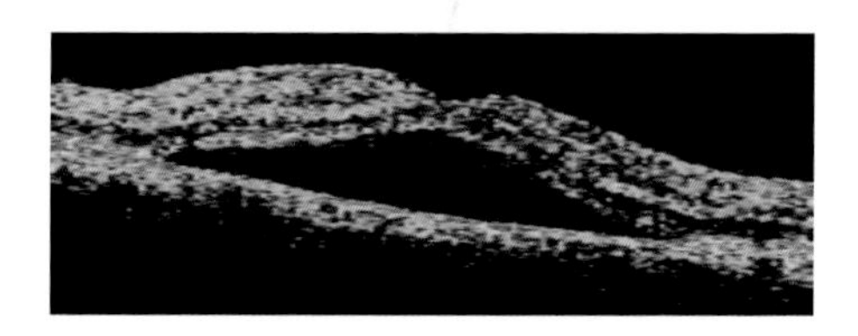

**图 3-2-12 黄斑水肿的光学相干断层扫描的图像**

可见黄斑区视网膜区积液。

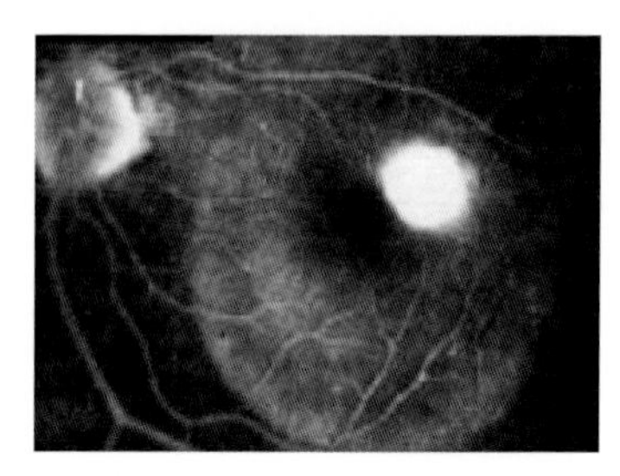

**图 3-2-13 黄斑水肿的荧光素眼底血管造影的图像**

可见黄斑中心凹荧光素渗漏，黄斑区荧光素积存。

## 五、黄斑裂孔

【临床概述】

黄斑裂孔（macular hole）是指黄斑中心全层神经上皮缺失。常见于老年女性，称为特发性黄斑裂孔。患者出现视力不同程度地下降，视物变形，其中央注视点为暗点。眼底检查发现黄斑区圆形或椭圆形的红斑，露出脉络膜。

【超声表现】

高频超声下黄斑区球壁缺损，有时可见表面有强回声"盖"，与后壁之间有无回声的间隙（图 3-2-14）。

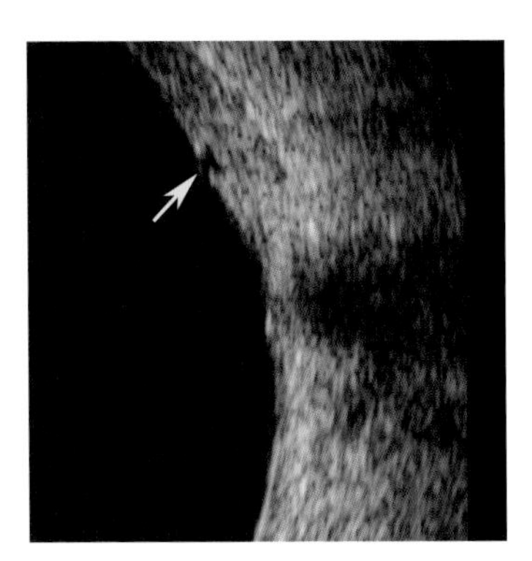

**图 3-2-14　黄斑裂孔超声图像**

二维超声图像（20MHz 高频超声后极部轴位扫描），可见黄斑裂孔：黄斑区眼球壁缺损（箭头标出）。

【其他影像表现】

主要依据眼底检查时直接观察到黄斑区改变。光学相干断层扫描检查可以确诊。荧光素眼底血管造影检查可以辅助诊断（图 3-2-15、图 3-2-16）。

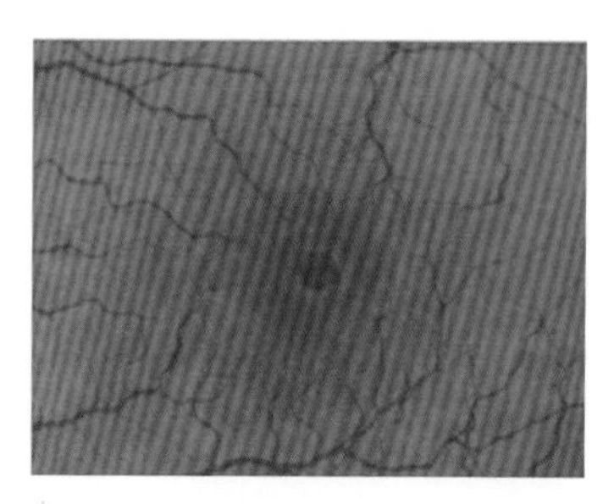

**图 3-2-15　黄斑裂孔的眼底照相的图像**

黄斑区圆形或椭圆形的红斑，露出下方的脉络膜。

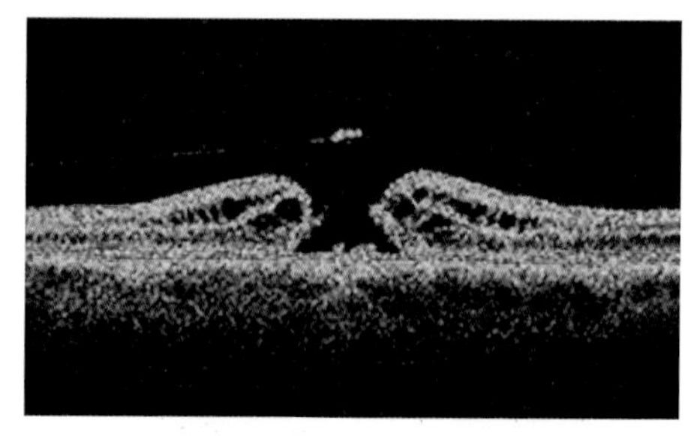

**图 3-2-16　黄斑裂孔的光学相干断层扫描的图像**

黄斑区视网膜神经上皮全层缺失。

（邹海东）

# 第三节　视盘疾病

## 一、视盘水肿

【临床概述】

视盘水肿（papilledema）是全身病和眼部病变的共同表现。常见于肿瘤等原因引起的颅内压升高，以及白血病、高血压、眼眶占位性病变等。患者一般视力正常或轻度模糊。视盘水肿较重者可以出现一过性黑矇。眼底检查发现视盘边界模糊,隆起,视盘表面及邻近视网膜有出血、渗出和水肿,视网膜静脉迂曲。

【超声表现】

视盘前扁平隆起的中强回声光斑,高于邻近的眼球壁,典型者周围高,中间低。严重者隆起度增加,回声增强,可合并渗出性视网膜脱离及视网膜水肿。如果合并视神经鞘水肿或积液者,球后视神经两侧有与之平行的低回声带(图 3-3-1)。

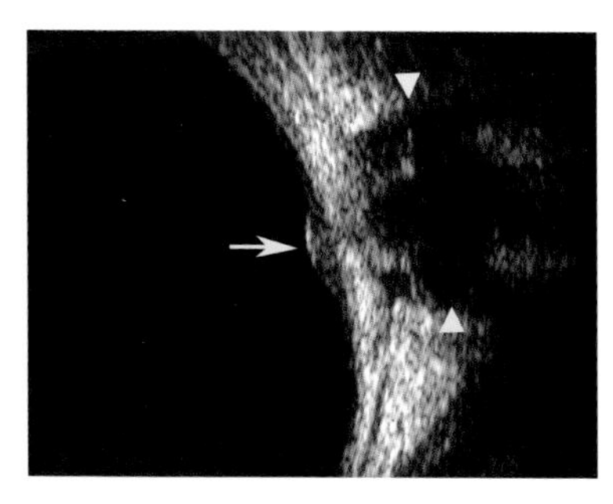

**图 3-3-1 视盘水肿超声图像**

二维超声图像(后极部轴位扫描),可见视盘水肿:视盘前扁平隆起的中强回声光斑(箭头标出),球后视神经两侧有平行的低回声带(三角形标出)。

【其他影像表现】

主要依据眼底检查时直接观察到视盘水肿。光学相干断层扫描检查可以辅助诊断,视野检查显示生理盲点扩大(图 3-3-2)。

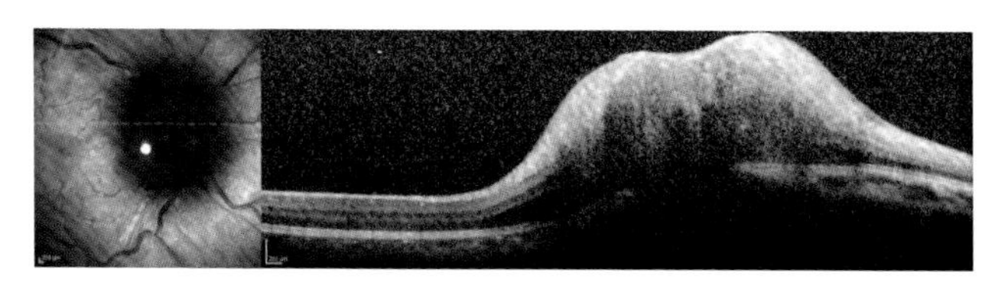

**图 3-3-2 视盘水肿的光学相干断层扫描的图像**

视盘区组织向上抬高,整体隆起。

## 二、视盘玻璃疣

【临床概述】

视盘玻璃疣（optic disc drusen）是由于神经轴索代谢物质沉着在视盘部位。多双眼发病，一般无自觉症状，偶尔有阵发性视物模糊，或者一过性视野缺损。位于视盘浅表时眼底检查可见视盘表面黄色或白色、半透明发亮的圆形小体，可单个或多发。深埋在视神经组织内的称埋藏型视盘玻璃疣，此时眼底检查发现视盘稍扩大，隆起，边界不清。

【超声表现】

视盘部位强回声光斑，无声影，与视神经暗回声区分界不明显。前扁平隆起的中强回声光斑，高于邻近的眼球壁，典型者周围高、中间低。严重者隆起度增加，回声增强，可合并渗出（图 3-3-3）。

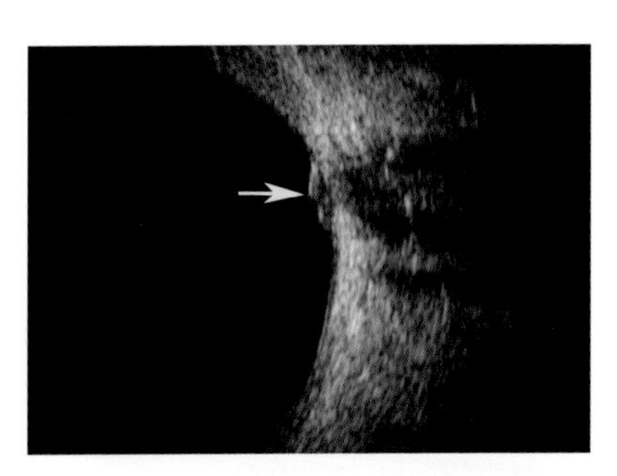

**图 3-3-3　视盘玻璃疣超声图像**

二维超声图像，后极部轴位扫描，可见视盘浅表玻璃疣：视盘表面强回声光斑，结节样，无声影。

【其他影像表现】

主要依据眼底检查时直接观察到视盘表面圆形小体。视野检查可显示生理盲点扩大、扇形或不规则缺损。

## 三、青光眼性视盘病理凹陷

【临床概述】

是病理性高眼压时视盘病理性凹陷。临床的症状和体征是青光眼的表现。

【超声表现】

视盘部位向后凹陷呈挖掘状局部缺损，边界清楚，在凹陷的基底部显示细条状的强回声，代表筛板（图 3-3-4）。

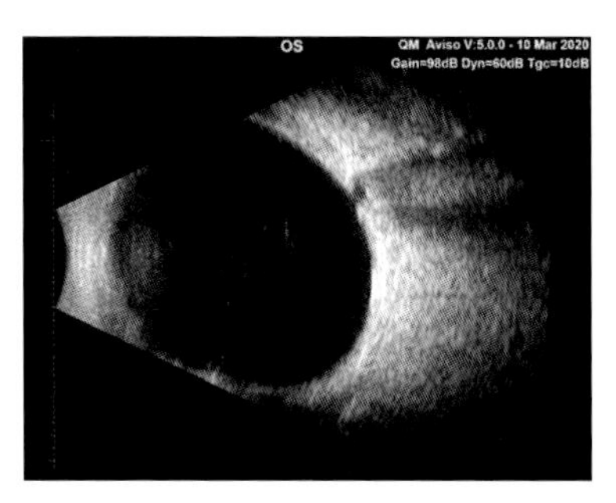


**图 3-3-4　青光眼性视盘病理凹陷的超声图像**

【其他影像表现】

主要依据眼底检查观察到视盘凹陷，以及典型的青光眼性视野缺损。

（邹海东）

# 第四节 脉络膜疾病

## 一、脉络膜脱离

【临床概述】

脉络膜脱离也叫睫状体脉络膜脱离。临床常表现为低眼压,多与内眼手术、炎症、外伤及血管性疾病有关,但部分病例病因不明。

脉络膜和睫状体与巩膜间存在潜在腔隙,即脉络膜睫状体上腔,其前界为巩膜突,后界为视盘边缘,由于睫状体和前部脉络膜的血管丰富,静脉粗大,当静脉血液回流受阻时,血管内液体外渗容易积聚于脉络膜睫状体上腔造成脉络膜脱离。而在赤道附近涡静脉穿出眼球壁处及视盘周围有较多血管和神经穿过,使脉络膜与巩膜结合紧密,所以脉络膜脱离无法到达视盘边缘,象限性分叶状脉络膜脱离是由于涡静脉穿过脉络膜及巩膜所致。

【B 型超声表现】

1. 纵切位扫查 眼球壁膜状隆起回声带较粗,常后连赤道部或视盘附近,前界越过锯齿缘。

2. 横切位扫查 眼球壁膜状隆起回声带呈花瓣状连于眼球壁,膜下为无回声液性暗区(图 3-4-1),脉络膜上腔出血时表现为膜下弱或中等回声斑点(图 3-4-2),眼球壁膜状隆起回声带常缺乏后运动。

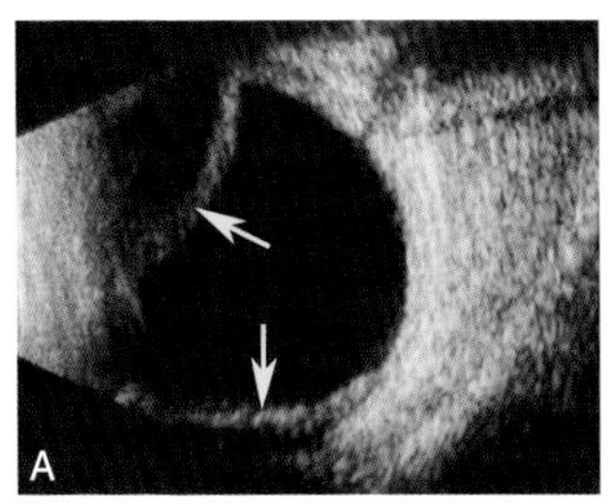


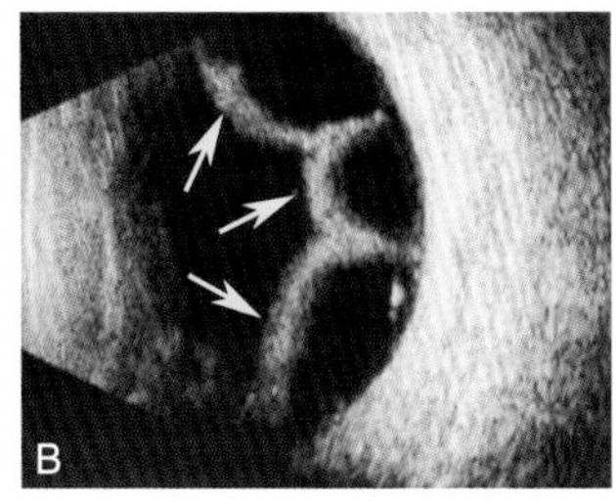


**图 3-4-1 浆液性脉络膜脱离声像图**

A. 纵切位扫查：眼球壁膜状隆起回声带较粗，后连赤道部，前界越过锯齿缘，膜下为无回声液性暗区（箭头）；B. 横切位扫查：眼球壁膜状隆起回声带呈花瓣状连于眼球壁，膜下为无回声液性暗区（箭头）。

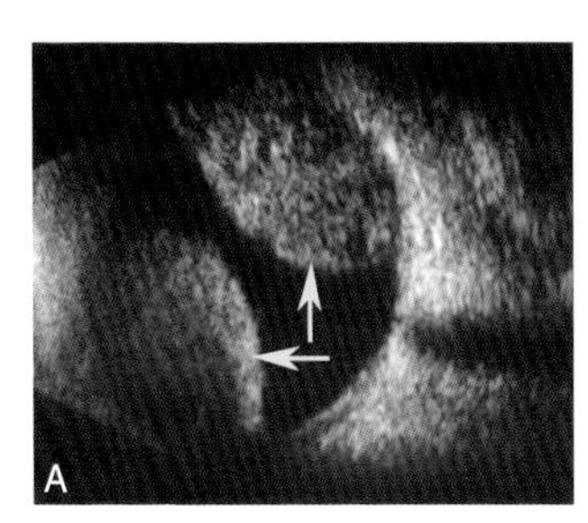


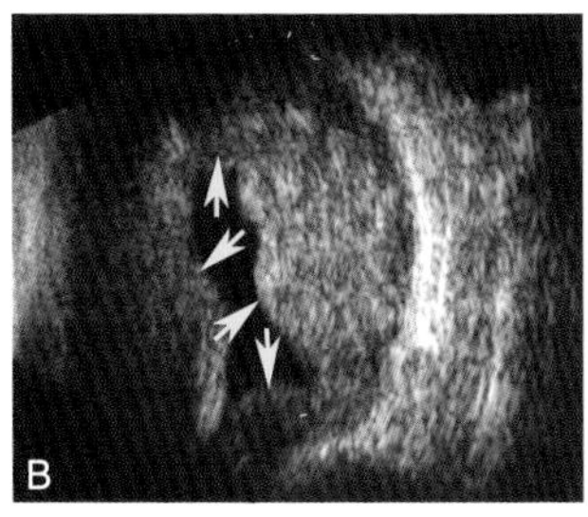


**图 3-4-2 出血性脉络膜脱离声像图**

A. 纵切位扫查：眼球壁膜状隆起回声带后连赤道部，前界越过锯齿缘，膜下见中等及弱回声斑点（箭头）；B. 横切位扫查：眼球壁膜状隆起回声带呈花瓣状连于眼球壁，膜下见中等及弱回声斑点（箭头）。

## 二、Vogt-小柳原田综合征

【临床概述】

Vogt-小柳原田综合征是一种以双眼肉芽肿性葡萄膜炎为特征并常伴有脑膜刺激征、听觉功能障碍、皮肤和毛发异常的一种自身免疫性疾病。早期表现为弥漫性脉络膜炎、渗出性视网膜脱离或神经视网膜病变。

【B型超声表现】

眼球壁均匀增厚；多灶性眼球壁膜状隆起，膜状回声带较细且回声强，膜下为无回声液性暗区，缺乏后运动；或视盘隆起（图 3-4-3）。

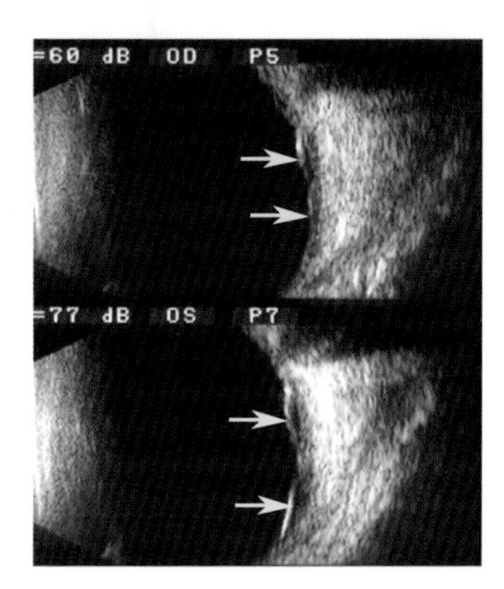


**图 3-4-3 Vogt- 小柳原田综合征声像图**

眼球壁均匀增厚，多灶性眼球壁膜状隆起，膜状回声带较细且回声强，膜下为无回声液性暗区（箭头）。

【眼底彩照】

视网膜有隆起感，视网膜皱褶，或视盘水肿，渗出性视网膜脱离（图 3-4-4）。

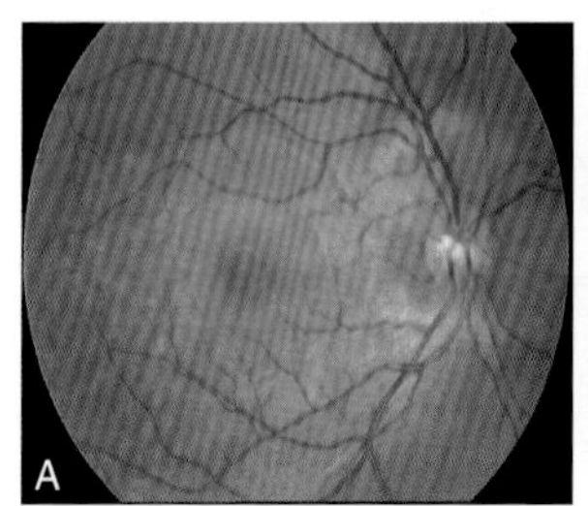

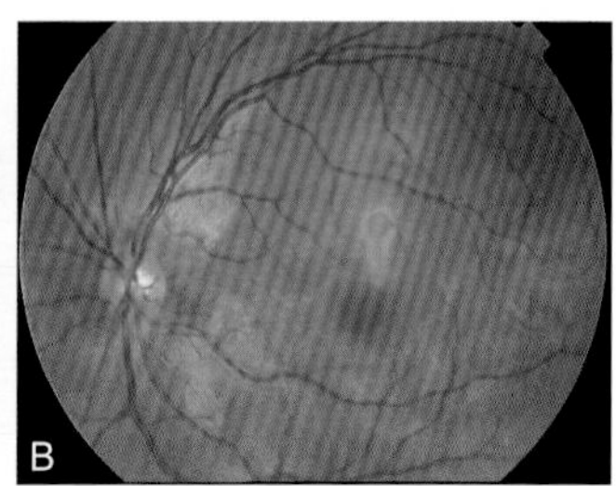


**图 3-4-4 Vogt- 小柳原田综合征眼底彩照**

双眼后极部视网膜有隆起感，视网膜皱褶（A. 右眼；B. 左眼）。

【荧光素眼底血管造影】

早期多发点状强荧光，晚期呈多湖状荧光积存（图 3-4-5）。

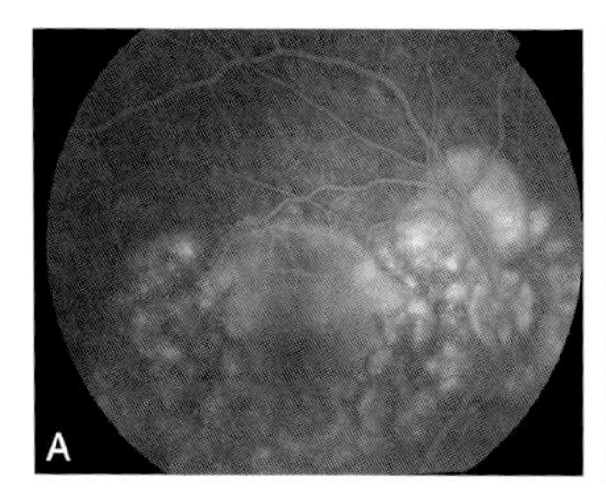

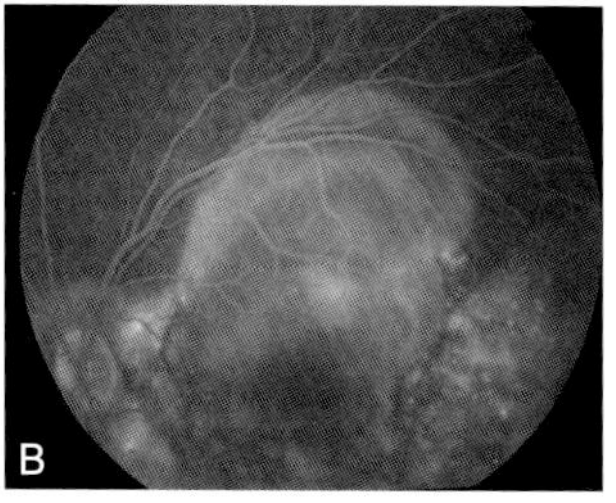

**图 3-4-5　Vogt- 小柳原田综合征荧光素眼底血管造影**

双眼晚期呈多湖状强荧光（A. 右眼；B. 左眼）。

【光学相干断层扫描】

多发神经上皮脱离，色素上皮粗糙，脉络膜皱褶并纹理模糊（图 3-4-6），或视盘水肿，脉络膜增厚（图 3-4-7）。

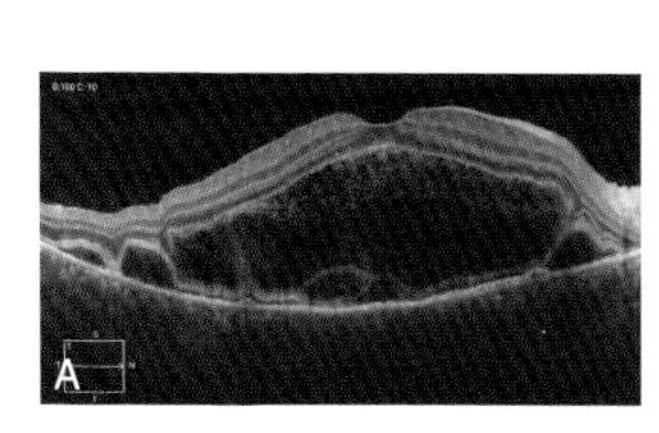

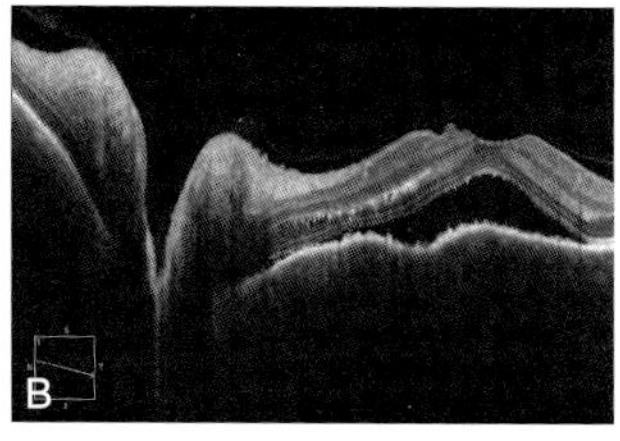

**图 3-4-6　Vogt- 小柳原田综合征治疗前光学相干断层扫描**

双眼后极部神经上皮脱离，色素上皮粗糙，脉络膜皱褶并纹理模糊，后界不可见（A. 右眼；B. 左眼），右眼黄斑神经上皮层外层囊腔，囊腔内渗出。

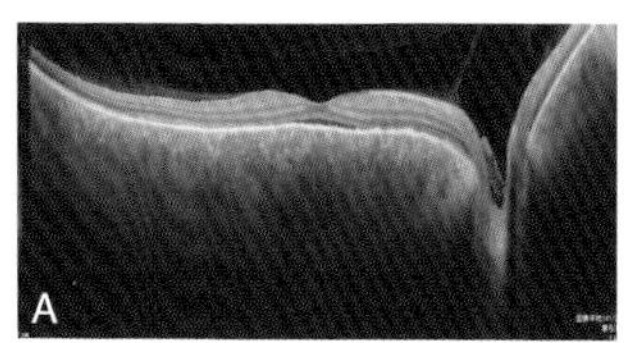

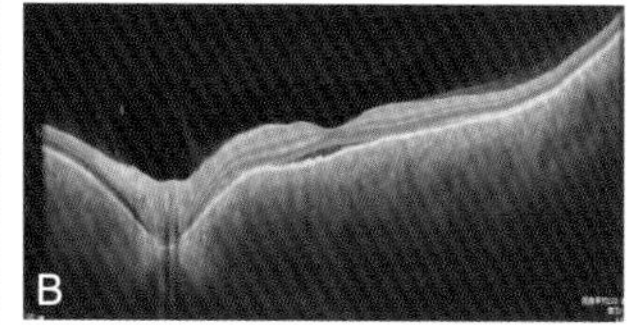

**图 3-4-7　Vogt- 小柳原田综合征治疗后光学相干断层扫描**

治疗后 1 周，双眼后极部神经上皮脱离减轻，色素上皮粗糙减轻，脉络膜增厚，后界可见，脉络膜皱褶减轻、纹理欠清晰（A. 右眼；B. 左眼）。

## 三、先天性脉络膜缺损及先天性黄斑缺损

【临床概述】

先天性脉络膜缺损是胚胎发育过程中视杯下方胚裂闭合不全，致使视网膜色素上皮和脉络膜发生缺损，巩膜发育不良而向外膨突。

先天性黄斑缺损临床并不罕见，有的可能与发育阻滞有关，并有家族遗传性，有的可能为宫内发炎所致，病理检查发现病变部位无脉络膜毛细血管或脉络膜缺如。

【B型超声表现】

先天性脉络膜缺损：视盘下方眼球壁向后局限性膨突，边界清晰，边缘陡峭，余处眼球壁形态正常（图3-4-8）。

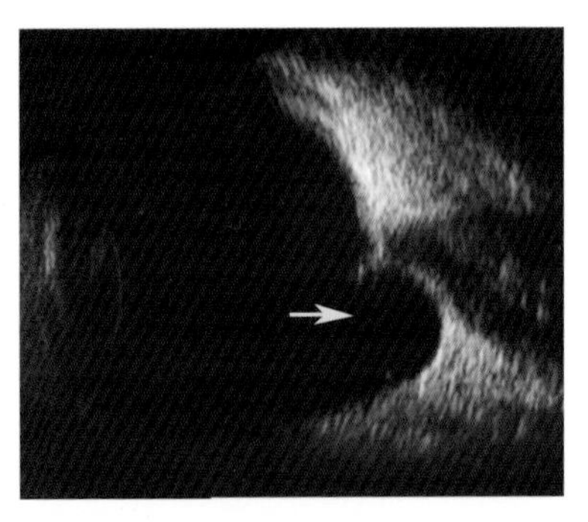

**图3-4-8 先天性脉络膜缺损声像图**

视盘下方眼球壁向后局限性膨突（箭头），边界清晰，边缘陡峭，余处眼球壁形态正常。

先天性黄斑缺损：黄斑区眼球壁向后局限性膨突，边界清晰，边缘陡峭，余处眼球壁形态正常（图3-4-9）。

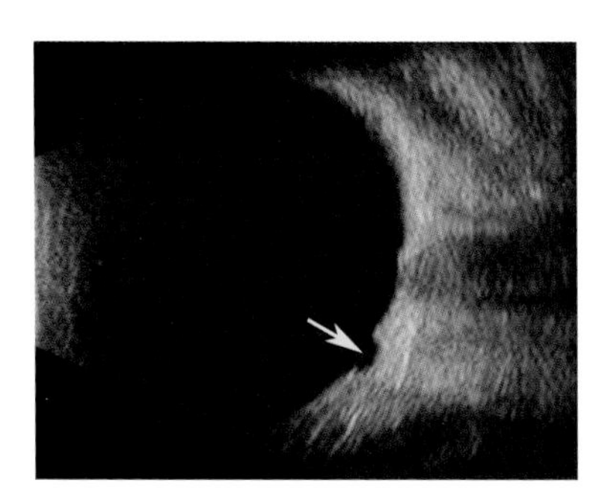

**图 3-4-9　先天性黄斑缺损声像图**
黄斑区眼球壁向后局限性膨突（箭头），边界清晰，边缘陡峭，余处眼球壁形态正常。

（李舒茵）

# 第五节　后部巩膜疾病

## 一、后巩膜炎

【临床概述】

巩膜炎是巩膜深层组织的严重炎性病变，表现为巩膜深层组织水肿和炎性细胞浸润，分前巩膜炎和后巩膜炎。后巩膜炎是指发生于赤道及后部和视神经周围巩膜的炎症。后巩膜炎可向内累及脉络膜和视网膜，向外累及 Tenon 囊（眼球壁与眶脂体之间的潜在腔隙），造成脉络膜充血增厚、视网膜黄斑囊样水肿和 Tenon 囊水肿。巩膜弥漫性增厚者称为弥漫性后巩膜炎，局部巩膜增厚者称为结节性后巩膜炎，患者常以眼球剧痛、视力下降就诊。

后巩膜炎临床诊断较难，B 型超声有特征性表现。

### （一）弥漫性后巩膜炎

【B 型超声表现】

眼球壁均匀增厚，视盘隆起，T 形征（+）（Tenon 囊水肿的低回声与视神经低回声共同形成 T 形低回声）（图 3-5-1）。

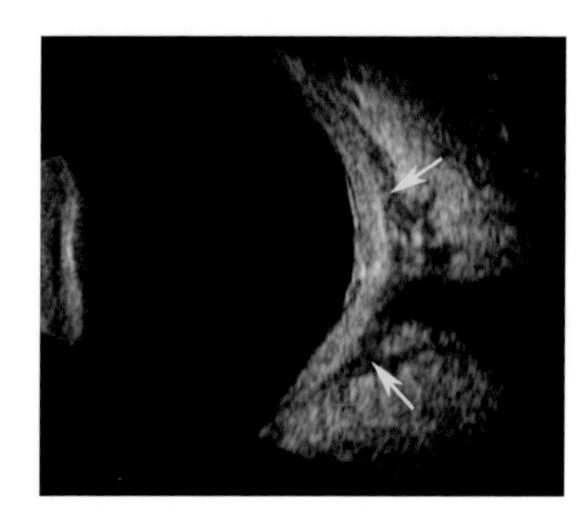

**图 3-5-1 弥漫性后巩膜炎声像图**

赤道及后部眼球壁较均匀增厚，T 形征（+），近眼球壁处视神经周围不规则低回声（箭头）。（本病例图片由陈倩医师提供）

### （二）结节性后巩膜炎

【B 型超声表现】

眼球壁局限性不均匀增厚突向玻璃体腔，内回声低于周围正常眼球壁回声，附近 Tenon 囊水肿呈低回声（图 3-5-2）。

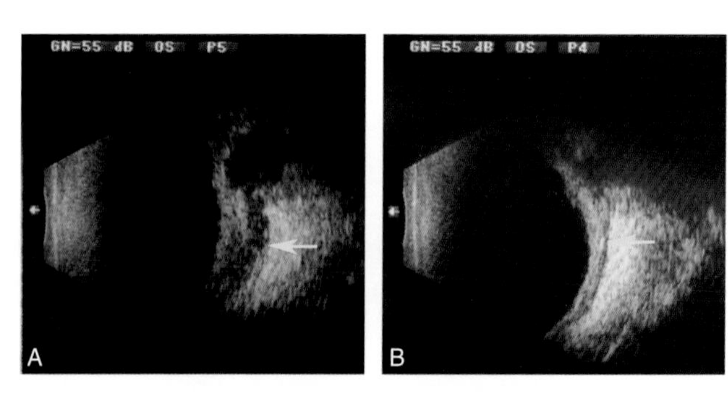


**图 3-5-2 左眼结节性后巩膜炎声像图**

A. 治疗前，后部眼球壁增厚，外侧眼球壁回声局限性减低，附近眼球壁与眶脂体间呈带状低回声（箭头）；B. 激素治疗 10 天后，后部眼球壁增厚减轻，外侧眼球壁局限性低回声消失，附近眼球壁与眶脂体间带状低回声变窄（箭头）；

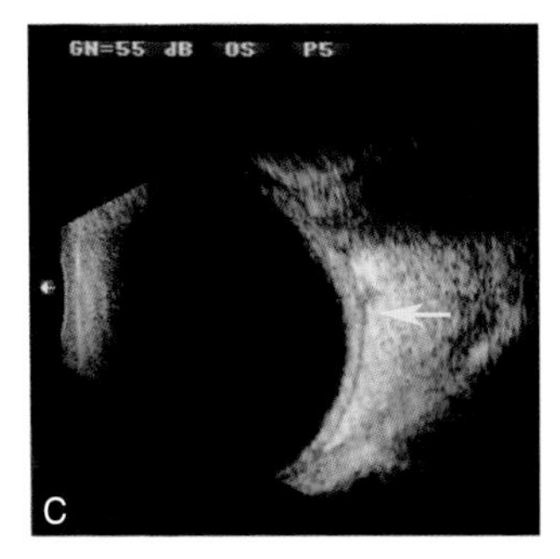


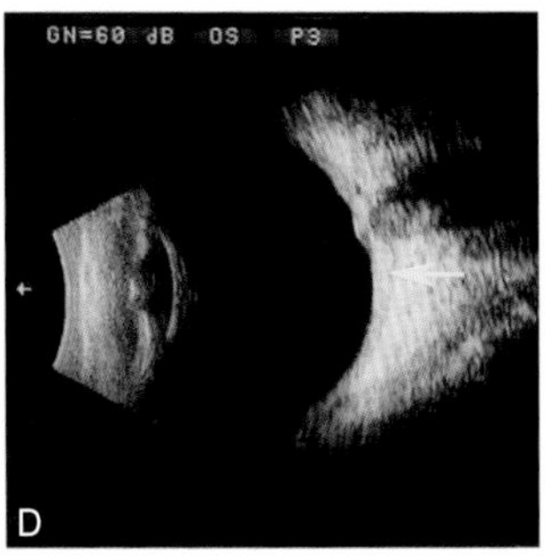


**图 3-5-2（续）**

C. 激素治疗 24 天后，后部眼球壁增厚基本消失，附近眼球壁与眶脂体间带状低回声变窄呈裂隙状（箭头）；D. 激素治疗 4 个月后，后部眼球壁增厚消失，附近眼球壁与眶脂体间带状低回声消失（箭头）。（本病例图片由陈晓医师提供）

【眼底彩照】

视盘水肿，局部视网膜水肿皱褶，视网膜下黄白色隆起灶（图 3-5-3）。

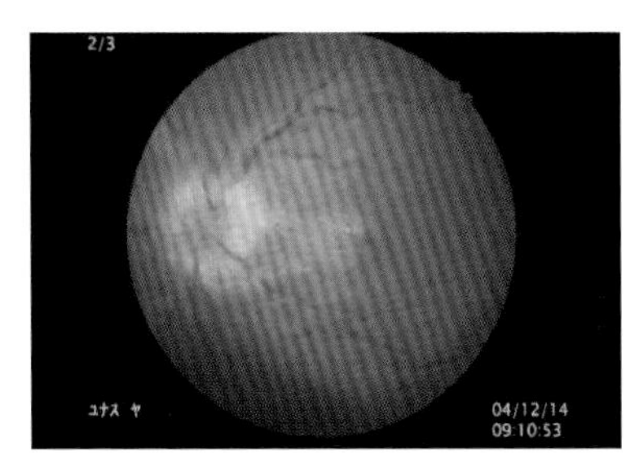


**图 3-5-3　左眼结节性后巩膜炎治疗前眼底彩照**

视盘水肿，边界不清，后极部视网膜水肿皱褶，黄斑及颞上血管弓区视网膜下黄白色隆起灶，视网膜静脉迂曲扩张。（本病例图片由陈晓医师提供）

## 二、后巩膜葡萄肿

【临床概述】

巩膜葡萄肿是指巩膜连同相应部位的葡萄膜组织向外膨突，形成类似葡萄的紫黑色隆起。根据解剖学部位，巩膜葡萄肿分为前巩膜葡萄肿、赤道部巩膜葡萄肿和后巩膜葡萄肿。后巩膜葡萄肿多见于病理性近视，由于眼球前后径增长，后部巩膜变薄形成。双眼葡萄肿形态、位置基本相同（图 3-5-4）。发病机制不清。

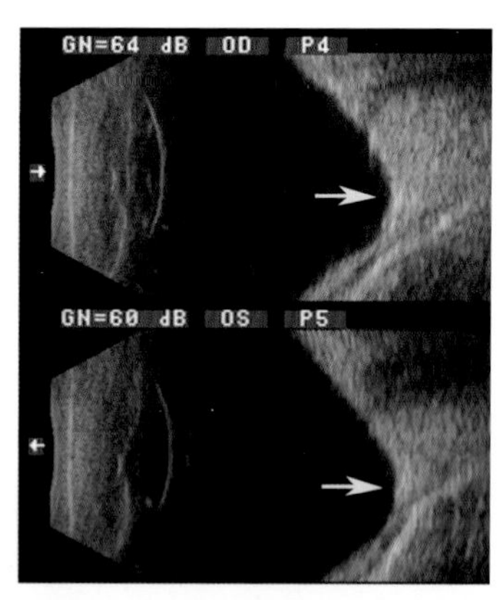


**图 3-5-4　双眼后巩膜葡萄肿声像图**

双眼眼球前后径延长，后部眼球壁向后膨突，形态和位置相似（箭头）。

【B 型超声表现】

根据后巩膜葡萄肿形态可表现为锥形、矩形、楔形、弧形，其中以锥形最常见，多位于后极部。

锥形：眼球前后径延长，从各个角度扫查均呈锥形（图 3-5-5）。

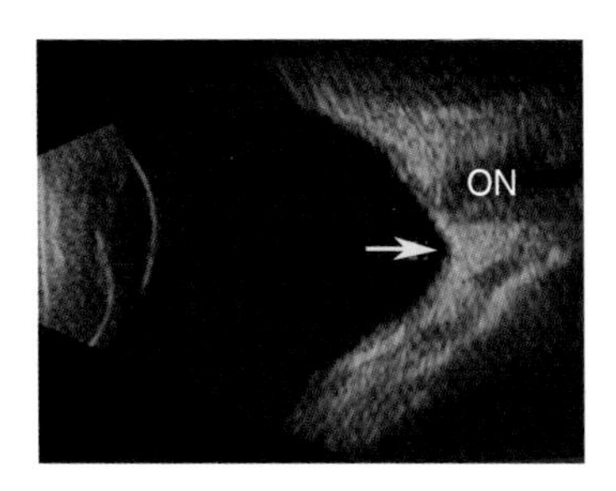


**图 3-5-5　锥形后巩膜葡萄肿声像图**
眼球前后径延长，后部眼球壁呈锥形向后膨突，锥形尖部位于黄斑（箭头）。

矩形：眼球前后径延长，从各个角度扫查均呈平台状（图 3-5-6）。

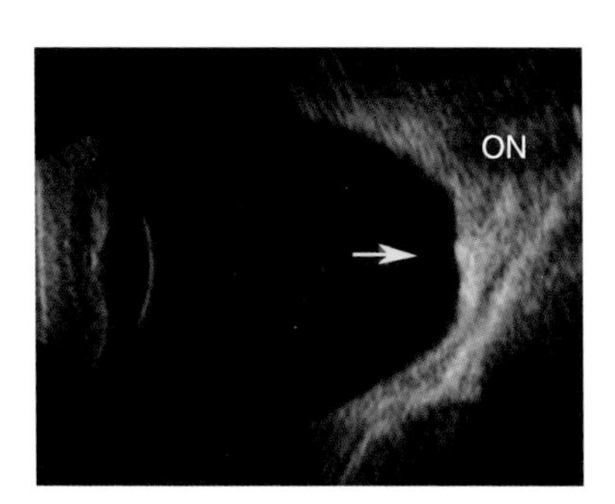


**图 3-5-6　矩形后巩膜葡萄肿声像图**
眼球前后径延长，后部眼球壁呈平台状向后膨突（箭头）。

楔形：眼球前后径延长，从 1 个角度扫查呈锥形与其呈垂直角度扫查呈平台状。

弧形：眼球前后径延长，后部眼球壁弧度正常（图 3-5-7）。

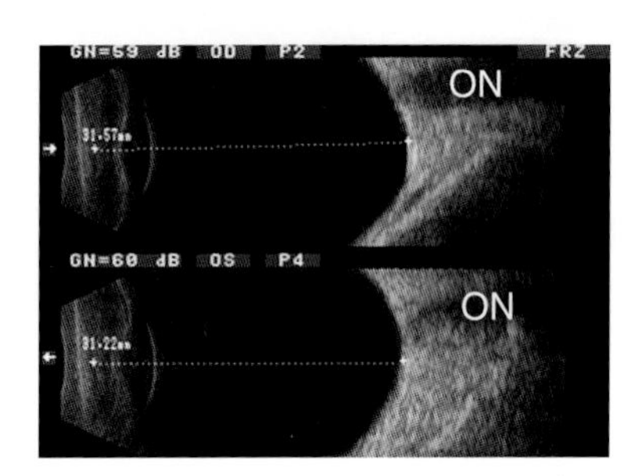


**图 3-5-7　弧形后巩膜葡萄肿声像图**

双眼眼球前后径延长，后部眼球壁弧度基本正常。

【MRI 三维重建】

MRI 三维重建图像可显示后巩膜葡萄肿所致的眼球变长，如图 3-5-8 所示。

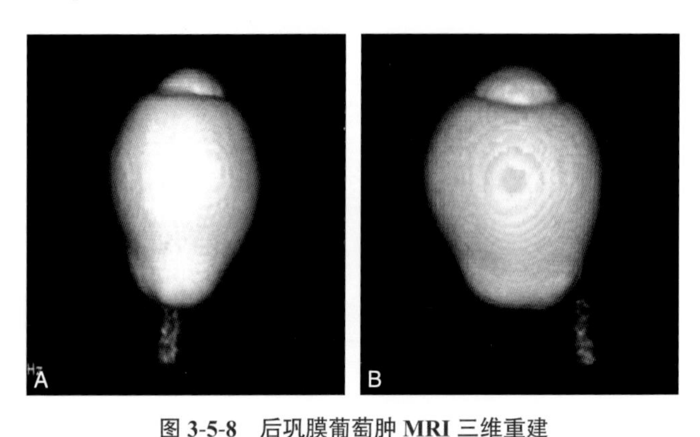


**图 3-5-8　后巩膜葡萄肿 MRI 三维重建**

A. 后巩膜葡萄肿以视神经为中心；B. 后巩膜葡萄肿以黄斑颞侧为中心。（本病例图片由金学民医师提供）

（李舒茵）

# 第六节 眼后节外伤

## 一、异物

【临床概述】

眼部异物是眼外伤中常见且严重的一类疾病。异物位于眼内者称为眼内异物,嵌入眼球壁者称为眼球壁异物,位于眼外眶内者称为眶内异物。异物既可造成对眼组织的直接损伤,又可因异物存留在眼内,造成感染或化学性损伤。就眼后节异物而言,异物性质不同常表现各异。当铁屑进入眼内,可形成含铁蛋白物,在眼内液中扩散并沉着于组织中,导致视网膜萎缩、视网膜脱离、晶状体混浊甚至眼球萎缩;铜屑进入眼内,常发生非感染性化脓性眼内炎,还可在眼内发生化学变化,造成角膜后弹力层棕黄色色素沉着,晶状体前囊"葵花"状混浊;石子则易在眼内引起化脓性炎症;木屑、棉花、睫毛进入眼内,可被机化物包裹或发生感染性眼内炎;玻璃在眼内反应较轻,但可引起虹膜睫状体炎。因此,及时诊断眼后节异物并采取治疗措施,对患者视力预后至关重要。

异物与眼内组织存在较大声阻差异,无论异物性质,B型超声扫查均较易发现。

【B型超声表现】

眼内异物呈强回声,因常伴有屈光间质混浊,在行B型超声扫查时,须降低增益,使其周围回声减弱或消失,异物强回声仍清晰可见。眼内金属性异物或异物接近眼球壁时,可见其后方声影,玻璃体内规则异物则常见其后方"彗尾征"。

**(一)眼内异物**

金属或砂石显示为强回声斑点,塑料、玻璃、木材等因声阻小于金属异物,表现为较强回声斑点。晶状体内异物缺乏后运动,玻璃体内异物常运动试验(+)且位于弱回声的玻璃体混浊物之中(图3-6-1~图3-6-4)。

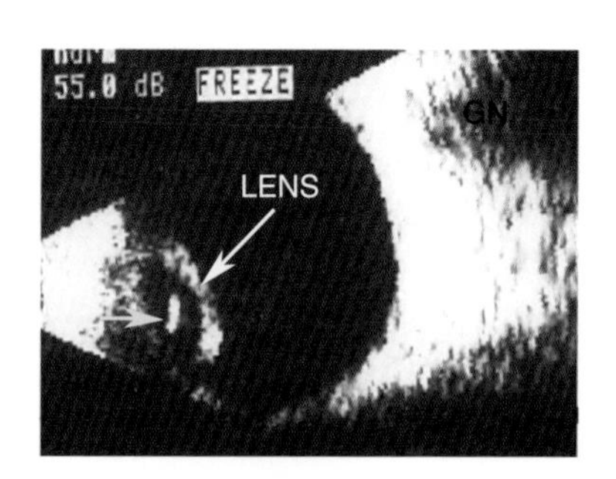


图 3-6-1 晶状体异物声像图

晶状体位置见一卵圆形强回声环(白色箭头),环内见强回声异物斑(黄色箭头)。

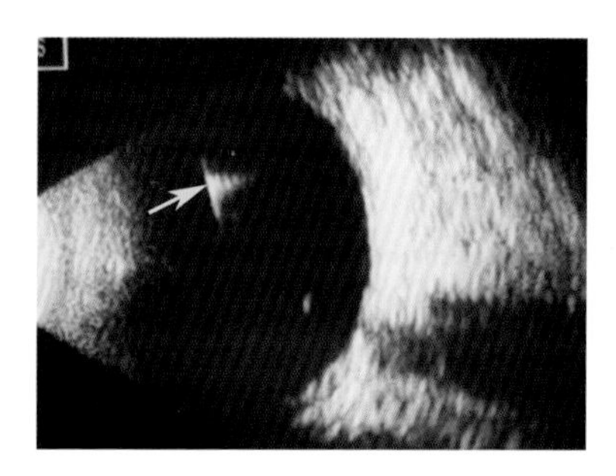

图 3-6-2 玻璃体异物声像图

玻璃体内一强回声斑伴“彗尾征”(箭头)。

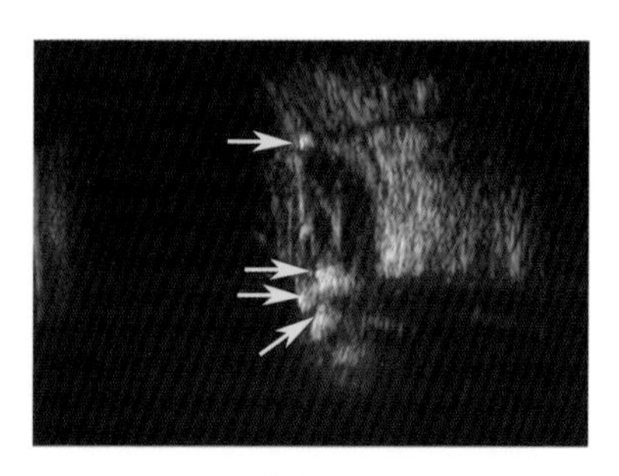

图 3-6-3 玻璃体多发异物声像图

玻璃体内多发强回声斑点伴后方声影(箭头),其周围见不规则中等回声的斑条状玻璃体混浊。

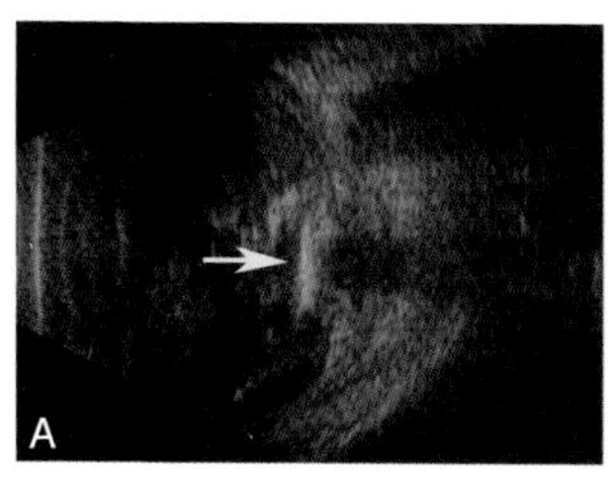


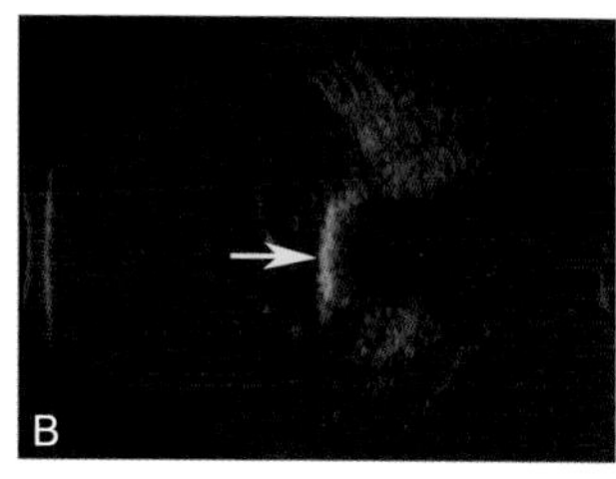


**图 3-6-4　玻璃体异物降低增益前后对比声像图**

玻璃体腔内可见一大的强回声斑伴后方声影（箭头），周围大量玻璃体混浊的弱回声斑点（图 A），增益降低后弱回声斑点大部分消失，该强回声斑显示更加清晰（箭头）（图 B）。

### （二）眼球壁异物

当异物嵌顿于眼球壁时，强回声异物缺乏后运动，且后方声影明显，在受伤早期，异物周围常有出血、水肿，声像图上异物周围被弱回声裂隙环绕。附近玻璃体内可见因积血表现出的弱或中等回声混浊（图 3-6-5~ 图 3-6-7）。

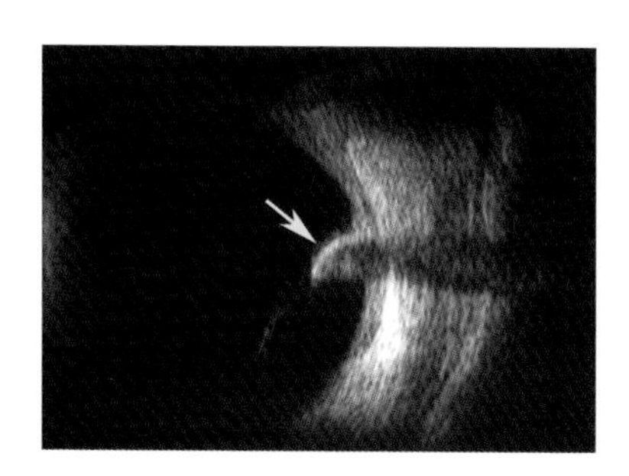

**图 3-6-5　眼球壁异物声像图**

玻璃体腔内弓形强回声斑一端嵌顿于眼球壁内并伴后方声影（箭头），附近玻璃体见弱回声斑条。

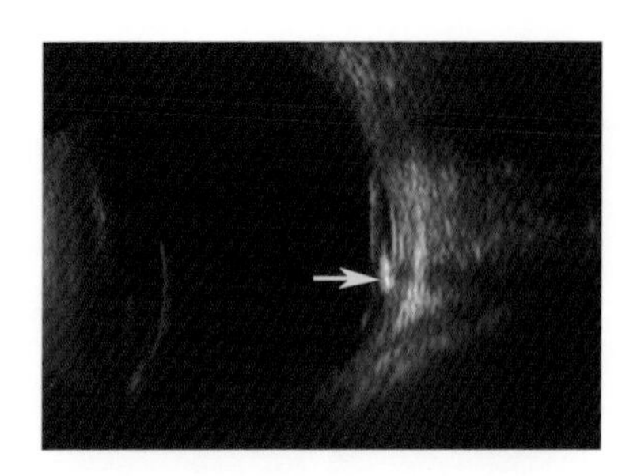

**图 3-6-6 眼球壁异物声像图**

脱离视网膜回声带下见强回声斑并伴后方声影（箭头），眼球壁回声带连续。

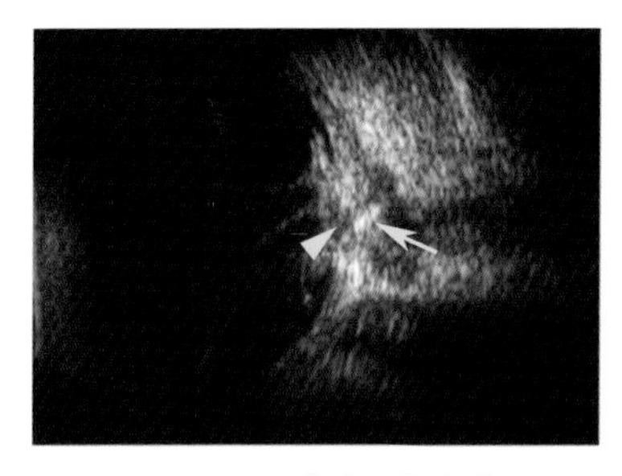

**图 3-6-7 眼球壁异物声像图**

视神经旁眼球壁弧形回声带中断（楔形箭头），中断区内见强回声斑并伴后方声影（箭头），附近眶内片状弱回声与玻璃体不规则中弱回声在中断区相连。

## 二、巩膜裂伤

【临床概述】

巩膜与角膜共同构成眼球完整封闭的外壁，起到保护眼内组织，维持眼球形态的作用。钝物撞击眼球时，作用力通过液压作用向眼球壁传递，当作用力超过巩膜的承受力时，则常在巩膜薄弱处发生破裂，致眼内组织撕裂、脱出，葡萄膜大量出血，视网膜脱离等。因伤口隐匿，球结膜完整且结膜下大量出血，光学检查很难直接看到巩膜裂口，B 型超声检查有特征性表现。检查时切记要轻巧,以防造成医源性眼内容物脱出。

【B 型超声表现】

**(一)新鲜巩膜破裂伤**

眼球壁弧形回声带断裂,玻璃体内大量弱回声斑点,附近 Tenon 囊呈带状低回声或带状低回声区不规则增宽及眶脂体内片状低回声,两者在断裂眼球壁处相连(图 3-6-8、图 3-6-9)。若巩膜裂口太大,因眼内出血,眼内容物大量脱出,同时伴有视网膜脉络膜脱离,致眼球变小,眼球壁形态失常,表现为眼内结构紊乱,眼球壁弧形回声带断裂缘不甚明显,而表现为不规则中低回声区。

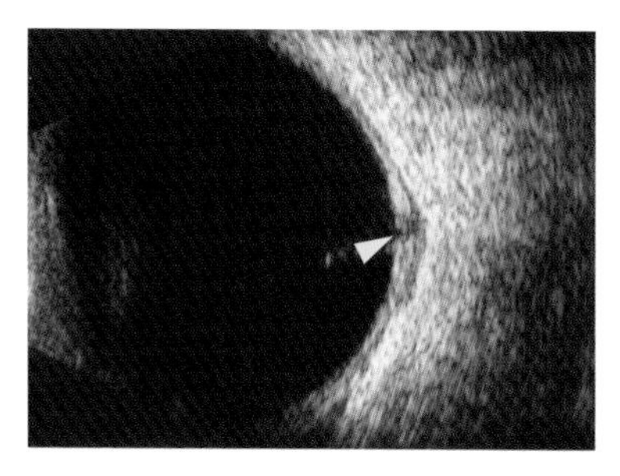

**图 3-6-8　新鲜巩膜破裂伤声像图**

眼球壁弧形回声带断裂(箭头),附近玻璃体见弱回声混浊,Tenon 囊水肿呈带状低回声。

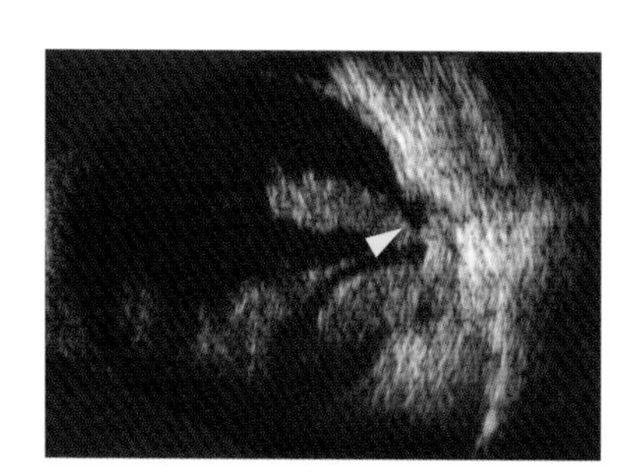

**图 3-6-9　新鲜巩膜破裂伤声像图**

眼球壁弧形回声带缺损(箭头),附近眶脂体内不规则团状弱回声与玻璃体内不规则团状弱回声相连。

### （二）巩膜破裂伤后视网膜脱离

巩膜破裂伤伤口处理不当，造成眼内增殖膜形成并牵拉视网膜，引起视网膜脱离。表现为巩膜破裂处眼球壁不均匀增厚且回声强度不均，脱离视网膜后连视盘边缘，前与不规则增厚眼球壁相连（图 3-6-10）。

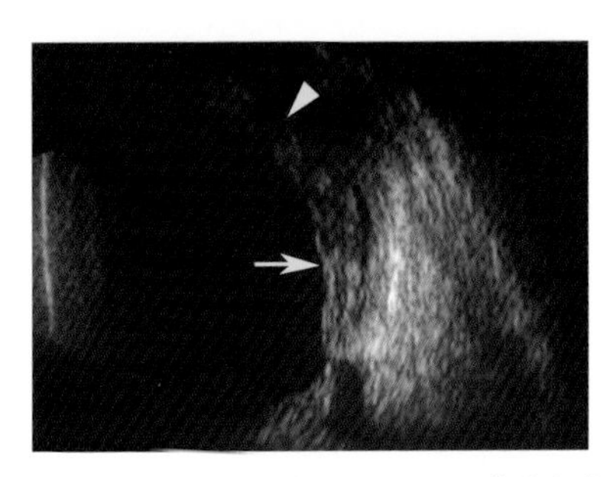

**图 3-6-10 巩膜破裂伤缝合术后视网膜脱离声像图**
脱离视网膜（箭头）后连视盘边缘，前止眼外直肌下眼球壁不规则回声带（楔形箭头）。

## 三、晶状体脱位

【临床概述】

晶状体由晶状体囊和纤维组成，为形似双凸透镜的透明体，直径 9~10mm，厚 4~5mm（前后极之间），位于虹膜之后、玻璃体之前，其轴与视轴几乎一致，借助多组晶状体悬韧带与睫状体相连。其中悬韧带的睫状环后囊纤维起始于锯齿缘，终止于晶状体后囊；睫状冠后囊纤维起始于睫状突，终止于睫状环后囊纤维附着部的前方，睫状环前囊纤维绝大部分起始于锯齿缘前 1.5mm 的睫状环处，终止于晶状体的前囊。这些纤维的完整保证了晶状体的位置正常。

眼外伤尤其是眼球钝挫伤是晶状体脱位的最常见原因。眼球突然遭受钝挫力后，压力迫使眼球变形，眼球中间段的水平直径扩大，房水冲击晶状体，随后，由于反弹力的作用，玻璃体回跳冲击晶状体，如此晶状体前后反复震动，将晶状体悬韧带扯断，若部分断裂则晶状体向一侧移位，即晶状体半脱位，全部断裂时若向后则掉入玻璃体腔，即晶状体完全后脱位。

【B型超声表现】

### （一）晶状体不全后脱位

轴位扫查晶状体位置未见强回声碟形斑，前段玻璃体内出现与眼球壁相连的晶状体形状强回声环，因常发生晶状体混浊所以环内见中高回声斑条（图 3-6-11）。

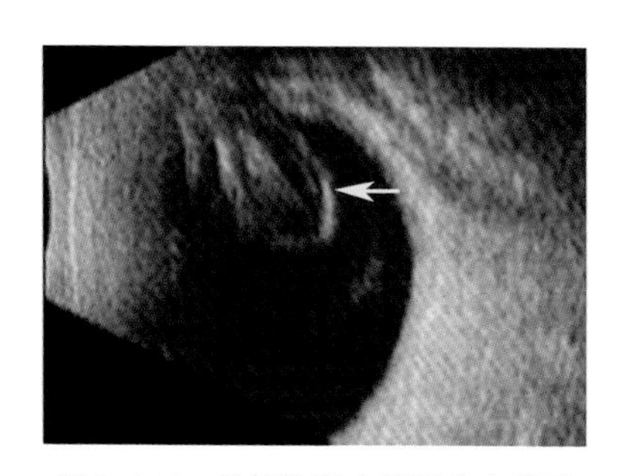

**图 3-6-11　晶状体不全后脱位声像图**
晶状体位置未见碟形强回声，前部玻璃体内见晶状体形状回声并与周边眼球壁相连，环内见不规则强回声的晶状体混浊（箭头）。

### （二）晶状体完全后脱位

晶状体位置未见碟形强回声，玻璃体内出现晶状体形状的环形强回声，当继发白内障时环内可见回声斑条，因晶状体肿胀使环形强回声变大并常随眼球转动而向低位移动；长期完全后脱位的晶状体可与眼球壁紧密相连或造成视网膜脱离（图 3-6-12、图 3-6-13）。

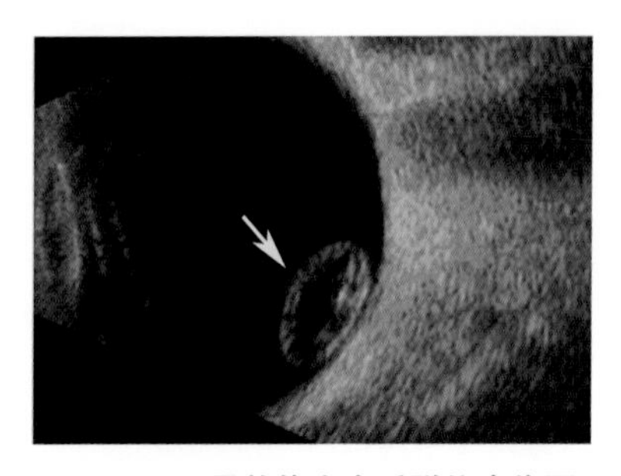

**图 3-6-12 晶状体完全后脱位声像图**
晶状体位置未见碟形强回声，后部眼球壁前玻璃体内见晶状体大小椭圆形环，环内见不规则强回声（箭头）。

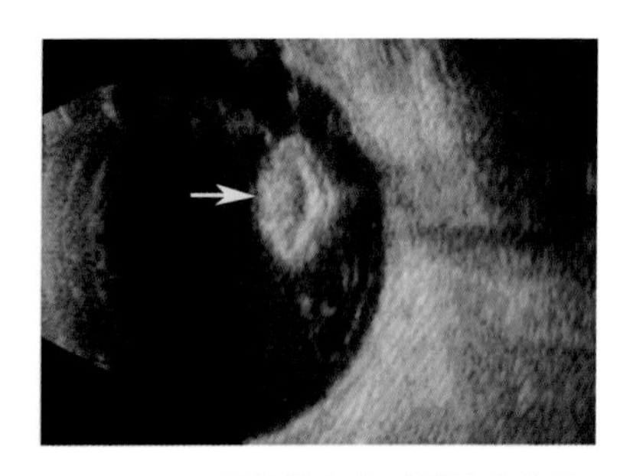

**图 3-6-13 晶状体完全后脱位声像图**
晶状体位置未见碟形强回声，玻璃体内见晶状体形状回声环，环内见不规则强回声的晶状体混浊（箭头），玻璃体混浊。

（李舒茵）

# 第四章

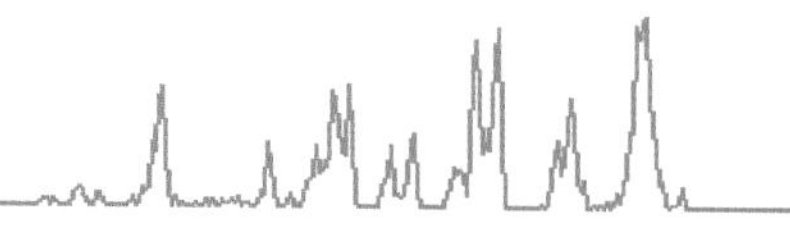

# 球内肿瘤

通常超声波的频率越高，声波在组织中的衰减越大，探测深度越小，但其分辨率越高。眼科常用 7~10MHz 左右的频率，穿透力 4~5cm，A 和 B 型超声波可为眼后节肿瘤提供检查和处理的临床资料。20~40MHz 的高频超声波可应用于检查眼前节精细结构；当超声波频率达到 50~100MHz 时，其横向分辨率可达到 50μm，接近于光学显微镜的分辨率，可应用于活体组织，这是其他非侵入方法所不能获得的，称为超声生物显微镜(ultrasound biomicroscope，UBM)。UBM 穿透力只有 4~5mm，所以只能用于眼前节组织疾病的诊断和活体测量，为眼科临床提供了一个全新的检查手段，以前不能发现的病理改变得以显示，为眼前节肿瘤的检查和处理提供了相当有价值的资料。

眼内肿瘤超声波检查的作用：①一种非侵入性成像工具；②在不透明屈光介质中检测肿瘤；③在透明屈光介质中描述病变性质；④对病变进行鉴别诊断；⑤进行三维测量；⑥在治疗后和随访中进行评估。

良好超声波检查的要求：①了解详细的临床表现；②检测病变高度至少高于周围正常组织 1mm；③肿瘤最小定量高度为 2mm；④改进技术，如用 10MHz 或 12MHz 的水浸或水囊超声探头显示前节肿瘤；⑤需要更高频率的超声系统才能更好地检查较小的肿瘤，尤其是位于前节的肿瘤；⑥熟悉眼肿瘤临床和超声特征的超声学家。

需注意的眼内肿瘤特征：①肿瘤数目；②肿瘤形状；③肿瘤界面；④肿瘤位置和累及层面；⑤是否合并视网膜脱离，及其范围和位置；⑥与巩膜相比，病变的反射率；⑦测量大小：基底部垂直和水平径、高度；⑧是否存在巩膜外扩散、视神经侵犯、眼眶软组织受累、眶骨破坏与重塑；⑨肿瘤的血管供应；⑩相关的炎症征象。

# 第一节　眼前节肿瘤

目前对眼前节肿瘤的基本检查方法有裂隙灯显微镜下直接观察、间接检眼镜直视下观察、传统的超声、巩膜透照检查和UBM等。裂隙灯显微镜对判断肿瘤边界与周围结构的关系比较困难。间接检眼镜直视下对眼内前段的较大或较隐藏的肿瘤观察比较困难。传统超声加水囊虽可以显示大部分肿瘤，但不能很清楚地显示睫状体前部区域。巩膜透照在确定色素性肿瘤与睫状体带的关系时较好，但有出血时或边缘的形状不规则时容易产生误判。而UBM可以很清楚地显示肿瘤的边缘以及边界与眼前节结构的关系。

UBM对眼前节肿瘤的检查有其他方法无法比拟的优越性。①UBM可准确判断眼前节肿瘤的大小、位置和生长情况、肿瘤边界（包括外部和内部），有助于制订治疗方案和判断治疗后是否复发。②肿瘤边界的界定，对于虹膜睫状体切除和敷贴器近距离放射治疗非常重要。③有助于评估肿瘤的特征，如内回声反射率、高回声或低回声声像，可提示为血管性病变或囊性病变。④优于10MHz的传统B超，UBM可更好地定位睫状体黑色素瘤。⑤优于眼前节OCT（AS-OCT），因为UBM具有较少的肿瘤后部阴影问题，更好的图像质量，更好的肿瘤可视性，更好的后缘可视性，以及更好的虹膜和虹膜睫状体肿瘤分辨率。⑥UBM对于大的肿瘤、高色素性肿瘤和睫状体肿瘤具有更好的穿透性，但是，AS-OCT具有更好的肿瘤前表面分辨率和更好的眼前节解剖成像效果。

## 一、虹膜肿瘤

### （一）虹膜囊肿

【临床概述】

虹膜囊肿（iris cyst）为常见的虹膜肿物之一，典型者可见薄壁透明的囊肿，囊壁可含或不含色素，可分为原发性与继发性。原发性者病因不明，可能与虹膜发育异常有关，包括色素上皮囊肿、虹膜基质囊肿。继发性者通常与手术或外伤后的角膜或结膜上皮植入有关，少数发生于长期用缩瞳药、眼内寄生虫、睫状体髓上皮瘤等。其诊断是依靠临床表现和 UBM。

【超声表现】

虹膜基质囊肿（图 4-1-1A）可位于虹膜基质内或虹膜表面，UBM 表现囊壁光滑、回声高，与虹膜组织回声间有明确界限，囊内无回声区或低回声区（图 4-1-1B），但是，有个别病例囊内可因上皮胞浆碎片的沉淀而出现密集回声（图 4-1-1C）。

色素上皮囊肿（图 4-1-2A）多在 UBM 检查时无意发现，虹膜后表面或虹膜根部与睫状突之间可探查到囊样无回声区（图 4-1-2B），与虹膜、睫状体连接紧密，边界清晰，亦可见于瞳孔缘（图 4-1-2C），偶可见游离（图 4-1-2D）。

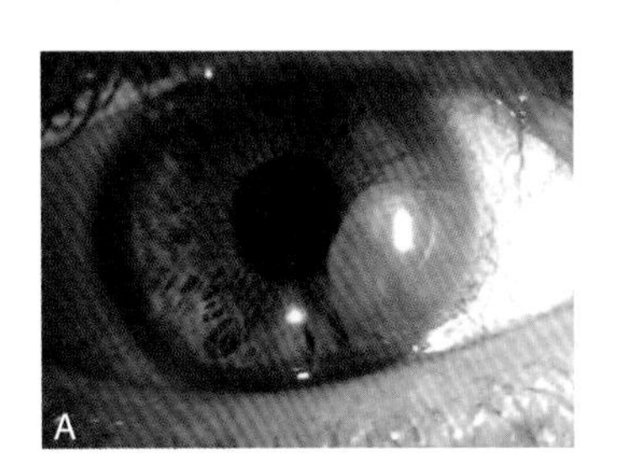


**图 4-1-1　虹膜基质囊肿**

A. 囊肿位于虹膜表面，呈半透明，囊内含有透明液体；

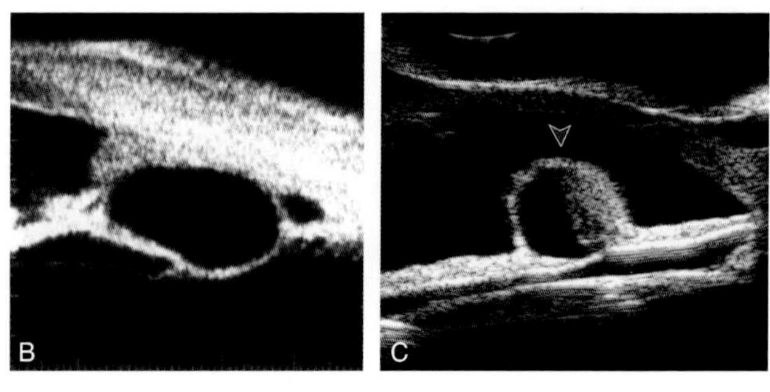

图 4-1-1（续）

B. UBM 图像显示虹膜基质内囊样无回声区，部分虹膜与角膜相贴，遮挡巩膜突；C. UBM 显示下方虹膜基质囊肿，囊肿上方为无回声区，而下方可见密集回声区（黑色箭头）。

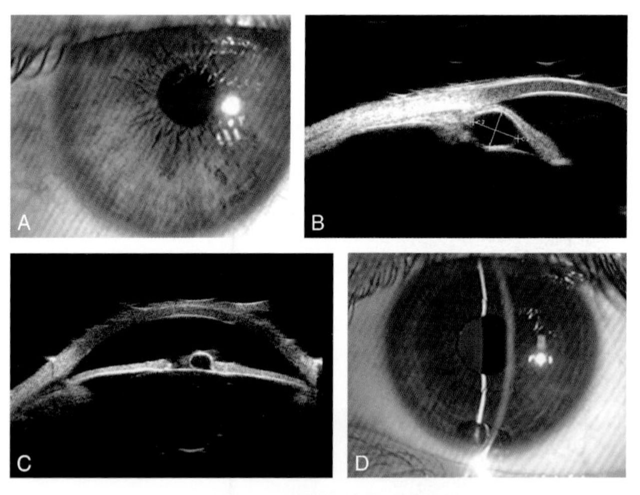

图 4-1-2　虹膜色素上皮囊肿

A. 色素上皮囊肿位于 9:00 位，相邻结膜充血；B. UBM 显示位于虹膜睫状体交界处的囊肿，囊内无回声，虹膜根部向前移位，导致房角闭合；C. UBM 显示囊肿位于瞳孔缘；D. 漂浮的囊肿位于前房。

植入性虹膜囊肿（图 4-1-3A）常有弥漫或密集的内部回声，可显示囊肿的起源部位，如角巩膜缘伤口或角膜伤口（图 4-1-3B）。

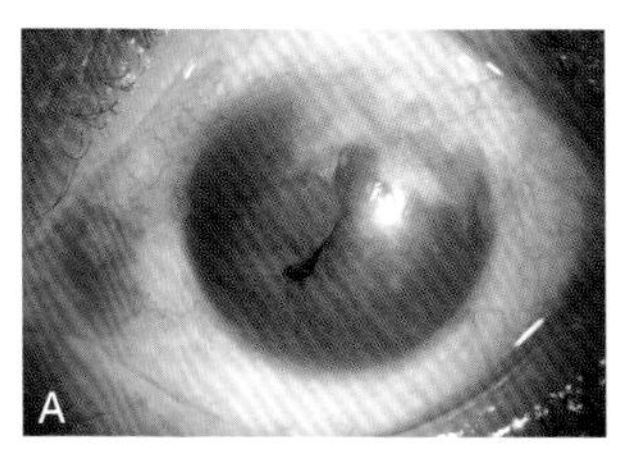


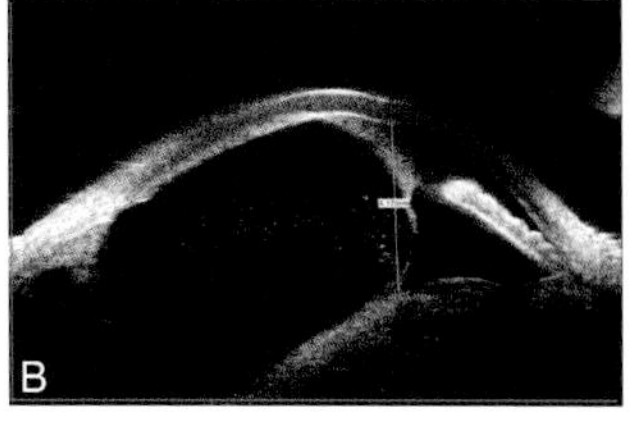


**图 4-1-3 植入性虹膜囊肿**

A. 植入性虹膜囊肿位于角巩膜穿通伤口附近，囊壁与角膜相接触，囊肿遮盖部分房角结构；B. 同一病例虹膜囊肿 UBM 显示前房虹膜囊样回声，其内可见密集回声，部分累及房角，周边角膜巩膜瘢痕回声反射增强。

【其他影像表现】

前段 -OCT（AS-OCT）可用于研究虹膜形态以及周围色素上皮囊肿与前房角的关系（图 4-1-4A），而 AS-OCT 血管成像（AS-OCTA）可用于评估囊肿的固有血管和血流情况（图 4-1-4B）。

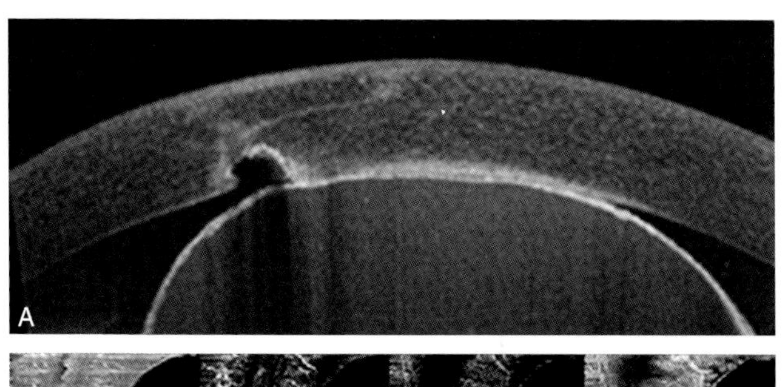


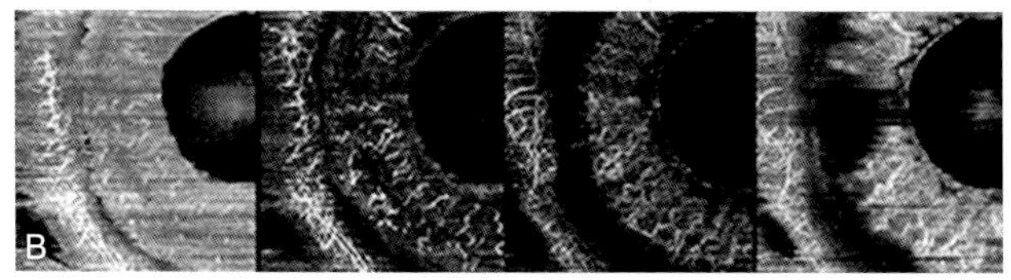


**图 4-1-4 虹膜囊肿的 OCT 图像**

A. 植入性虹膜囊肿 AS-OCT 显示囊壁薄而反射性高，接触角膜内皮，囊内呈低反射，且角膜内皮、后弹力层及深基质局部缺损；B. AS-OCTA 显示虹膜囊肿内无血管或血流。

### （二）虹膜痣

【临床概述】

虹膜痣（iris nevus）是最常见的虹膜肿瘤，源于虹膜内良性黑色素细胞的聚集，表现为在虹膜表面和/或基质上的实性块样隆起，通常可见于青春期前后至成年早期。其可分为孤立性痣和弥漫性痣，孤立性痣的位置、大小、色素沉着程度和形状各有很大的不同；弥漫性痣较平坦，累及一个象限区域甚至整个虹膜，虹膜痣一般不会增大。在临床上作出诊断，并通过持续监测来确认。偶可发生恶性变。

【超声表现】

UBM 可以观察虹膜痣的大小、范围的变化，并为随诊提供一种定量的方法。UBM 显示孤立性虹膜痣向前凸起的病变（图 4-1-5），与虹膜前粘连的鉴别点在于，后者虹膜不增厚、表面不光滑而呈角状。而弥漫性虹膜痣则较为平坦（图 4-1-6）。

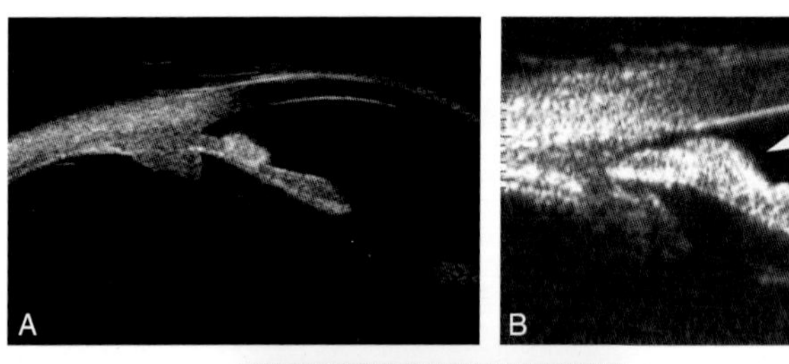


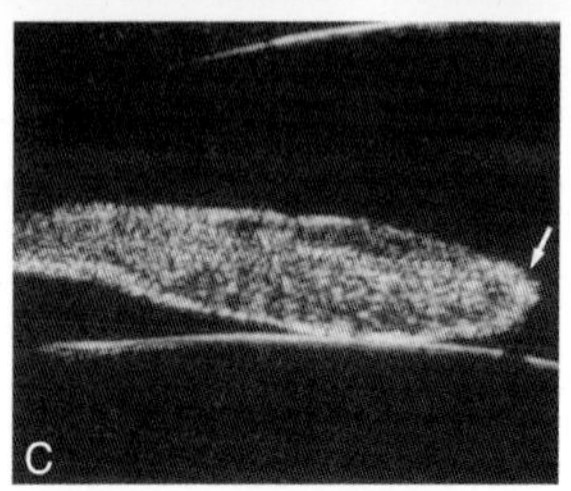


**图 4-1-5　孤立性虹膜痣**

A. UBM 表现为虹膜前表面和基质的实性高回声反射病变；B. 周边虹膜痣 UBM 显示周边虹膜呈帐篷状（白色箭头）；C. 瞳孔缘虹膜痣 UBM 表现为中央虹膜浅层的高回声反射，其下方虹膜呈梭形，有色素层外翻。

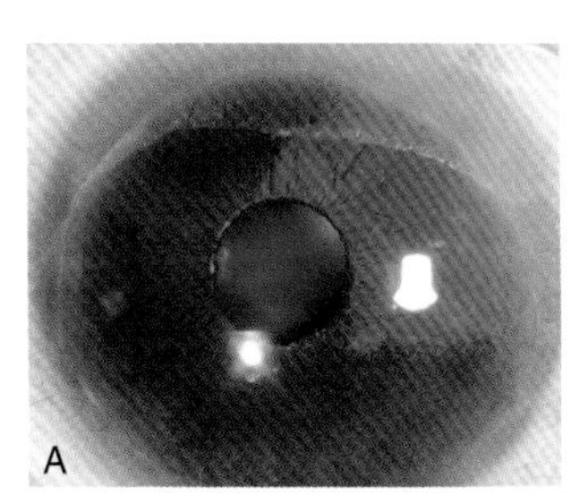


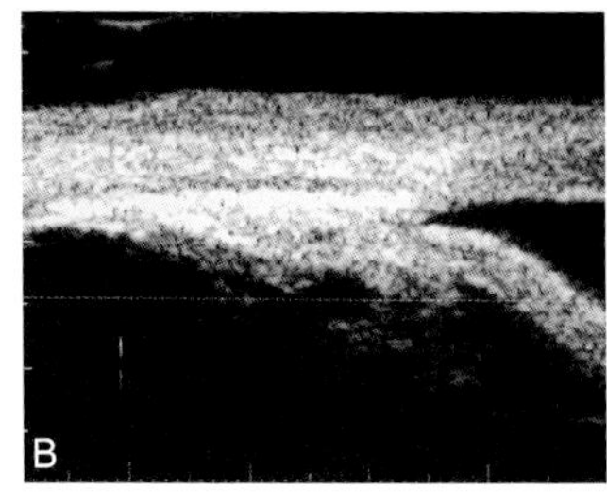


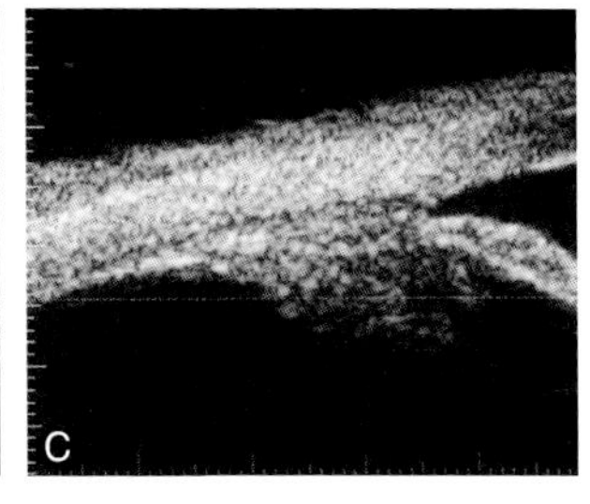


**图 4-1-6　弥漫性虹膜痣**

A. 虹膜扇形分布的色素痣；B. 同一眼 9：00 位 UBM 显示了中 / 高内回声反射和睫状体平坦部的厚度增加；C. 对侧（未受影响）眼虹膜 UBM 图像显示中等的内部反射率。

【其他影像表现】

其他影像学检查方法如 X 线、CT、MRI 等，由于病灶较小，一般无特殊诊断意义。

**（三）虹膜黑色素瘤**

【临床概述】

虹膜黑色素细胞增殖性病变是虹膜最常见的肿瘤性病变，占 49%~72%，但大部分为虹膜黑色素痣，虹膜恶性黑色素瘤少见，虹膜恶性黑色素瘤约占葡萄膜恶性黑色素瘤的 3%~10%。虹膜黑色素瘤（iris melanoma）（图 4-1-7A）是一类发生在虹膜基质内黑色细胞的恶性黑色素肿瘤，临床分为局限性和弥漫性两种类型，可以有各种各样的临床表现，与痣有时很难区分，常常需要连续观察。

在临床检查中，有效地区分虹膜黑色素瘤与睫状体的界面，对于制订治疗方案十分重要，也有助于预后判断，因为睫状体受累与预后不良相关。虹膜黑色素瘤突破虹膜色素上皮后表面、局部播散，是肿瘤向后扩散的征象，少数黑色素瘤可向后蔓延侵及睫状体，应注意与后部葡萄膜黑色素瘤侵犯虹膜相鉴别。巩膜外侵犯、虹膜根部受累是转移的危险因素。

【超声表现】

UBM 在显示虹膜黑色素瘤的特征方面比虹膜痣更有价值，UBM 可显示虹膜黑色素瘤所致的周围结构扭曲变形，虹膜后平面可呈不规则或凸出，但其内回声反射也是多种多样的（图 4-1-7B）。UBM 具有生物测量的系列放大作用，如果瘤体细胞浓集（梭形细胞型），UBM 显示瘤体表面呈低回声反射特征；如果瘤体细胞松散（上皮样细胞型），UBM 显示瘤体表面呈高回声反射特征。在肿瘤的深部显示弱回声，可能与回声衰减有关。

UBM 可区分虹膜黑色素瘤与睫状体的界面（图 4-1-7F），还能显示虹膜黑色素瘤局部播散的情况（图 4-1-7C），也可以检测到巩膜外侵犯或虹膜根部受累情况（图 4-1-7D、图 4-1-7E）。UBM 还可以测量肿瘤内部的血管化情况，在 93% 的病例中可检测到内部血管，大血管表现为高反射区域中存在低反射的回声区，而小血管的回声区呈高反射。

【其他影像表现】

由于病变较小，隆起度在 3~5mm 之间，CT 或 MRI 检查一般不能探查到，无明确的诊断意义。

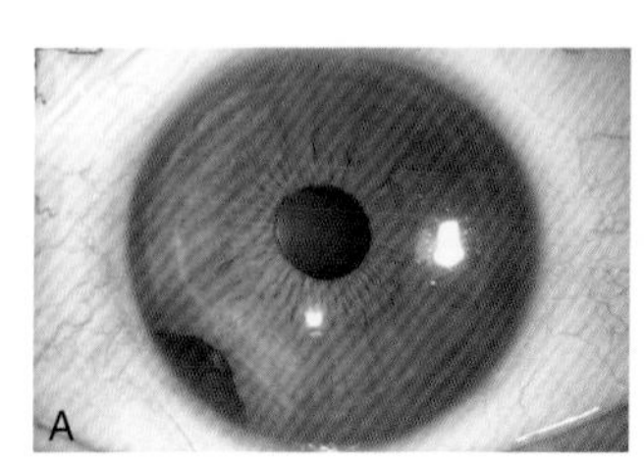


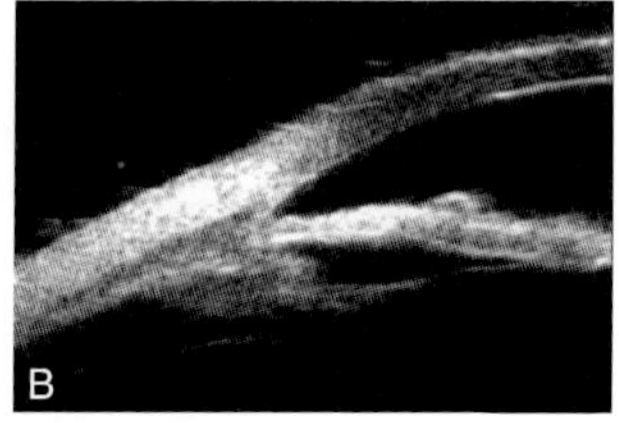


**图 4-1-7　虹膜黑色素瘤**

A. 虹膜基质内见一实性的虹膜黑色素性肿块；B. UBM 显示虹膜内扁平弥漫的中高回声反射，表面不规则，边界不清；

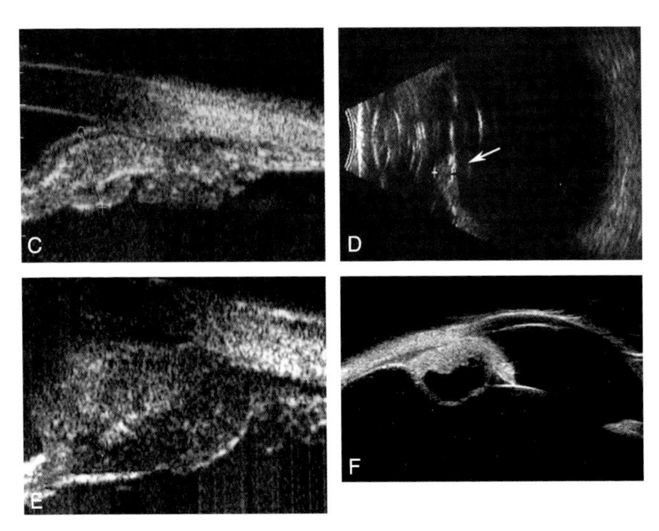


图 4-1-7（续）

C. UBM 显示虹膜根部受累，瘤体突破虹膜后表面，内回声不均匀；D. B 超显示周边虹膜增厚声像（箭头）；E. UBM 显示瘤体累及虹膜、虹膜根部及睫状体，内部回声不均匀；F. UBM 显示虹膜和睫状体增厚，呈强回声反射，瘤体内可见空腔形成，需要注意不能与虹膜囊肿相混淆。

## 二、睫状体肿瘤

【临床概述】

睫状体肿瘤（ciliary body tumors）包括实性肿瘤、囊肿，最多见的实体肿瘤是黑色素瘤，睫状体恶性黑色素瘤约占葡萄膜恶性黑色素瘤的 9%，其他有睫状体髓上皮瘤、平滑肌瘤、黑色素细胞瘤、转移癌、神经鞘瘤等；囊肿可有不同的病因，可以发生在整个眼前节的不同位置，最常见发生于虹膜睫状体结合部，也见于虹膜和虹膜上皮有关的其他部位，而睫状体囊肿通常表现为虹膜小范围局限性隆起，囊肿的边缘在散瞳后或三面镜下常可见到。

睫状体肿瘤的部位比较隐匿，早期一般无明显临床症状，故早期诊断比较困难。UBM 能提供肿瘤表面的内反射特征信息，有助于鉴别诊断，区分肿瘤是实性还是囊性，判断肿瘤的大小、位置、范围、边界等，指导手术治疗方案与随访。相较于传统的超声，UBM 能对更微小的睫状体肿瘤进行探测和随访观察，使得可以早期诊断和治疗。但是，由于声波衰减原因，较大的肿瘤（>4mm 高度），UBM 常不能全部显示，较适合利用传统超声的水囊技术测定肿瘤高度。

**（一）睫状体实性肿瘤**

【超声表现】

UBM 可显示异常的睫状体结构和回声反射特性改变，测量肿瘤基底部的大小，是否侵及巩膜、房角、脉络膜和虹膜等结构（图 4-1-8~ 图 4-1-13）。细小的睫状体肿瘤可以被 UBM 观察，但要

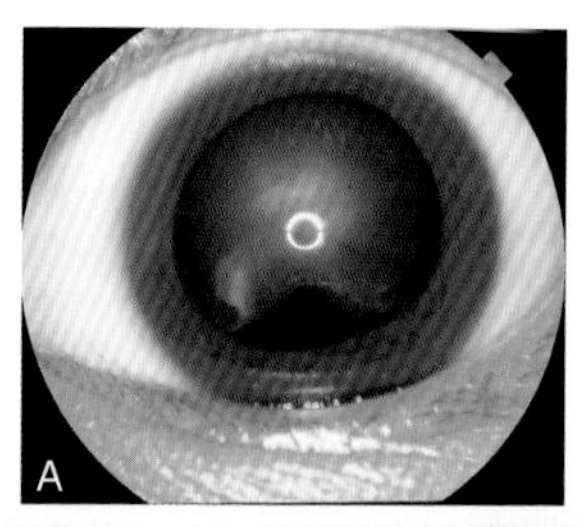


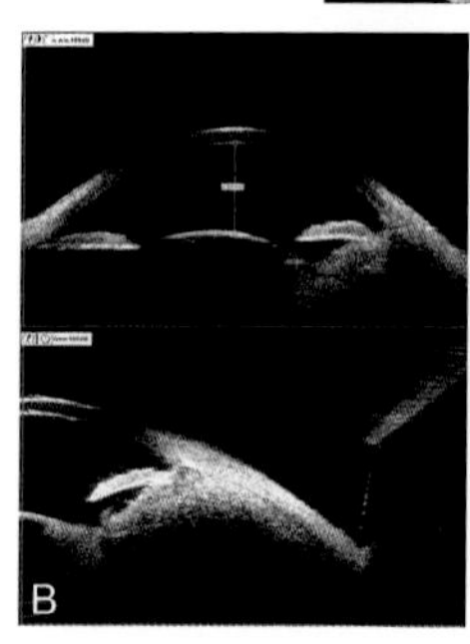


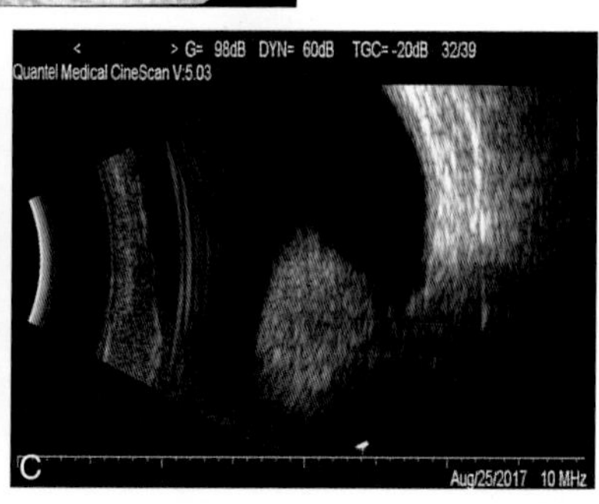


**图 4-1-8　睫状体黑色素瘤**

A. 瘤体压迫晶状体，晶状体局限性混浊；B. UBM 显示瘤体呈中强回声反射，累及虹膜，引起晶状体偏位，周边晶状体回声增强；C. B 超显示睫状体见“蘑菇状”隆起肿物，内回声反射中等。

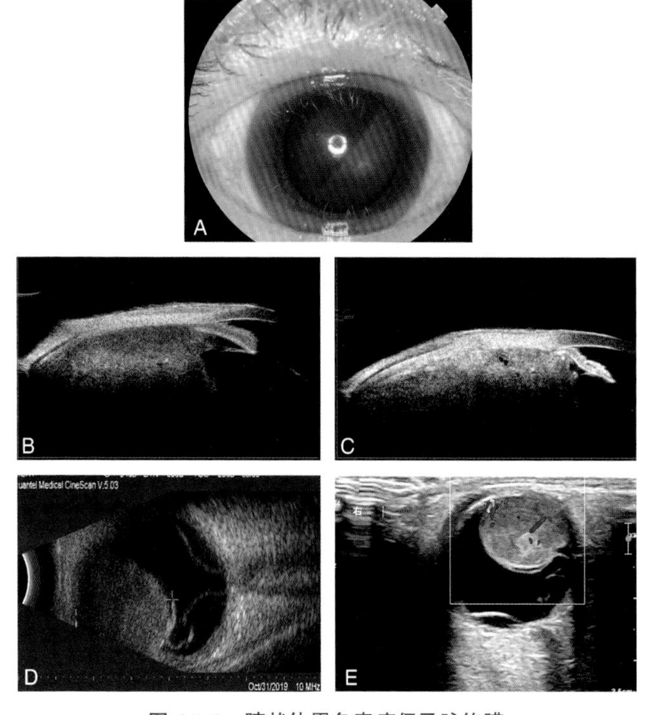


图 4-1-9　睫状体黑色素瘤侵及脉络膜

A. 散瞳后，在虹膜后的睫状体区发现黑色素性肿物，突向玻璃体腔；B. UBM 显示睫状体区域中等回声反射，累及前段脉络膜，内回声不均匀，声衰明显，瘤体后界未能探及，睫状体及前段脉络膜浅脱离声像；C. UBM 显示睫状体实体病变内的管状无回声区，为病变内的血管；D. B 超显示前段颞侧球壁前的中等回声光团，内回声欠均匀，边界尚清，视网膜呈 V 形脱离声像；E. 彩色多普勒血流成像显示前段颞侧球壁前的瘤体内部血流信号。

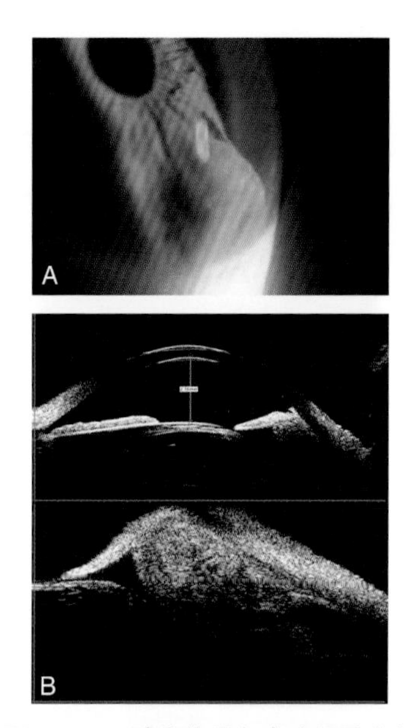

图 4-1-10 睫状体黑色素瘤侵及房角

A. 睫状体肿瘤引起虹膜局限性隆起；B. UBM 显示睫状体肿瘤侵及房角，与虹膜边界不清。

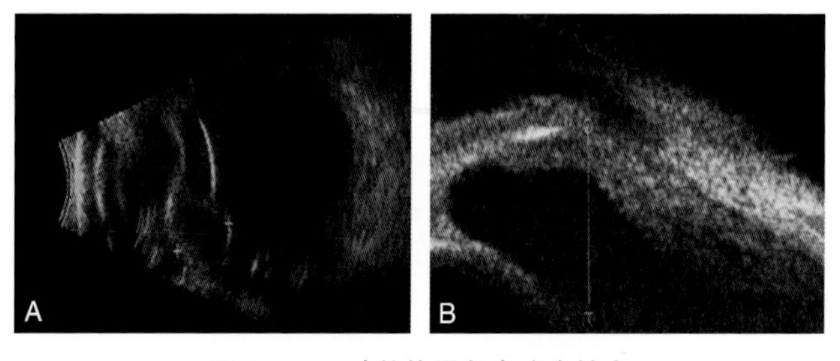

图 4-1-11 睫状体黑色素瘤囊性变

A. B 超显示睫状体黑色素瘤形成明显的内部空腔（囊性病变）；B. 同一患者 UBM 显示瘤体的实性部分，呈中等回声反射，其内可探及囊样无回声区。

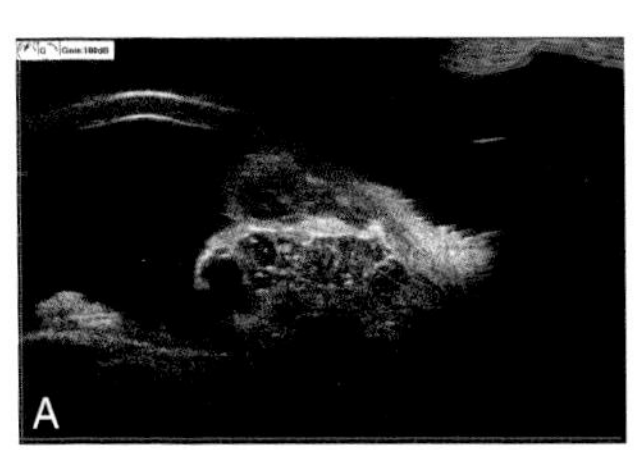


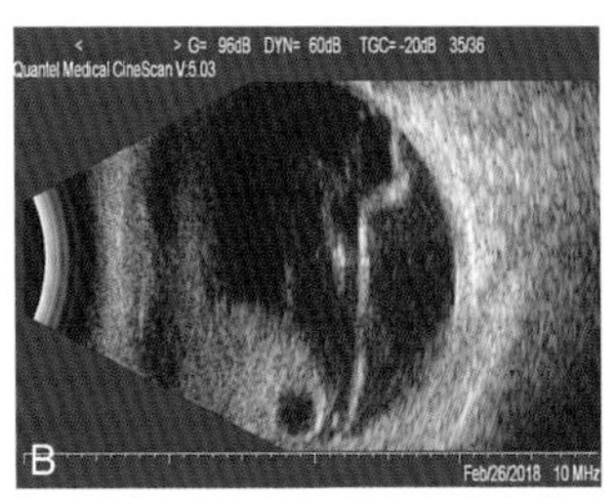


**图 4-1-12 睫状体髓上皮瘤**

A. UBM 显示睫状体实性肿物，形态不规则，边缘不整齐，内回声不均匀，可见囊样无回声区，病变侵及虹膜、房角等结构；B. B 超显示周边球壁上的实性回声光团，内见囊性无回声区。

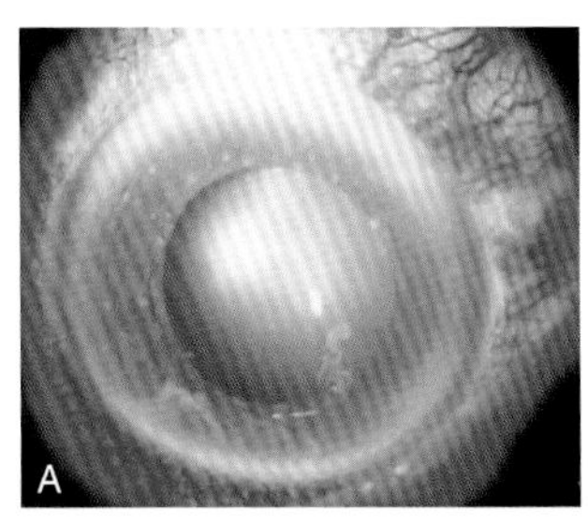


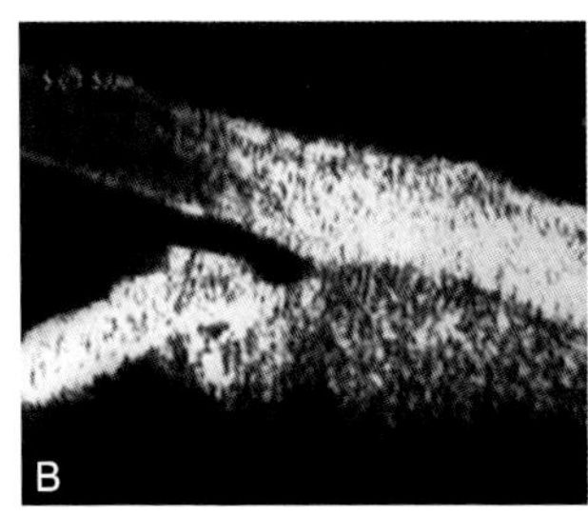


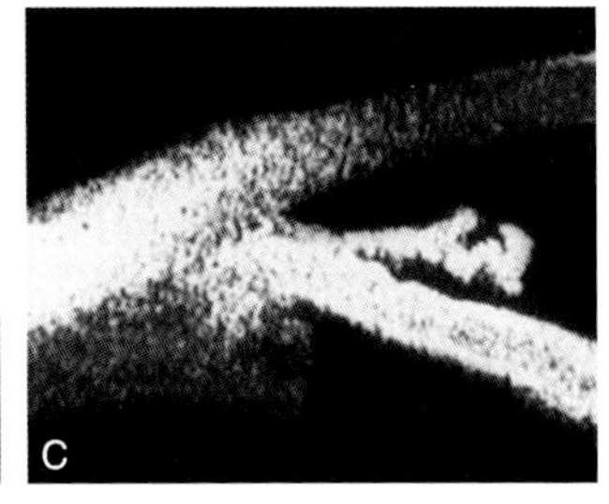


**图 4-1-13 睫状体转移癌**

A. 前房有虹膜结节和白色沉淀物；B. UBM 显示睫状体增厚隆起，内回声反射低；C. UBM 显示虹膜表面可见高反射的不规则回声，为前房沉积物。

得到 UBM 改变与病理之间的关系并不是件容易的事。睫状体实体肿瘤均倾向于呈现不规则区的中等内回声反射，可与囊肿内低回声反射相鉴别，但难以根据回声特征确定其实体瘤的性质。

【其他影像表现】

较大的睫状体病变可被 CT（图 4-1-14）或 MRI（图 4-1-15）探查到，部分病变可有特异性表现，如睫状体黑色素瘤 MRI 检查，在 $T_1$ 加权像为高信号，在 $T_2$ 加权像为低信号，增强扫描可被强化，但需要注意的是，并非所有的睫状体黑色素瘤有此特异性改变。

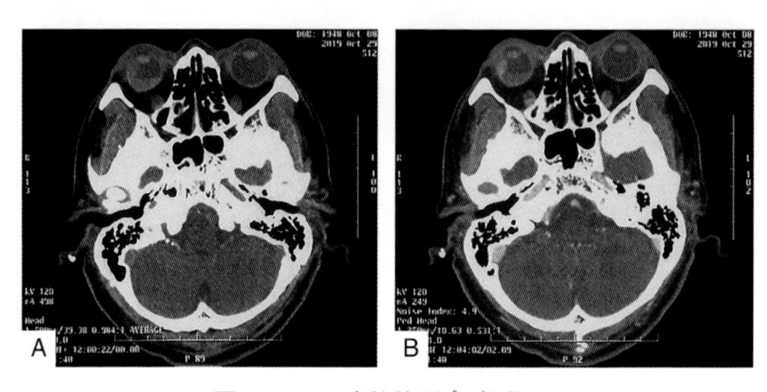


**图 4-1-14　睫状体黑色素瘤 CT**

A. 提示前段眼球侧壁呈梭形异常密度影，后壁见弧形异常密度影；B. 增强扫描渐进性强化。

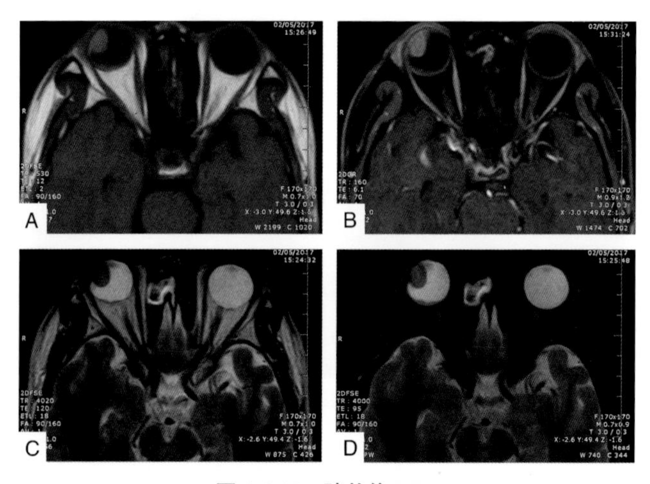


**图 4-1-15　睫状体 MRI**

A. $T_1$WI 呈稍高信号；B. $T_1$WI 增强扫描中度强化；C. $T_2$WI 呈略低信号；D. $T_2$WI 压脂呈略低信号，眼球后壁见不强化条状影，提示睫状体黑色素瘤合并视网膜脱离。

### （二）睫状体囊肿

【超声表现】

并非所有的虹膜局限性隆起都是睫状体实体瘤，睫状体囊肿（ciliary cyst）也有此表现，UBM 检查（图 4-1-16）可显示出其不同，囊肿内充满液体，其内回声反射缺乏，这特征可与实体肿瘤相鉴别。另外，睫状体囊肿的大小、形态是多样的，可以单个，也可以多个。

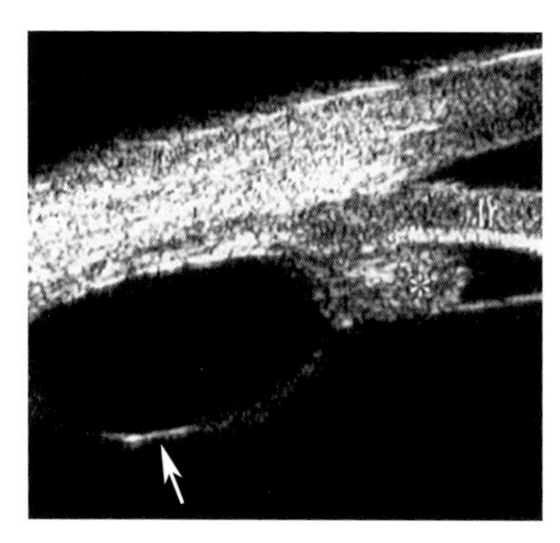

**图 4-1-16　睫状体囊肿**

UBM 显示囊肿位于睫状体平坦部，呈无内反射的薄壁囊肿。

【其他影像表现】

位于睫状体沟内的囊肿在未引起虹膜形态改变之前，一般不易被临床检查所发现。当囊肿大小足以引起虹膜形态发生改变时，可通过散瞳配合前房角镜的检查对病变进行观察。

## 三、位于前缘的眼后节肿瘤

【临床概述】

UBM 仅能显示眼后节肿瘤的前界部分，因为 UBM 的频率高，仅能检测表浅部位的玻璃体，同时，为了能使 UBM 对眼后节肿瘤显像，检查时探头须直接放在肿瘤的基底部。UBM 对于肿瘤的来源诊断和处理可提供相当有价值的资料，例如，邻近睫状体或睫状体受累的肿瘤（图 4-1-17），UBM 可以鉴别其是起源于脉络膜肿瘤还是起源于睫状体肿瘤，并且 UBM 确定肿瘤前界的位置和特征，对于肿瘤治疗、随访可提供相当有价值的信息。UBM 检查也可以将眼前节的肿瘤巩膜外扩散与其他色素性巩膜病变鉴别开来。

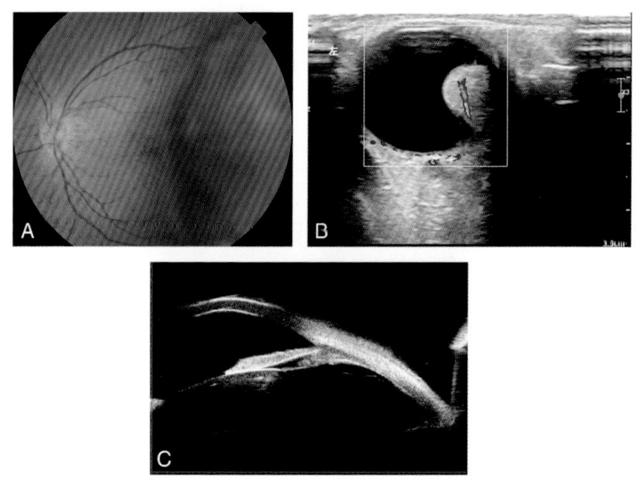

**图 4-1-17　邻近眼前段的脉络膜黑色素瘤**

A. 颞侧眼底可见隆起肿物，邻近眼前段；B. 彩色多普勒血流成像显示颞侧球壁前的中等回声光团，基底部回声偏低，边界尚清，呈"圆顶状"，内部可见血流信号；C. UBM 显示了瘤体的前界边缘，但未累及睫状体。

【超声表现】

UBM 可以提供眼前节肿瘤的内回声反射特征的信息。通常 UBM 显示的部分脉络膜肿瘤表现为中等、均匀的回声反射；并可以识别周边脉络膜黑色素瘤向睫状体、虹膜侵犯（图 4-1-18），与周围的睫状体、虹膜相比，侵犯肿瘤通常表现为回声反射较低的组织。

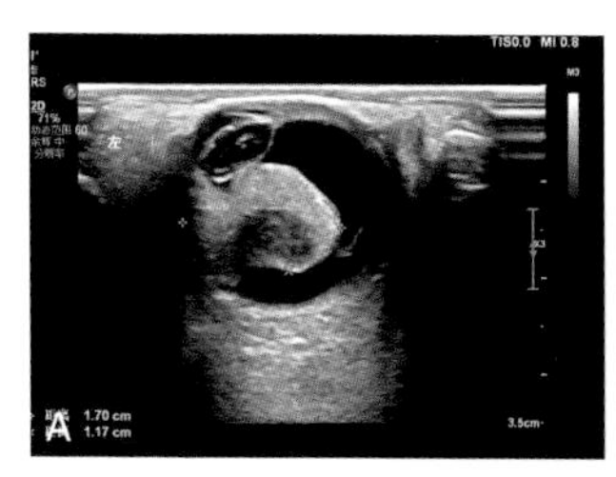

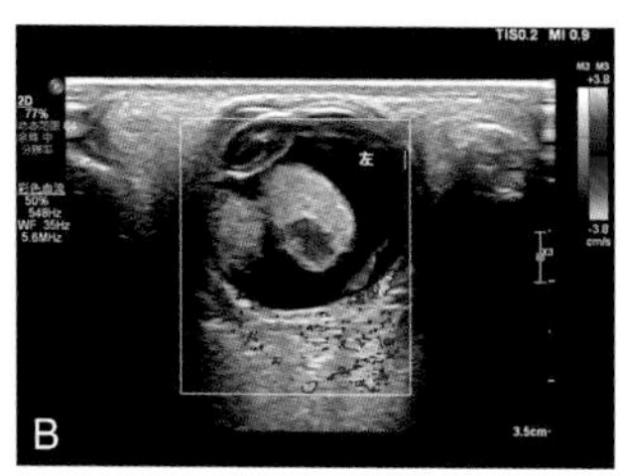

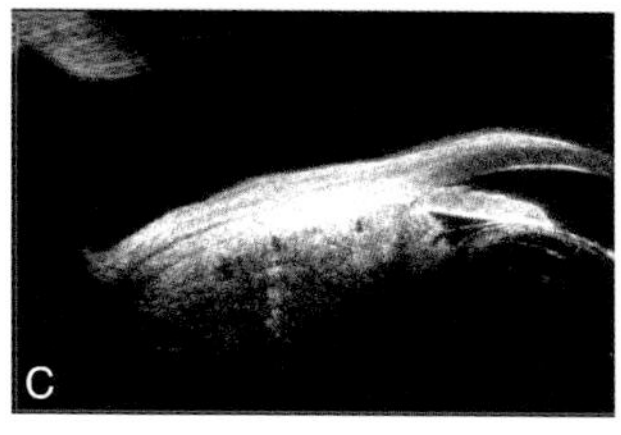

**图 4-1-18　脉络膜及睫状体黑色素瘤**

A. B 超显示睫状体部黑色素瘤与脉络膜黑色素瘤相连，其内回声反射中等，但向后区域回声偏低；B. 彩色多普勒血流成像显示瘤体内部的血流信号；C. UBM 显示睫状体和脉络膜同时受累。

视网膜母细胞瘤累及视网膜和睫状体的前部与预后不良有关，UBM 对视网膜前部、睫状体区域和眼前节的可视化检查（图 4-1-19、图 4-1-20）具有良好的敏感性与可重复性，可早期发现前部肿瘤。

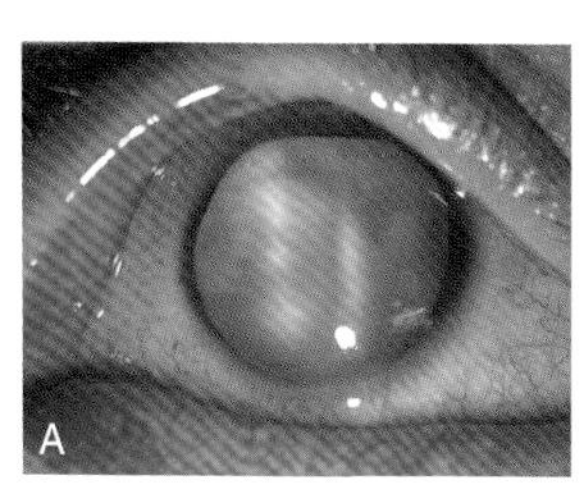

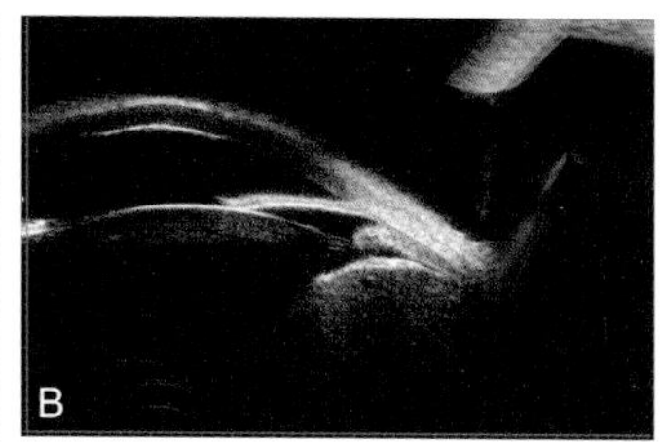

**图 4-1-19　视网膜母细胞瘤继发青光眼**

A. 瘤体充满玻璃体，并毗邻晶状体后方；B. UBM 显示瘤体浸润前部视网膜，累及睫状体，前段玻璃体大片状混浊回声。

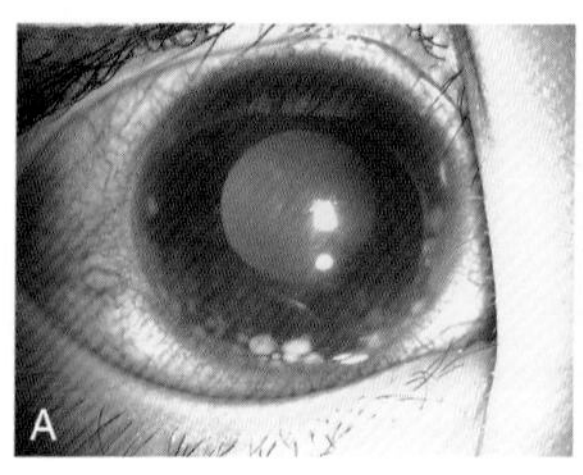

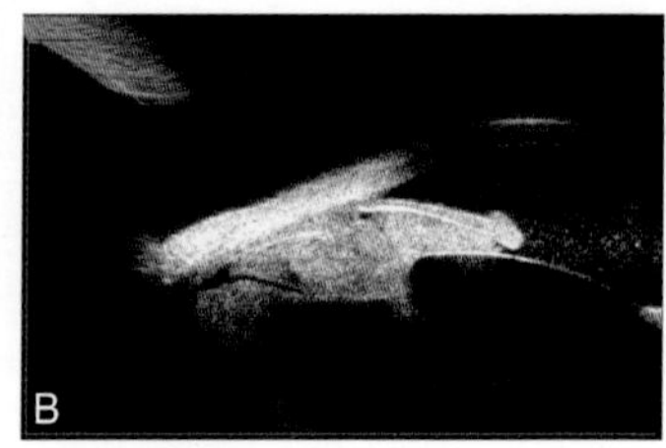

**图 4-1-20　视网膜母细胞瘤假性前房积脓**

A. 前房见雪花样渗出物，虹膜面新生血管，玻璃体黄白色混浊；B. UBM 显示前房弥漫点状回声，虹膜面可见高反射团状回声，瘤体累及虹膜睫状体，玻璃体腔片状回声。

【其他影像表现】

MRI 或 CT 可确定邻近眼前节的肿瘤与眼前段结构的关系（图 4-1-21、图 4-1-22），也可以帮助判断睫状体、脉络膜受累的程度。

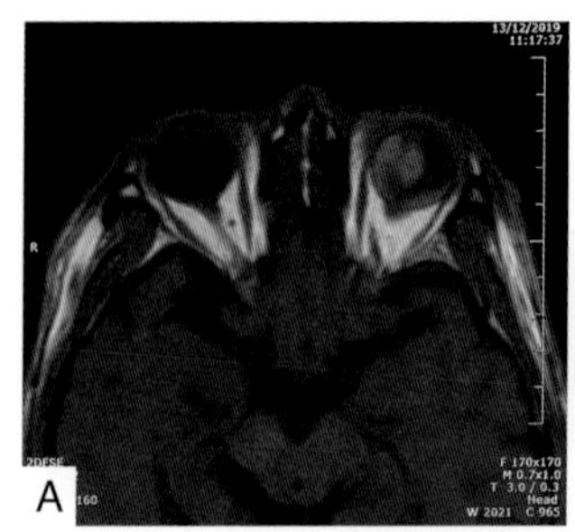

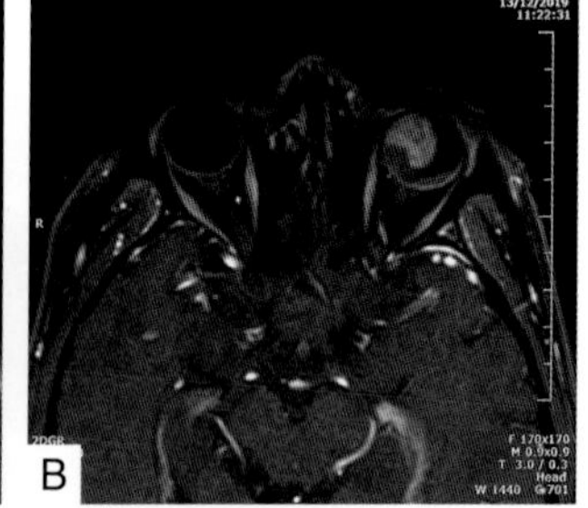

**图 4-1-21　黑色素瘤 MRI 显示瘤体同时累及脉络膜和睫状体，并邻近虹膜**

A. $T_1$WI 呈高信号；B. $T_1$WI 增强扫描轻中度强化；

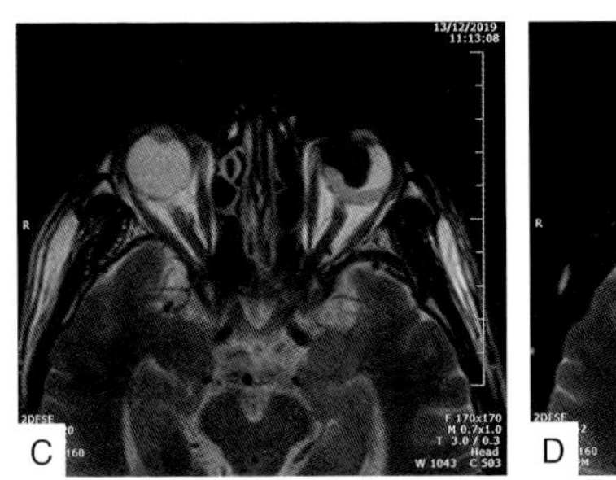

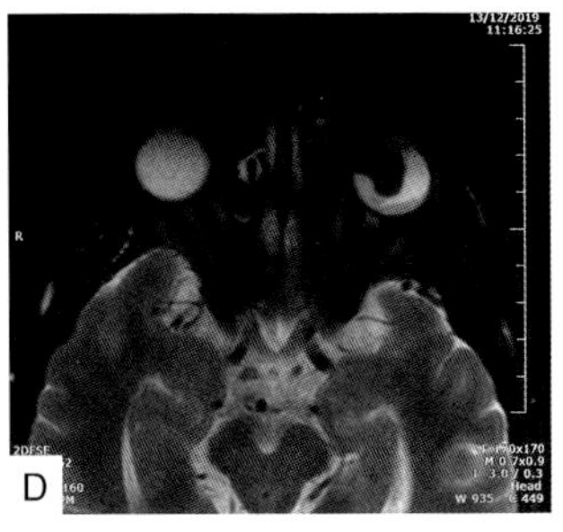

图 4-1-21（续）

C. $T_2$WI 呈低信号；D. $T_2$WI 压脂呈低信号。

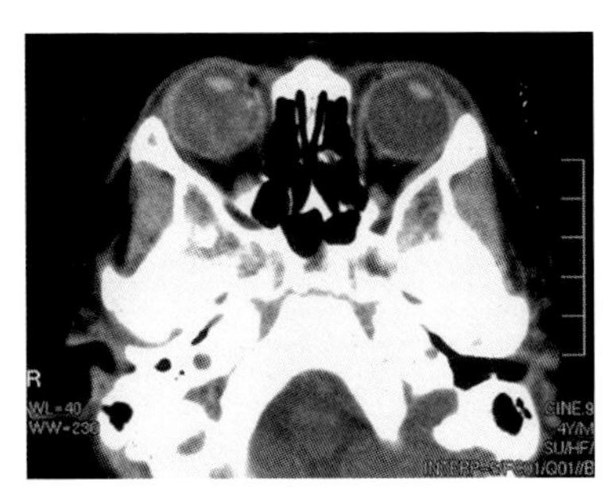

图 4-1-22　视网膜母细胞瘤 CT 显示瘤体累及睫状体区域，可见钙化灶

（杨华胜　陈荣新）

# 第二节　眼后节肿瘤

与眼前节肿瘤相类似，目前对眼后节肿瘤的基本检查方法有裂隙灯显微镜下直接观察、间接检眼镜直视下观察、巩膜透照检查、超声、CT、MRI 等。其中，超声是一种非侵入性成像工具，能在透明甚至不透明的屈光介质中检测肿瘤，并对病变进行鉴别诊断、三维测量、评估，在眼后节肿瘤中得到了广泛的应用。

眼后节肿瘤，无论发生于视网膜还是脉络膜，随着肿瘤生长，绝大部分会突入玻璃体腔。玻璃体在超声图像上显示为无回声区，而肿瘤则表现为不同形状、不同回声的占位病变，与无回声的玻璃体腔形成明显的差异，因此，眼后节的肿瘤特别适合超声检查。

## 一、视网膜母细胞瘤

【临床概述】

视网膜母细胞瘤（retinoblastoma，RB）是婴幼儿最常见的眼内恶性肿瘤，常见于3岁以下儿童，具有家族遗传倾向，可单眼、双眼先后或同时发病。临床表现复杂，超过一半的患儿出现白瞳症，即瞳孔区出现黄白色反光；20%左右的患儿出现斜视，其他的症状包括视力低下、结膜充血、眼压升高及眼球突出等。本病易发生颅内及远处转移，常危及患儿生命，因此早期发现、早期诊断及早期治疗是提高治愈率、提高保眼率的关键。

【超声表现】

1. 典型病例超声扫描有以下特征（图4-2-1）。

（1）玻璃体腔后部或整个玻璃体腔内出现与球壁相连的、向球内突出的半球形或不规则形的实质性肿块。小的肿物为类圆形或半球形，边缘较规整、光滑；大的肿物呈不规则形，边界不清楚或不整齐，甚至可以充满玻璃体腔。

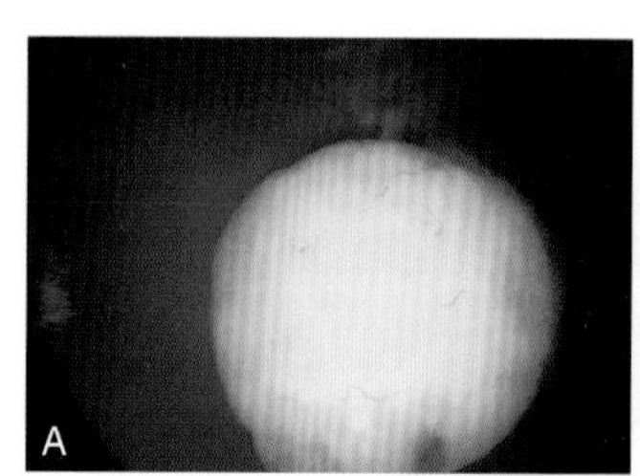


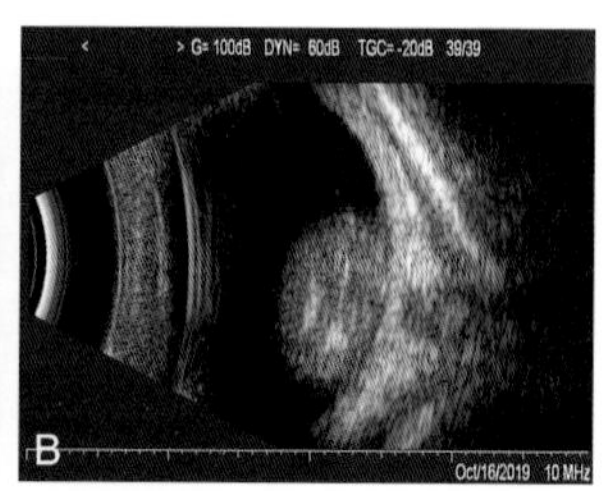


**图4-2-1　视网膜母细胞瘤**

A. 瘤体位于后极部，视神经乳头旁；B. B超显示玻璃体腔内球壁前实性光团，边界尚清，内见强光斑，后方声影。

（2）肿物内回声强弱不等，分布不均。80%~95% 的患者肿物内有点状、斑片状、块状的强回声，为钙化斑。钙化斑是视网膜母胞瘤特征性的改变。超声检查对病变细小钙化灶也非常敏感，钙化灶后可见声影。提高增益肿瘤内钙化斑产生强的融合信号；减低增益至眼部正常结构回声消失，肿瘤内点状、斑状强回声仍可见。病变呈实体性，无后运动。

（3）视网膜脱离：约 50% 的患者可伴有部分或完全的视网膜脱离，声像图显示在肿物回声的后方有一线样的强回声带，与肿物相连。

（4）囊样型肿块回声：当瘤体内出现成片坏死时，病变内显示囊性暗区。多提示晚期病灶。

2. 彩色多普勒血流成像特征　CDFI 检查除可见到 B 型超声检查所显示的征象外，还可见到肿块内丰富的彩色血流，由视网膜中央动脉供血，多普勒频谱显示为高阻力型动脉频谱（图 4-2-2）。

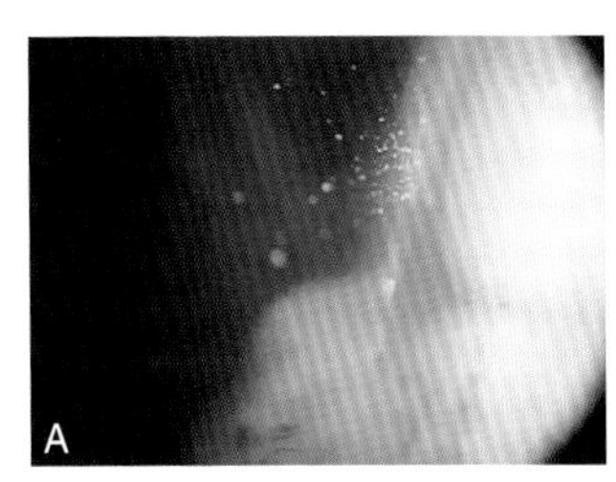


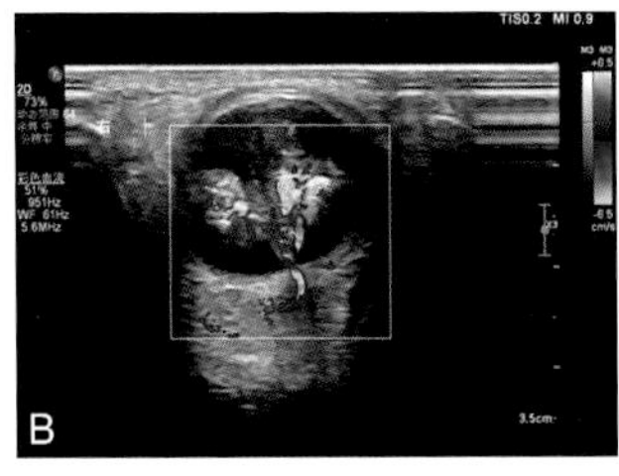


**图 4-2-2　视网膜母细胞瘤**

A. 瘤体呈黄白色，可见玻璃体腔内漂浮的肿瘤细胞；B. 彩色多普勒显示肿块内丰富的彩色血流，与视网膜中央血管相连续。

【其他影像表现】

CT 和磁共振成像也是检查视网膜母细胞瘤的重要的辅助检查。CT 与超声探查一样对视网膜母细胞瘤有定性价值，90% 以上病例可检出肿瘤内的钙化灶，可以发现视网膜母细胞瘤内极小的钙化斑点，这对白瞳症的鉴别十分重要。而磁共振成像（magnetic resonance imaging，MRI）对软组织病变的分辨率明显高于CT，在评价视神经、眼眶内转移以及发现松果体肿瘤方面比CT更精准。CT和MRI是显示肿瘤的视神经、眼眶侵犯及颅内蔓延必不可少的手段。

## 二、葡萄膜恶性黑色素瘤

【临床概述】

葡萄膜恶性黑色素瘤为原发于脉络膜的肿瘤，是成年人中最常见的一种恶性眼内肿瘤。葡萄膜恶性黑色素瘤可发生于脉络膜、睫状体和虹膜，但最常见于脉络膜。脉络膜黑色素瘤表现为视网膜下灰褐色或黑灰色实性肿物，肿瘤表面可有橘黄色色素沉着，这是由于肿瘤上面视网膜色素上皮受累或因脂色素及黑色素破坏被吞噬细胞吞噬后沉着所致。脉络膜黑色素瘤常伴发视网膜脱离，部分患者继发青光眼。睫状体黑色素瘤发病较隐匿，常常先影响晶状体，引起屈光改变。当发现睫状体相应部位巩膜血管蛇形扩张时应警惕存在睫状体肿瘤的可能，须进一步检查。

【超声表现】

1. 脉络膜黑色素瘤　B型超声扫描发现自球壁凸向玻璃体腔的实性肿物，呈均质结构。脉络膜黑色素瘤有以下特征。

脉络膜黑色素瘤在眼内的生长方式可分为结节型和弥漫型，可生长在眼底任何部位。结节型较为常见，肿瘤表现为向玻璃体腔内隆起的“圆顶样”和“蘑菇样”肿块。“圆顶样”是因为肿瘤受到巩膜和玻璃膜的限制而只能在脉络膜内生长，当肿瘤生长突破脉络膜的Bruch膜时，可向玻璃体腔内生长形成特征性的头大颈小，呈“蘑菇”状。另有少数弥漫性的脉络膜黑色素瘤呈扁平隆起，基底宽，与正常脉络膜界限不清，甚至只显示大范围的脉络膜弥漫性增厚，有些部位仅为脉络膜本身声学性质的改变。

肿瘤内回声多为低到中等，伴有或不伴声衰减；肿块前缘回声密集且强，向后回声强度渐少，接近球壁形成无回声区，即所谓“挖空现象”；因瘤体取代部分脉络膜，肿瘤增长压迫巩膜面使眼球壁凹陷，即脉络膜凹陷；多继发性视网膜脱离，表现为连于视神经乳头的强回声区，与球壁间存在液性无回声区；可伴有较明显的玻璃体混浊。

彩色多普勒血流成像对脉络膜恶性黑色素瘤进行检测，可以获得肿瘤内的多普勒血流信号，脉冲多普勒显示肿瘤呈中高收缩期、较高舒张期、低阻力动脉型血流频谱，并能对肿瘤异常血流的收缩期最大血流速度、舒张末期血流速度及阻力指数等血流参数进行测定（图 4-2-3）。

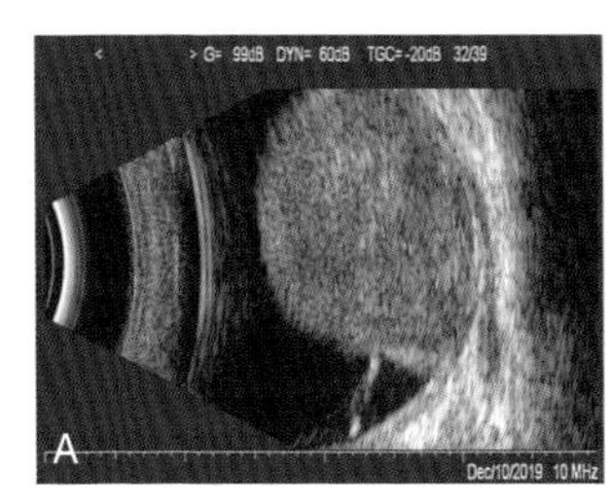

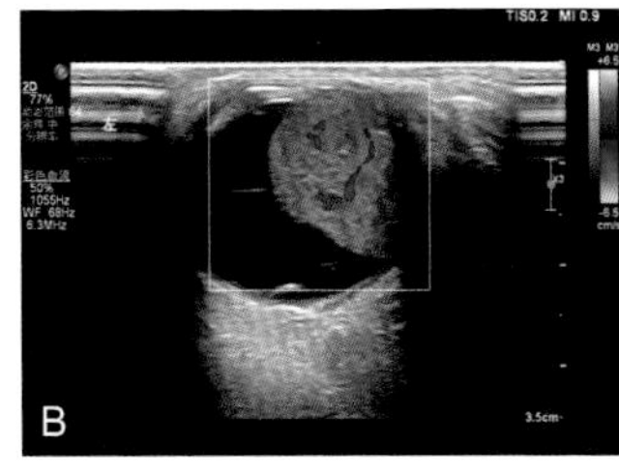


**图 4-2-3　脉络膜黑色素瘤**

A. 瘤体位于颞侧球壁，呈结节状，边界尚清，内光点欠均匀，光团侧见弧形光带（视网膜脱离）；B. 彩色多普勒显示肿块内粗大杆状及棒状血流信号。

2. 睫状体黑色素瘤　B 型超声扫描检查，睫状体黑色素瘤多呈结节状或圆锥形，大的睫状体黑色素瘤可呈不规则形。肿瘤前部回声光点多，回声强，后部回声减弱或无回声，侵犯脉络膜者可见脉络膜凹陷，可伴渗出性视网膜脱离（图 4-2-4）。

【其他影像表现】

磁共振成像对脉络膜和睫状体黑色素瘤的鉴别诊断具有独特的价值。MRI 显示自球壁向玻璃体腔隆起的肿块，呈特征

性的短 $T_1$ 和短 $T_2$ 信号。注射造影剂 Gd-DTPA 后，因肿瘤内有丰富的血流，肿物信号增高。

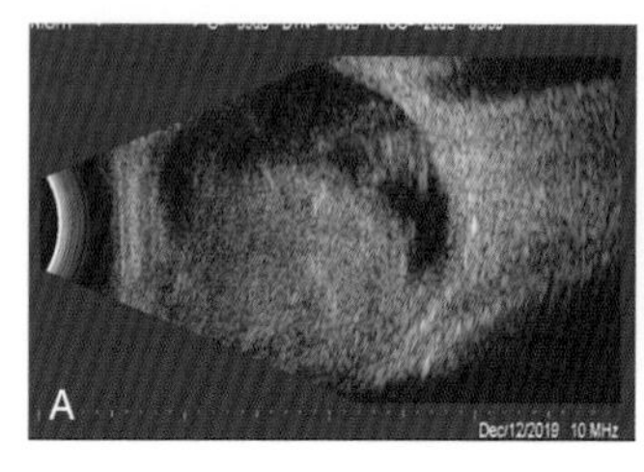

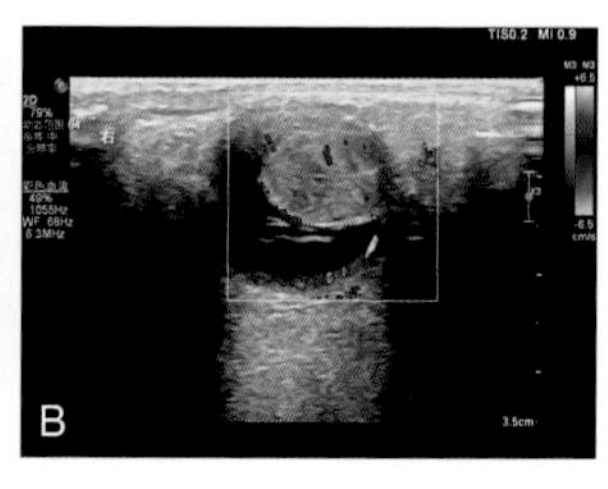


**图 4-2-4　睫状体黑色素瘤**

A. 瘤体位于玻璃体腔内前段，呈球形，边界不清，中等回声，瘤体累及脉络膜，V 形光带与视盘相连（视网膜脱离）；B. 彩色多普勒显示肿块内粗大杆状及棒状血流信号。

## 三、脉络膜血管瘤

【临床概述】

脉络膜血管瘤为先天性血管性错构瘤。临床上分为弥漫性脉络膜血管瘤病和孤立型脉络膜血管瘤病。弥漫性脉络膜血管瘤病患者常有颜面部血管瘤和患侧眼球结膜及巩膜表层血管扩张，约 50% 颜面部及皮肤血管瘤患者伴弥漫性脉络膜血管瘤（Sturge-Weber 综合征）。孤立型脉络膜血管瘤病不伴有面部、眼部或全身其他病变。瘤体多位于后极部，大多占位于赤道后，肿瘤呈橘红色隆起，边界清楚，瘤体表面的色素上皮或增生呈色素沉着。肿瘤对应处视网膜改变多样化，或轻度水肿。

【超声表现】

脉络膜血管瘤多位于眼球后极部或视盘附近，一般均不超过赤道部。呈扁平或圆顶状，轻 - 中度隆起，边缘光滑锐利，突向玻璃体腔。内回声多而强，分布较均匀，有时可见脉络膜凹陷征。肿瘤呈实体性，无后运动。合并视网膜脱离者可在玻璃体内见厚度较均匀、回声一致的强回声纤细光带。弥漫性脉络膜血管瘤超声影像差异大。通常在后极部呈弥漫的扁平隆起，肿物内显示颗粒状的强回声，可伴 Tenon囊积液。严重者肿瘤侵犯大部分脉络膜，甚至达锯齿缘，肿瘤多呈弥漫性隆起，在视盘周围呈结节状增厚，可以隆起很高。

彩色多普勒血流成像，可见肿瘤内有斑点状、片状及火焰状丰富的动、静脉血流，并可以显示高速、低阻力的动脉型血流频谱（图 4-2-5）。

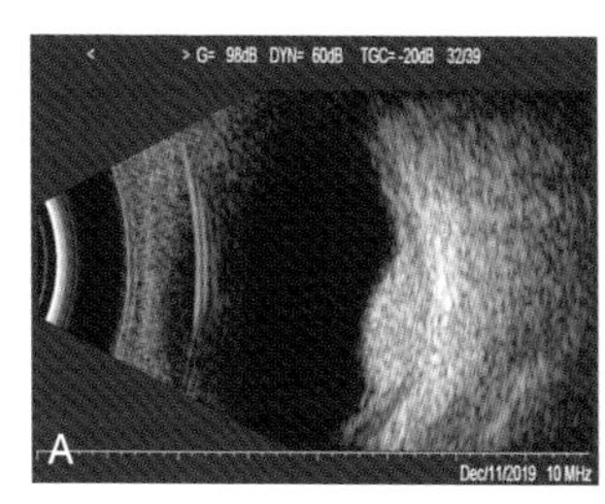


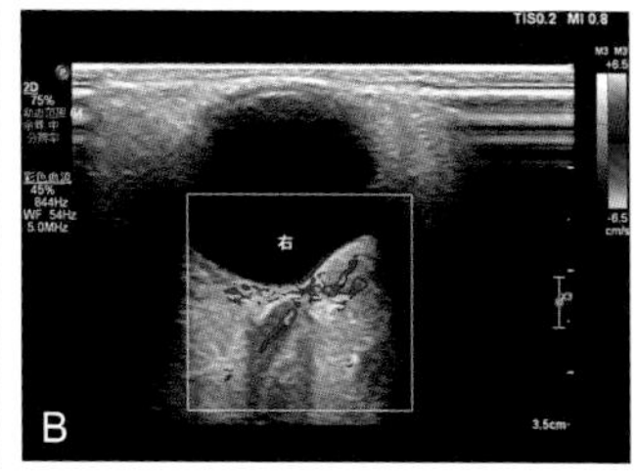


**图 4-2-5　脉络膜血管瘤**

A. 瘤体位于后极部，扁平，边界尚清，内回声均匀；B. 彩色多普勒显示肿瘤内有斑状、火焰状丰富的动、静脉血流。

【其他影像表现】

荧光素血管造影表现为动脉前期或动脉早期瘤体部位血管丛状或者斑片状强荧光，静脉期强荧光渗漏融合，晚期瘤体弥漫性强荧光。

吲哚菁绿血管造影是对脉络膜血管瘤最具诊断价值的检查，早期可见瘤体由不规则血管网状强荧光组成，中期瘤体呈强荧光团，晚期特征性的染料自瘤体内快速清除。

MRI 中，与玻璃体信号相比，$T_1$WI 上呈等或稍高信号，$T_2$WI 上呈等信号，增强扫描呈明显均匀强化。动态增强扫描显示肿块早期迅速强化，可见充填征，靠近玻璃体缘的区域先强化。

## 四、脉络膜转移癌

【临床概述】

脉络膜转移癌是一种较为罕见的眼内继发性恶性病变。绝大多数患者具有身体其他部位恶性肿瘤病史。女性患者原发癌多为乳腺癌,其次为肺癌或支气管癌。男性患者原发癌主要为肺癌、支气管癌,其次为肾癌、前列腺癌。眼底检查可见视网膜脉络膜实性隆起,一般色泽略黄白,可以伴有出血等改变。转移癌常伴渗出性视网膜脱离,相对脱离区出现视野缺损。

【超声表现】

脉络膜转移癌为实性病变,B超提示宽基底的扁平隆起或半球形高回声肿块,多数病例肿瘤内部回声较强,或回声强弱不等,多少不一,分布不均,肿瘤表面经常不平,典型者呈双弓形或分叶状,边界不清楚。一般无脉络膜凹陷,无明显声衰现象。早期常见广泛而极高的视网膜脱离,通常玻璃体不受累,玻璃体积血极少见。

彩色多普勒血流成像中,多数病例可以显示肿瘤内血流信号,血流信号的多少与病变的大小及隆起程度相关,病变内多为中高流速、低阻型动脉频谱(图4-2-6)。

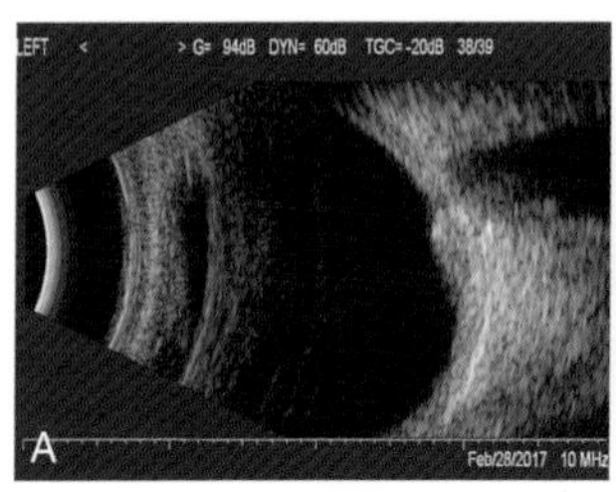


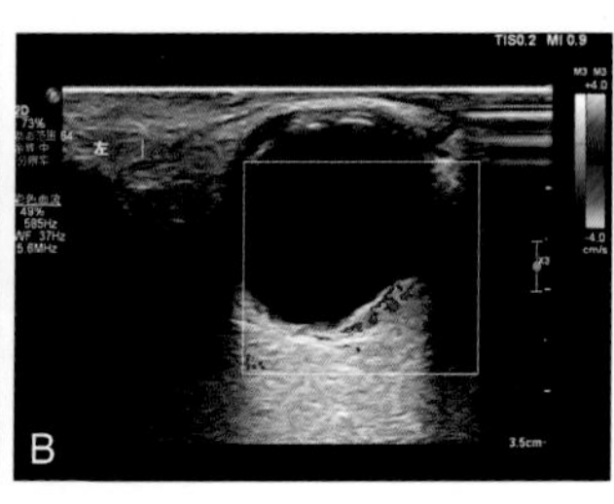


**图4-2-6　脉络膜转移癌**

A. 瘤体位于后极部,扁平,边界尚清,内光点密集,光团前缘见光带(视网膜脱离);B. 彩色多普勒显示肿瘤内点状血流信号。

【其他影像表现】

CT 表现为边界不清的不规则弥漫性、密度不均的高密度肿块，可被增强。MRI 扫描中，与玻璃体信号相比，$T_1WI$ 上呈等或稍高信号，$T_2WI$ 上呈稍高或低信号，增强扫描呈明显均匀强化。

## 五、脉络膜骨瘤

【临床概述】

脉络膜骨瘤是临床少见的眼部良性肿瘤，由成熟骨组织构成。眼底检查，后极部邻近视盘或视盘附近，呈黄白色或橘红色的扁平隆起。肿瘤边缘局限性突出呈伪足状，肿瘤表面可见棕色色素，可导致黄斑出血及渗出性视网膜脱离。

【超声表现】

眼球后壁视盘周围的不规则弧状回声，略隆起，突入玻璃体腔后极部，边界清，其后可见明显声影（图 4-2-7）。降低增益后至眼部正常结构几乎消失，病变回声仍清晰可见。

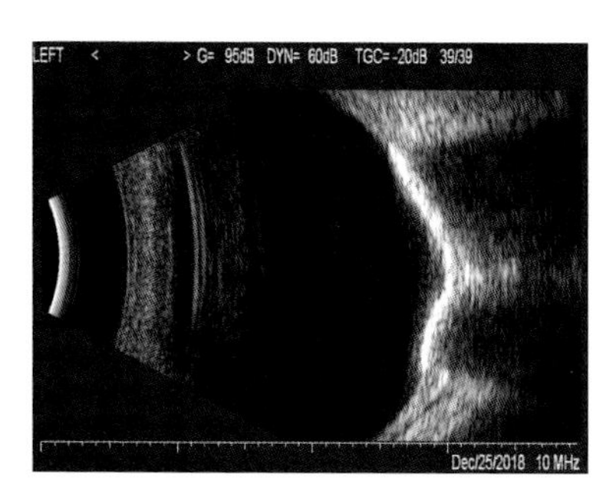


**图 4-2-7　脉络膜骨瘤**

瘤体位于眼球后壁视盘周围，略隆起，边界尚清，呈不规则弧状回声。

【其他影像表现】

CT 显示眼环内视神经盘状骨密度影，轻度隆起，其边界清楚锐利。增强后不能强化。其余的眼球结构正常。

（杨华胜　叶慧菁）

# 第五章

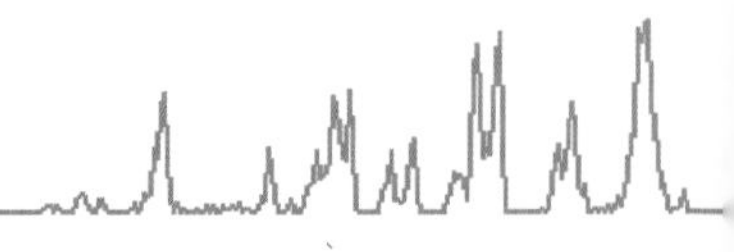

# 眼 眶 疾 病

## 第一节　炎 性 病 变

### 一、眼眶蜂窝织炎

眼眶蜂窝织炎（orbital cellulites）属眼眶化脓性炎症，多由金黄色葡萄球菌、溶血性链球菌、流感嗜血杆菌等引起，多数病例由鼻窦炎症蔓延而来，也可由于外伤或手术后感染所致。根据病变累及的部位，可分为眶隔前蜂窝织炎和眶深部蜂窝织炎。

【临床概述】

眼眶蜂窝织炎可以发生在任何年龄，但以儿童较多见；无明显性别差异。患者多有鼻窦炎病史，特别是筛窦炎，或近期曾有拔牙、眼部手术或外伤史，也可见于无明显诱因及全身疾病者。临床上常常起病急骤，患者主诉眼眶疼痛及头痛，视力减退，重者发热、无力，眼部检查可见眼眶周围软组织充血、水肿，眼球突出，眶压增高，球结膜突出于睑裂之外，睑裂闭合不全，眼球运动障碍，甚至固定。发生于眶深部的蜂窝织炎常常出现视力明显减退，严重者失明。眶隔前蜂窝织炎症状和体征一般较轻微，对视力影响不大，且无明显全身症状。眼眶蜂窝织炎病变局限可形成眼眶脓肿，出现眼眶占位病变的征象。根据临床表现和影像学检查，诊断不困难，治疗主要为全身应用敏感抗生素，形成脓肿后可切开引流。

【超声表现】

根据炎症部位、范围和病程的不同，超声表现也不一致。

1. B 型超声　眶隔前蜂窝织炎临床表现为眼睑软组织增厚，在 B 型超声上可显示出形状不规则、无明显边界的异常回声，内回声较强，分布不均，眶内无明显改变（图 5-1-1）。眶深部蜂窝织炎，因眶内软组织水肿、炎细胞弥散浸润于蜂窝组织内，眶内病变无明显边界，B 型超声显示病变区回声强度等同或低于正常脂肪，呈中等或较低回声，回声范围扩大，点状回声较分散。眼球筋膜或多或少受累，显示为弧形低回声，也可因筋膜明显水肿而出现 T 形征（图 5-1-2）。大范围的炎症往往累及眼外肌，

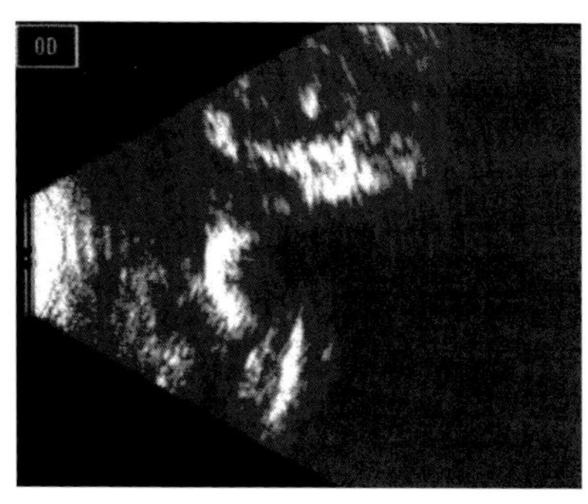


**图 5-1-1　眶隔前蜂窝织炎 B 型超声（直接探查）**
显示眼睑软组织影增厚，形状不规则，回声强弱不等，分布不均。

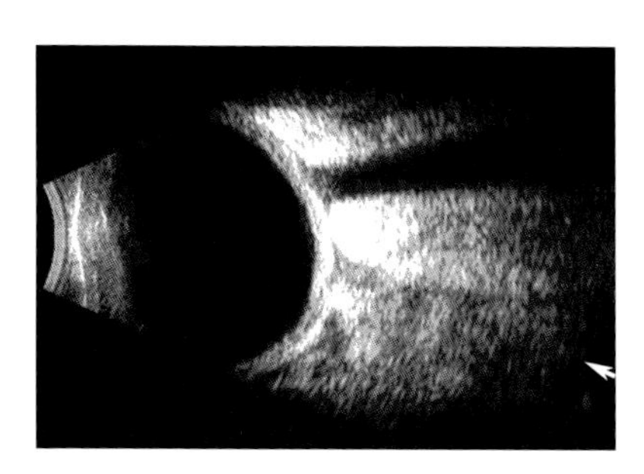

**图 5-1-2　眼眶蜂窝织炎 B 型超声**
显示眶内蜂窝组织范围扩大（箭头），下部呈中、低回声，眼球筋膜为低回声之 T 形征。

B 型超声可见眼外肌肿大，边界不整齐，内回声高低不等，以及眼外肌周围异常较低回声区（图 5-1-3）。眶内蜂窝织炎可因眼内炎症、脓肿蔓延所致，或眶内炎症也可引起玻璃体炎症，因此，B 型超声除显示眶内病变之外，也可发现玻璃体内杂乱的点状、带状和片状弱回声（图 5-1-4）。后期，眶内形成脓肿后，可见边界清楚的占位病变，内回声中等或较低，声衰减不显著。脓肿位于眶内软组织，多为类圆形或不规则形，位于骨膜下的脓肿，因有骨膜的限制，病变多呈梭形。

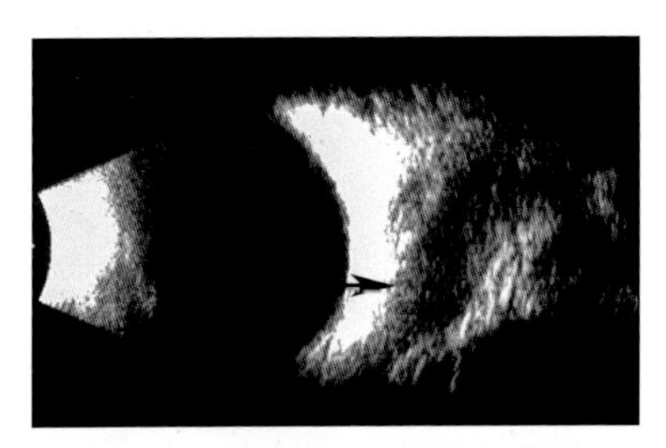

**图 5-1-3 眼眶蜂窝织炎 B 型超声**

显示眶内眼外肌增粗，边界欠清（箭头），后部呈中、低回声，且不均匀。

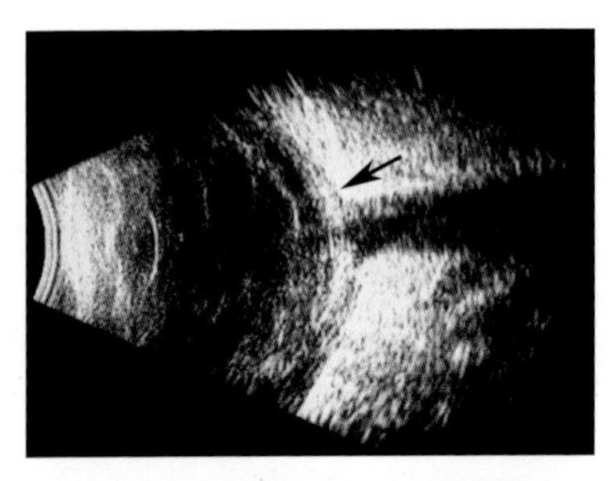

**图 5-1-4 眼眶蜂窝织炎 B 型超声**

显示眼球筋膜水肿（箭头），壁增厚，回声强弱不等，玻璃体腔内可见杂乱的点、条、片状弱回声。

2. 彩色多普勒超声 眼眶蜂窝织炎早期，组织受病原体刺激，瞬间小动脉收缩，随后炎症组织出现小动、静脉扩张，血流加速，彩色多普勒血流显像及能量显像均能显示较为丰富的血流或能量信号，大多出现于较浅位置（图 5-1-5）。由于这种扩张的血管常常血流速度较慢，达不到显示阈，有时不能发现红蓝血流。

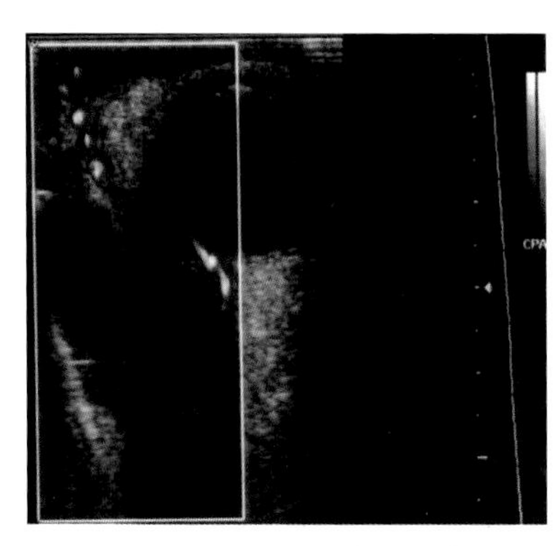

**图 5-1-5 眼眶蜂窝织炎彩色多普勒能量成像**

病灶前可见血流信号。

【其他影像表现】

眼眶蜂窝织炎临床表现具有特征性，诊断不难，但对于病变的位置、范围、发展趋势，以及原发病灶的揭示，需要其他影像技术予以证实。超声诊断的优势在于软组织病变分辨率强，在眼眶蜂窝织炎和眼眶脓肿鉴别诊断方面，超声检查优于 CT 和 MRI。对于炎症的定位诊断和发现眼眶以外的病变，CT 和 MRI 则优于超声。CT 显示密度图像，急性炎症有大量血浆和细胞渗出，其密度均高于脂肪，在 CT 图像上，眶隔前的炎性病灶表现为眼睑增厚、密度增高（图 5-1-6）；眶深部病灶常显示为分散、大小不等、形状不规则、边界不清楚的斑片状高密度影（图 5-1-7）。眼眶蜂窝织炎多由邻近化脓灶引起，其中鼻窦炎最为多见，CT 可明确揭示这些病变（图 5-1-8）。而眼科用高频超声，很难穿过眶壁，不能显示鼻窦及眶周结构的状况。

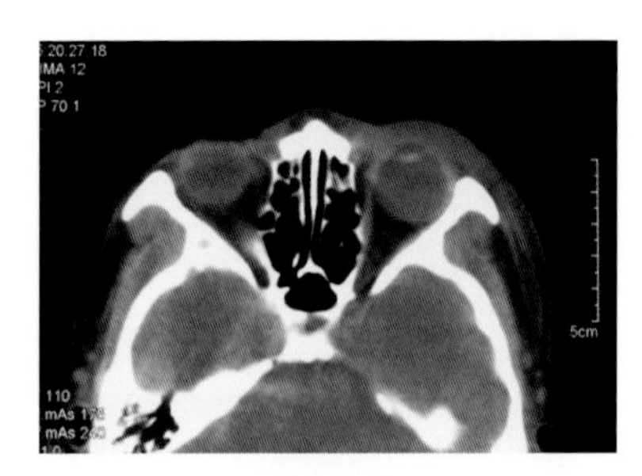


**图 5-1-6　眶隔前蜂窝织炎 CT**

显示左侧眶隔前软组织肥厚，密度增高。

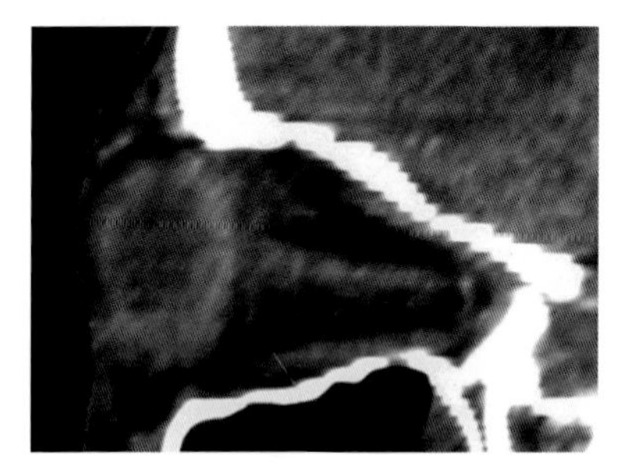

**图 5-1-7　眼眶蜂窝织炎矢状位 CT（重建）**

显示眼环周围及肌锥内不规则高密度影。

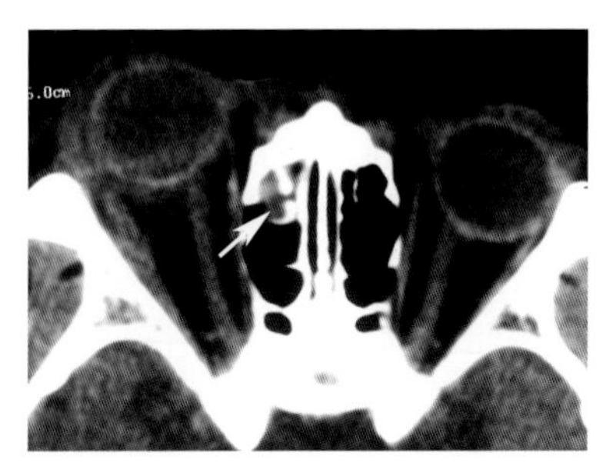

**图 5-1-8　眼眶蜂窝织炎 CT**

显示右侧眼环周围及后极部视神经两侧不规则高密度影，外直肌及眼睑增厚，眼球突出，同侧前组筛窦内密度增高（箭头）。

## 二、眼球筋膜炎

眼球筋膜炎(ocular tenonitis)是发生在眼球筋膜的炎症性病变,根据病因可分为浆液性筋膜炎和化脓性筋膜炎。

【临床概述】

浆液性筋膜炎在临床上发病急,进展迅速,眼球和眼眶区疼痛,眼睑、结膜充血、水肿,伴轻度眼球突出、运动障碍,累及视神经者,出现视力减退,眼底检查可见视乳头水肿。治疗多采用皮质类固醇,并辅以其他免疫抑制剂。化脓性筋膜炎临床表现与浆液性筋膜炎基本相同,但程度更加严重,炎症可蔓延至眶内软组织,导致眼眶蜂窝织炎和眼眶脓肿形成。治疗须应用足量、敏感抗生素,脓肿形成者应切开引流。

【超声表现】

由于筋膜囊炎症时,有浆液渗出,B型超声显示在眼球壁带状强回声光后,有一条弧形无回声区,与视神经无回声区相连形成T形征(图5-1-9)。此外,筋膜炎时可伴有眼外肌和视神经改变,出现眼外肌和视神经回声区增宽,视盘表面回声突入玻璃体内,提示发生视乳头水肿。化脓性筋膜炎除典型的T形征外,如脓肿形成,可见眶内低回声或无回声区。炎症累及眼内,可见玻璃体内异常回声光点。

【其他影像表现】

因眼球筋膜炎病因可为自身免疫性或感染性,因此应详细了解病因,明确诊断以确定治疗方案。临床表现不典型者,诊断困难,常需要超声、CT和MRI协助诊断和鉴别诊断。在急性炎症时,筋膜囊积聚炎性渗出物,密度增高,CT显示眼环增厚、边界模糊,视神经与巩膜交界处增宽,表示筋膜炎症已累及巩膜(图5-1-10)。MRI显示增厚的眼球壁,$T_1$WI为中信号强度,在浆液渗出、水肿为主时,$T_2$WI为高信号。由于玻璃体、脉络膜均为高信号,故观察眼球壁增厚困难。但在病程较长,反复发作后,眼球壁呈增生性改变,眼球壁纤维化增生,故在$T_2$WI为低信号(图5-1-11)。眼外肌止点受累并增厚。

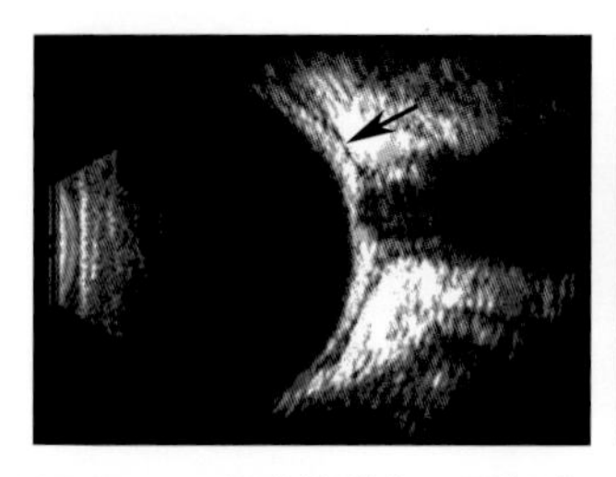

**图 5-1-9　眼球筋膜炎 B 型超声**
B 超显示：眼球筋膜水肿，呈半环状无回声带，与无回声的视神经构成 T 形征（箭头）。

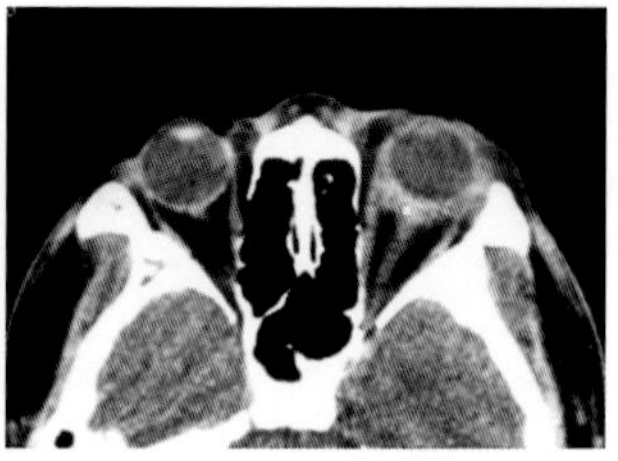

**图 5-1-10　眼球筋膜炎 CT**
显示左侧眼环增厚，边界不清。

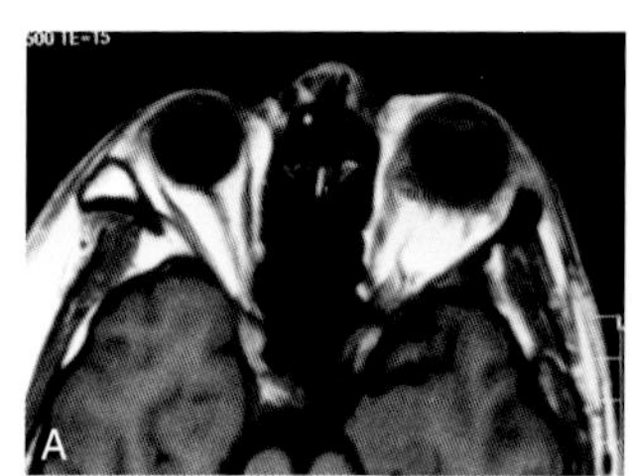

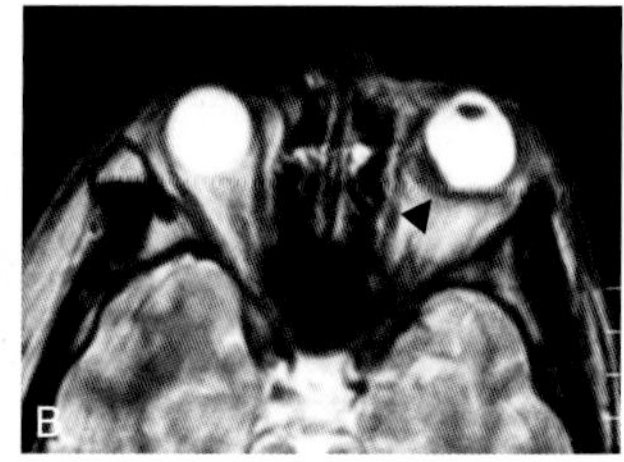

**图 5-1-11　眼球筋膜炎 MRI**
A. $T_1$WI 显示增厚的眼球壁，$T_1$WI 为中信号强度；B. $T_2$WI 为低信号（三角形）。

## 三、眼眶脓肿

眼眶脓肿（orbital abscess）：化脓性病原体侵入眼眶内软组织后，引起局部的血管、细胞和炎性化学介质反应，大量白细胞自微血管中溢出，积聚于病原体周围，并进行吞噬、破坏；在消灭病原体的同时，白细胞特别是多形核白细胞死亡，形成脓球；在病原体和细胞因子作用下，局部组织坏死溶解，与死亡的白细胞形成脓腔。在脓腔周围产生肉芽和纤维组织，将脓腔包围，最终形成脓肿。

【临床概述】

急性化脓性眼眶蜂窝织炎在不同的阶段可形成脓肿，临床表现仍以炎症为特征，如全身乏力、发热、眶区疼痛、视力减退、眼睑红肿、结膜充血、突出于睑裂、视乳头水肿、眼球运动受限等。脓腔增大，向前部扩展至眶缘，局部肿大明显，扁平隆起，扪之有波动感，继而破溃，流出脓液，此时，全身及局部症状缓解。如病灶内有植物性异物或腐骨，则反复化脓破溃，形成瘘管，周围肉芽组织增生形成瘢痕；瘢痕收缩可致眼睑畸形外翻。

一部分眼眶脓肿继发于眶周病变，特别是鼻窦炎症，经菲薄的窦壁蔓延至眶内形成眶内脓肿。因此，临床上还要注意眶周病变的存在，避免原发病灶未治而使眼部病变迁延不愈。

【超声表现】

1. B 型超声　在急性眼眶蜂窝织炎发展几天后，病灶中部开始坏死，形成脓腔。B 型超声显示在强弱不等的异常回声内出现液性暗区，形状不规则，边界不清或参差不齐，如有组织碎片或脓球形成的块状物，无回声区内有强弱不等的点状、斑状回声（图 5-1-12）。分散的小脓腔可汇集成较大的脓肿，B 型超声显示类圆形，边界清楚，内部点状弱回声，类似于液性囊肿（图 5-1-13）。在脓腔形成之后，仍然保留着急性炎症的超

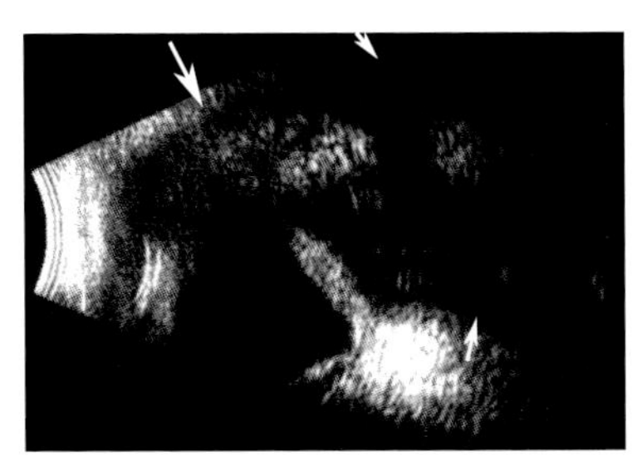

**图 5-1-12　眼眶蜂窝织炎脓腔形成 B 型超声**

眼环上侧显示强弱不等的点状回声为急性炎症区（大箭头），后方病变内部可见不规则的无回声区（小箭头）为化脓腔，眼环压迫变形、增厚，且厚薄不一。

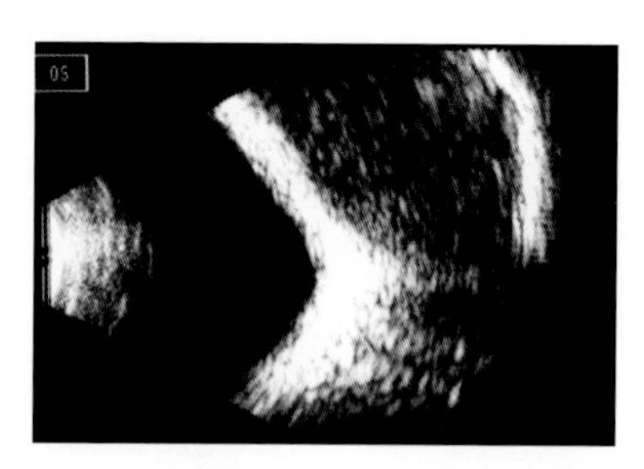


**图 5-1-13 眼眶蜂窝织炎脓腔形成 B 型超声**

脓肿内显示为弱回声区，眼球壁受压变形。

声表现，如眼球筋膜带状无回声区、眼环增厚、厚薄不一等（见图 5-1-12）。脓肿具有炎症和占位效应，眼球受压变形，玻璃体内点状回声，视网膜、脉络膜脱离等（图 5-1-14）。如果化脓性筛窦炎，蔓延至眶内壁骨膜下，形成骨膜下脓肿，超声显示内直肌内侧扁平状无回声区，骨膜具有阻止炎症扩散功能，眶内结构可无明显改变（图 5-1-15）。

眼眶蜂窝织炎内出现脓腔后，应切开引流，以缩短病程。超声探查可以提示切口位置，对于多腔脓肿还需要分离，力求将所有脓液排出。在敏感抗生素支持下，B 型超声引导下，对脓腔进行穿吸、冲洗，可避免因切开引起的损伤和瘢痕，并可利用超声监控病变进展变化，以及调整治疗措施。

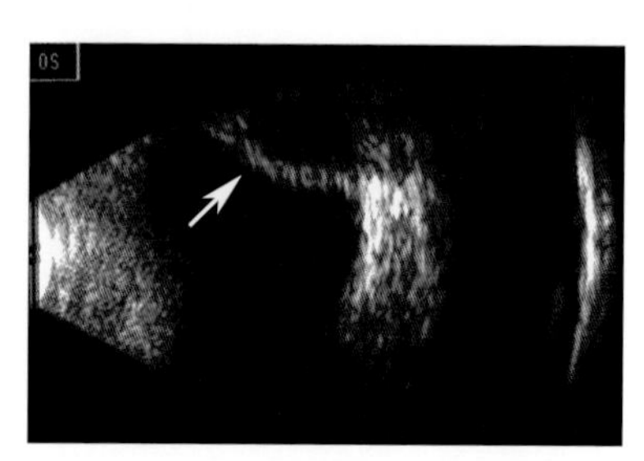


**图 5-1-14 眶内脓肿 B 型超声**

图示脓肿引起脉络膜脱离（箭头），球后可见无回声区。

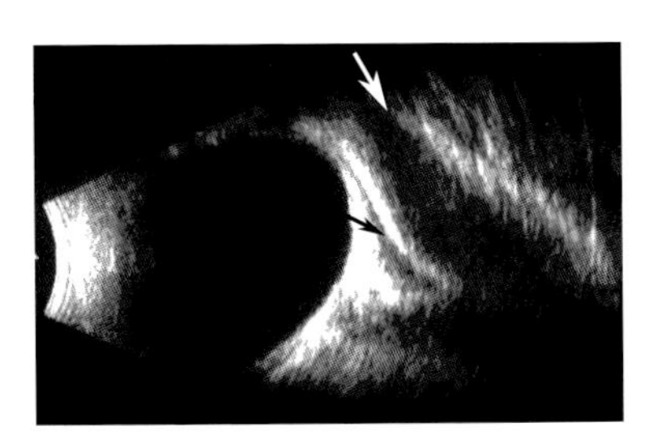

图 5-1-15 骨膜下脓肿 B 型超声

脓肿呈扁平状弱回声区（大箭头），边界清晰，内直肌弯曲内移（小箭头），肌锥内间隙明显缩小。

2. 彩色多普勒超声 通过彩色多普勒超声检查可以了解炎症的进程。眼眶蜂窝织炎初期，局部血管扩张，血流加速，多显示为丰富血流；脓肿形成已属炎症的晚期，血管恢复正常管径，血流速度减慢。彩色多普勒超声检查脓腔内无血流信号，脓肿周围血流信号也不丰富，说明炎症正在恢复（图 5-1-16）。

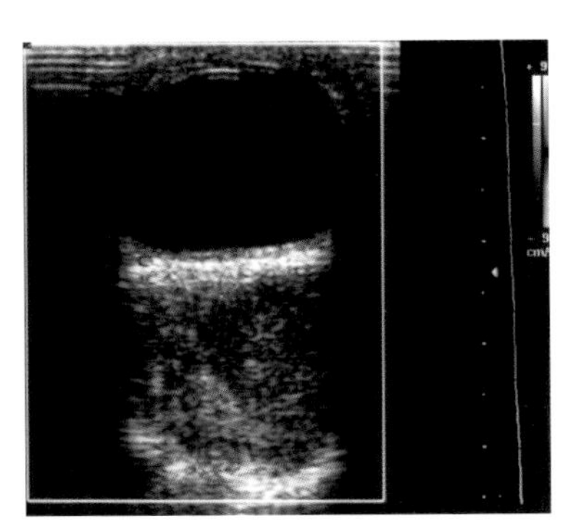

图 5-1-16 眶内脓肿彩色多普勒超声成像

未发现异常血流信号。

【其他影像表现】

骨膜下脓肿多因邻近的鼻窦炎引起，除超声检查之外，还应进行 CT 检查，以揭示眶周围病变情况。CT 常显示眶脓肿邻近的鼻窦密度增高，黏膜肥厚，窦壁增厚等改变（图 5-1-17）。在治疗眶内炎症同时，还须请耳鼻喉科医生会诊，积极处理原发灶，以缩短治疗时间，避免炎症复发。

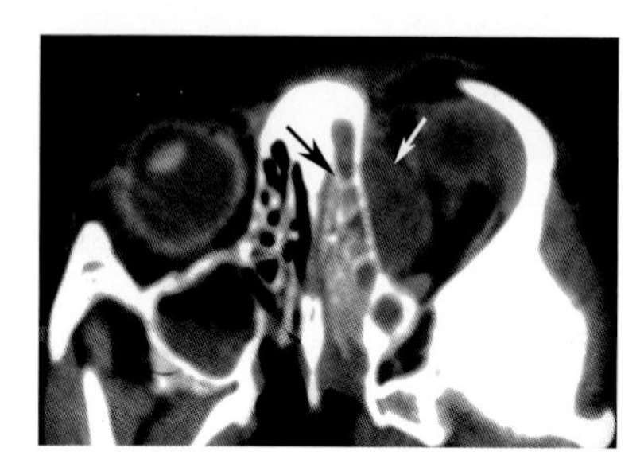

**图 5-1-17　眶内壁骨膜下脓肿 CT**

显示左侧鼻腔和筛窦密度增高（大箭头），眶内侧骨膜下高密度影（小箭头）半球形隆起。

## 四、特发性眼眶炎性假瘤

特发性眼眶炎性假瘤（idiopathic orbital inflammatory pseudotumor，IOIP）为眼眶一种自身免疫性疾病，既有炎症表现又有占位效应，发病率居眼眶病第二位，约占眼眶病 8%~14%。特发性眼眶炎性假瘤常累及眼眶内多种组织，并且病变时期不同，取材所见多样，故有多种分型。根据侵及部位不同，分类有软组织肿块型、肌炎型、泪腺炎型、视神经周围炎型。根据病理形态表现可分为淋巴细胞浸润型、纤维硬化型、混合型。特发性眼眶炎性假瘤基本细胞类型为淋巴细胞、浆细胞、多形核白细胞、嗜酸性粒细胞、纤维母细胞、巨噬细胞等。本节重点描述肿块型炎性假瘤的影像特点。

【临床概述】

肿块型炎性假瘤在三种类型炎性假瘤中较为多见，因病理类型不同，发病率、临床表现也不一致。

1. 淋巴细胞浸润型　在所有炎性假瘤中是最常见的一种，眼部表现炎性症状，如疼痛，眼球突出，眼睑、结膜充血水肿，眼球运动限制，视乳头水肿等。发生于眼眶前部者可扪及肿物，形状不规则，中等硬度，可以推动。发生于眶后部者，眼球不能回纳。

2. 纤维硬化型　眼部炎症表现轻微，可伴有眶周钝痛。眼球位置可轻度突出、正常或内陷，向后推压眼球阻力很大。视力减退，上睑下垂，视盘萎缩，眼球运动明显受限。

3. 混合型　兼有上述两型病变的特点。

【超声表现】

不同病理类型的炎性假瘤有不同的超声表现。

1. 淋巴细胞浸润型

（1）A 型超声：病变内组织结构比较均一，内回声很少，因此病变内波峰低小或缺乏波峰，又由于病变透声性好，声衰减少，后界为高尖波峰（图 5-1-18）。

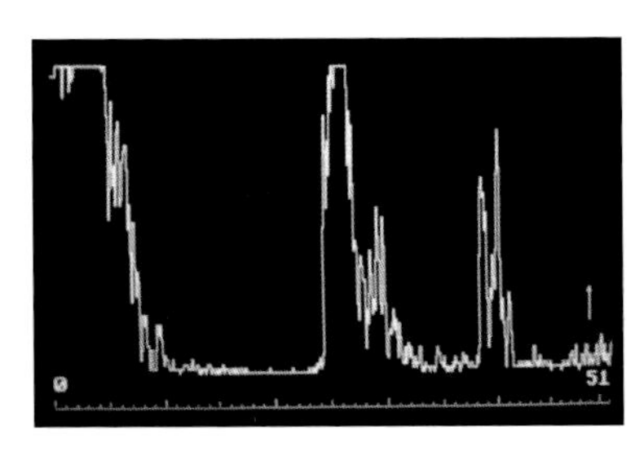


**图 5-1-18　眼眶淋巴细胞浸润型炎性假瘤 A 型超声**

病变内见低小波峰。

（2）B 型超声：淋巴细胞浸润型病变的病理改变主要以淋巴细胞增生为主，组织结构较单一，缺乏或很少反射界面，因此，B 型超声特点为眼眶内形状不规则，边界尚清楚的无回声或低回声区，后界显示清晰，为较强回声（图 5-1-19）。病变边缘常混有脂肪组织，B 型超声显示在无回声区内可出现少许强回声斑点。若病变邻近眼球，常常引起眼球筋膜水肿，在眼球壁外出现一弧形低回声区，与视神经暗区相连构成T形征（图5-1-20）。

（3）彩色多普勒超声：炎性病变内一般血运丰富，检查可见较多的彩色血流信号，血流信号形状多为点状和点、条状，位置多在病变前、中部（图5-1-21）。脉冲多普勒血流频谱多为动脉频谱，为中速中阻血流（图5-1-22）。

2. 纤维硬化型　纤维硬化型的病理组织学特征为眶内蜂窝组织及其他软组织的纤维胶原化，慢性炎性细胞分散或灶性分布其间。纤维胶原组织的声学特征是反射界面少，声衰减显著，超声图像与淋巴细胞浸润型截然不同。

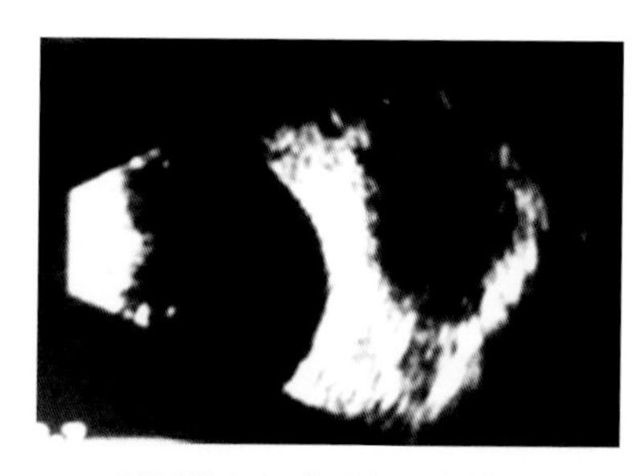

**图5-1-19　眼眶淋巴细胞浸润型炎性假瘤B型超声**
病变类圆形内部缺乏回声。

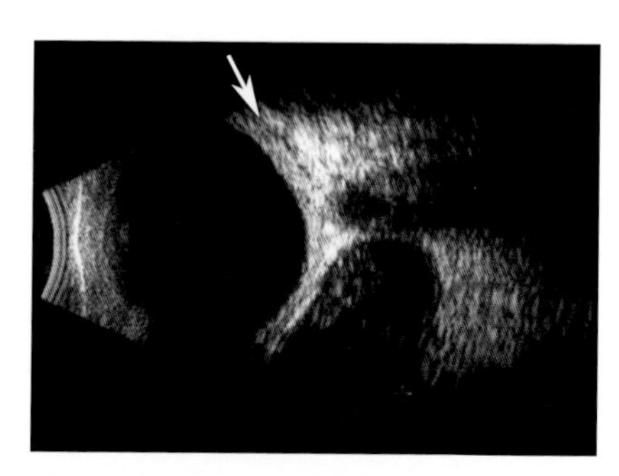

**图5-1-20　眼眶淋巴细胞浸润型炎性假瘤B型超声**
病变内部低回声邻近眼球，眼球筋膜水肿（箭头）形成T形征。

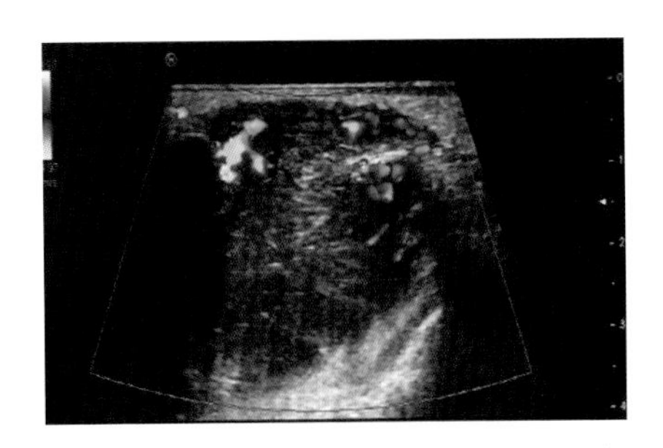

**图 5-1-21　眼眶淋巴细胞浸润型炎性假瘤彩色多普勒成像**

显示病变前中部点条状血流信号，供血丰富。

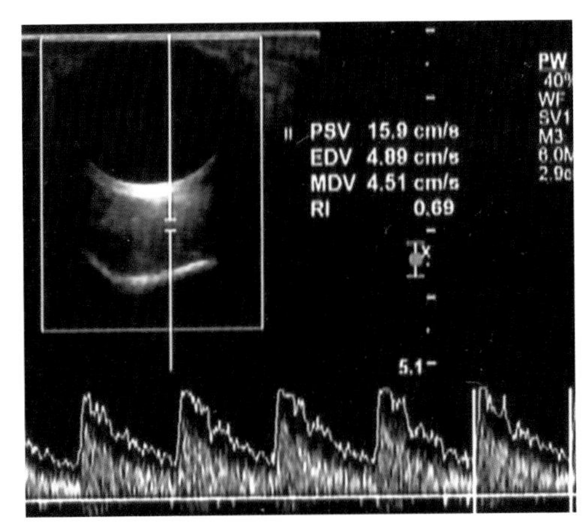


**图 5-1-22　眼眶淋巴细胞浸润型炎性假瘤脉冲多普勒血流频谱**

中速中阻动脉频谱。

（1）A 型超声：病变内回声少，声衰减显著。入病变波峰较高，病变内反射逐渐降低，出病变波很低或无（图 5-1-23）。

（2）B 型超声：B 型超声显示病变形状不规则，前界清楚，为带状高回声或中等回声，其后由弱回声渐变为无回声区，后界不能显示（图 5-1-24）。

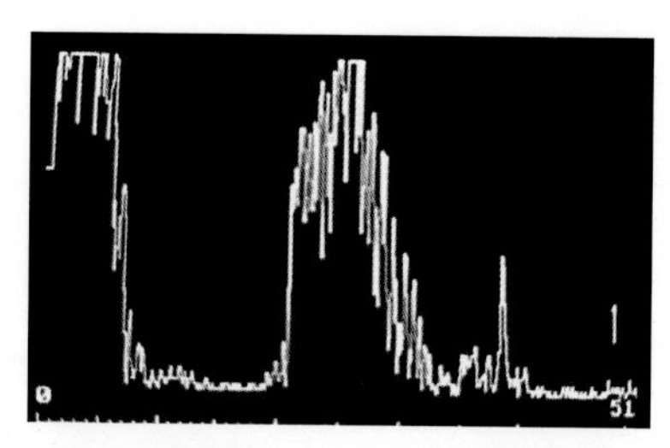


**图 5-1-23　眼眶纤维硬化型炎性假瘤 A 型超声**

显示出眼球波峰较低，病变内波峰衰减明显。

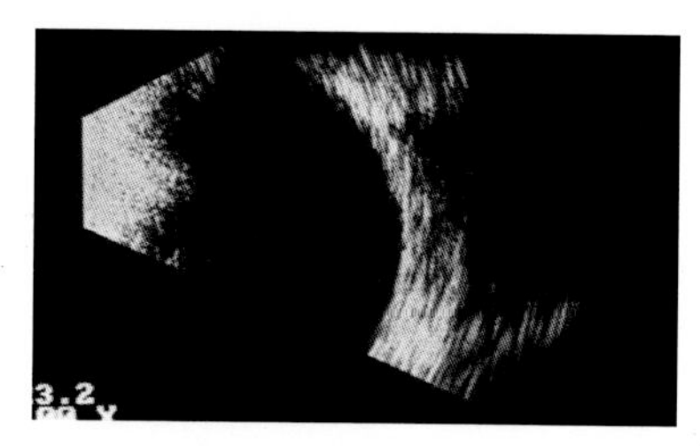

**图 5-1-24　眼眶纤维硬化型炎性假瘤 B 型超声**

显示病变内为衰减无回声区，后界不能显示。

（3）彩色多普勒超声：因病变多由纤维组织组成，血管很少，内部缺乏回声和血流信号（图 5-1-25）。由此可与淋巴细胞型炎性假瘤相鉴别。

3. 混合型　混合型是介于以上两类型之间的病变，既有丰富的纤维组织，又有较多的慢性炎性细胞浸润，属于炎性肉芽肿，内有反射界面。B 型超声显示病变形状不规则，边界不圆滑，内回声多少不等，分布不均，衰减比较显著（图 5-1-26）。与淋巴细胞浸润型和纤维硬化型比较，混合型炎性假瘤的供血充分，彩色多普勒超声显示肿物内有丰富的红蓝血流信号，血流速度也较快捷（图 5-1-27）。

【其他影像表现】

肿块型炎性假瘤除了应用超声检查外，由于其穿透力的局限性，其影像检查更多使用 CT、MRI 提高其诊断正确率。

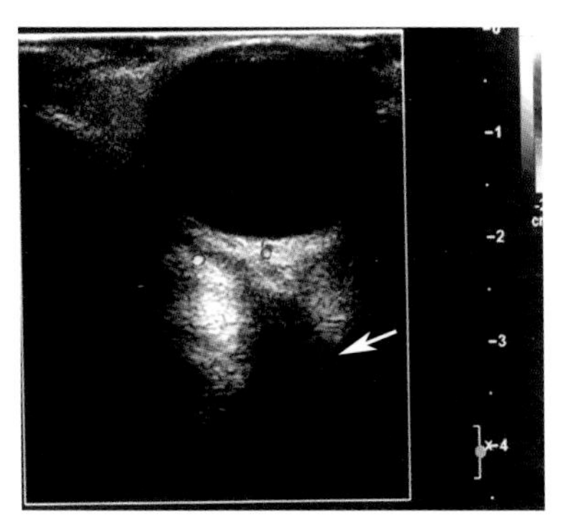


**图 5-1-25　眼眶纤维硬化型炎性假瘤彩色多普勒成像**
显示肿物内缺乏回声和血流信号（箭头）。

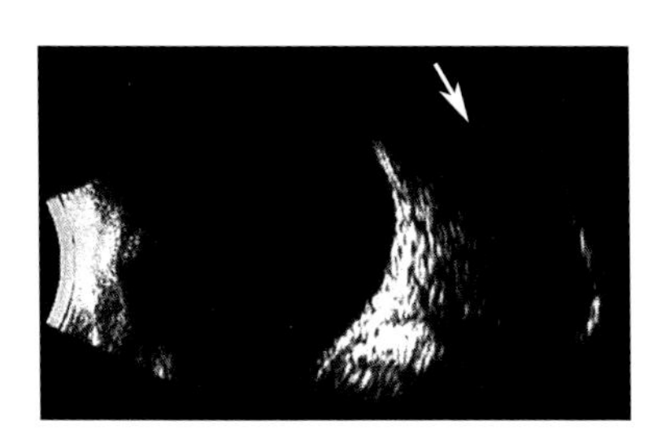

**图 5-1-26　眼眶混合型炎性假瘤 B 型超声**
显示病变前部点状回声（箭头）。

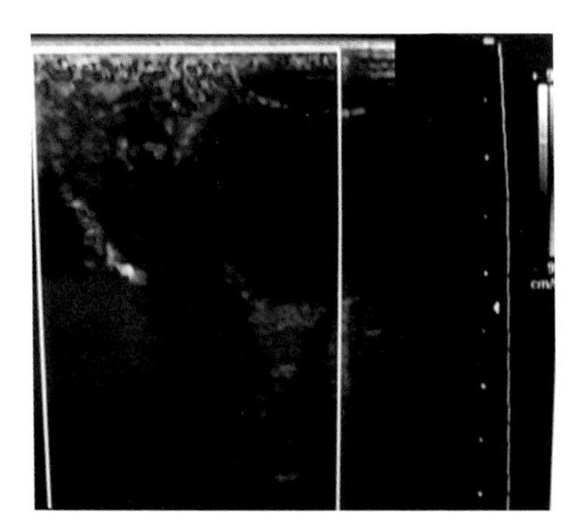

**图 5-1-27　眼眶混合型炎性假瘤彩色多普勒成像**
显示眼球一侧病变，有较丰富血流信号。

1. CT检查 眼眶炎性假瘤CT表现多样性，与其临床和病理形态的多样性有关。CT显示眶脂肪内有形状不规则高密度肿块，可以一个或多个，边界不整齐，内密度均匀或不均匀（图5-1-28）。病变与眼环接触时，因密度一致，二者不能分开，呈铸造形（图5-1-29），压迫眼球可使之变形。病变围绕视神经增长，CT显示该神经一致性或梭形肿大。肿块较大可占满眼眶，眼外肌和视神经被肿块遮蔽，甚至眼球受压变形。炎性假瘤各型可以单纯存在，也可以混合存在，其影像特征呈多样。另外炎性假瘤CT常可见到眼睑肿胀肥厚，眼球突出，眶腔扩大。

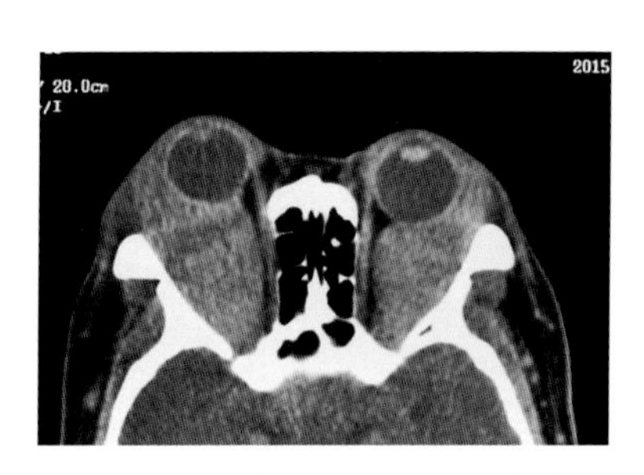

**图5-1-28 肿块型炎性假瘤CT**

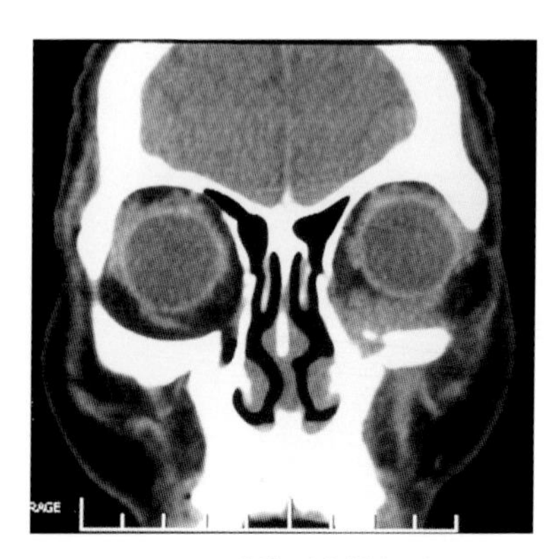

**图5-1-29 肿块型炎性假瘤CT**

2. MRI 检查 以淋巴细胞浸润为主的炎性肿瘤，$T_1$WI 病变显示为低或中等信号强度，$T_2$WI 为高于或等于脂肪的信号（图 5-1-30），符合一般肿瘤在 MRI 检查中的影像特征。纤维硬化型炎性肿瘤，由于胶原纤维成分多，则病变在 $T_1$WI 和 $T_2$WI 均显示为低信号。

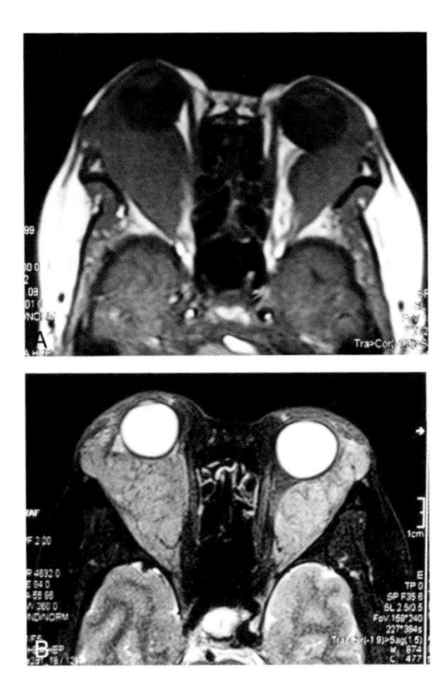


**图 5-1-30 淋巴细胞浸润为主的炎性假瘤 MRI 表现**

## 五、眼眶肌炎

【临床概述】

眼眶肌炎（orbital myositis）主要累及眼外肌，发生于单眼或双眼，一条或多条肌肉，即临床上的肥大性肌炎，是特发性眼眶炎性假瘤的一种类型，表现为肌肉肿大呈梭形或形状不规则，常累及前端肌腱。眼眶内也可并存有肿块形病变。发病初期常有疼痛、复视、上睑下垂、结膜充血水肿、斜视、眼球突出等，向患侧运动受限、疼痛加重。

【超声表现】

眼眶肌炎呈现肌肉水肿肿大，炎细胞浸润，反射界面增加，回声性较正常眼外肌增高。A 型超声显示肌肉增厚，内部低或中波峰。B 型超声可以探及梭形或不规则形肿大的肌肉，内有点状低或中回声，肌肉止点肥厚（图 5-1-31A）；横扫描，显示肌肉横或斜体层，可观察肌肉宽度增大（图 5-1-31B）。

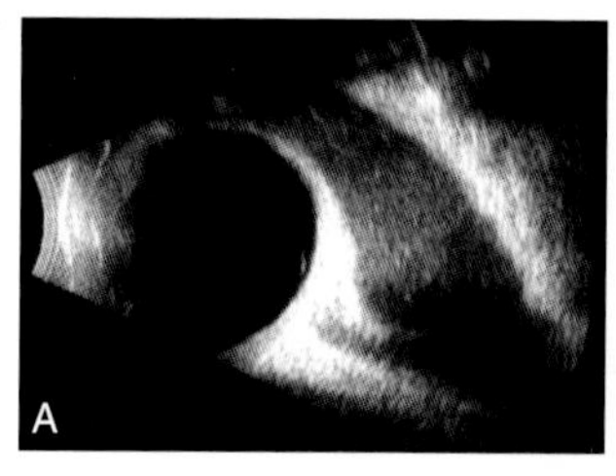


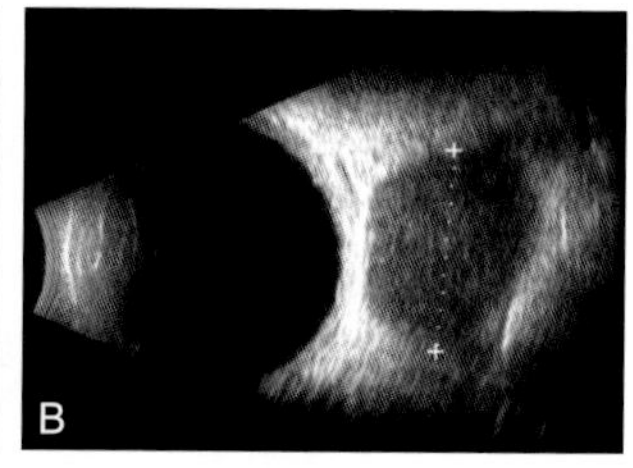


**图 5-1-31　眼眶肌炎 B 型超声（直肌增厚，内部弱回声）**

A. 纵断体层观察肌肉长度和厚度；B. 横断体层观察肌肉宽度和厚度。

【其他影像表现】

眼眶肌炎的主要表现是眼外肌肥大，其他如甲状腺相关眼病、颈动脉海绵窦瘘、肌肉内外肿瘤和豚毛囊蚴等均可引起眼外肌肿大，需要鉴别。

甲状腺相关眼病与眼眶肌炎鉴别较为困难，二者临床表现类似，影像征也多有相同之处，在缺乏甲状腺功能异常病史和体征，以及无眼睑退缩者，CT 和 MRI 检查对于鉴别诊断有一定帮助（参见甲状腺相关眼病章节）。

眼眶肌炎发生于单眼或者双眼，可以一条眼外肌或多条眼外肌受累，除了应用眼部超声探查外，使用 CT 和 MRI 能够全面了解眼眶各条眼外肌乃至眼眶结构的情况，此点优于超声检查方法。CT 表现为肌肉肿大呈梭形或形状不规则，常累及前端肌腱（图 5-1-32）。通过 MRI 检查尚可了解病变的肌肉是否处于水肿期还是纤维形成期，对于治疗有指导意义（图 5-1-33）。

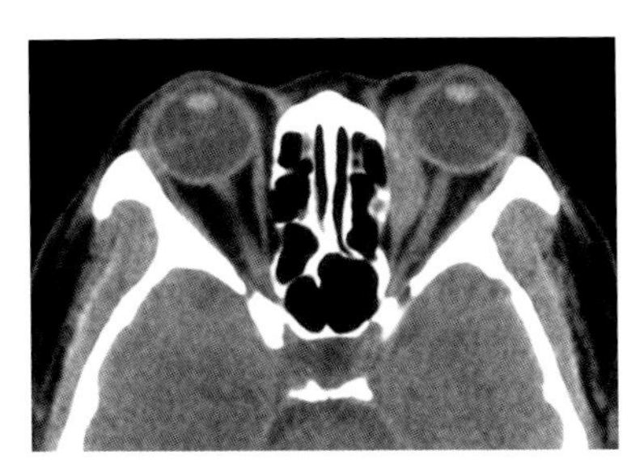

**图 5-1-32　眼眶肌炎 CT**

显示左眼内直肌肥厚，波及肌腱。

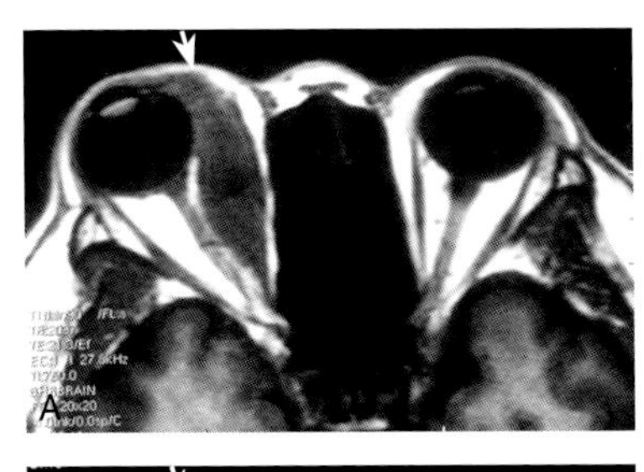


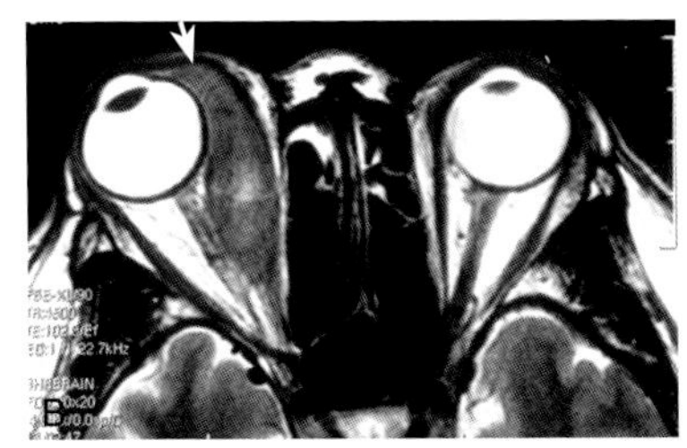


**图 5-1-33　眼眶肌炎 MRI 检查**

显示右眼内直肌肥大，波及肌腱（箭头）。

A. $T_1$WI 肥大肌肉中信号；B. $T_2$WI 肥大肌肉中信号。

## 六、甲状腺相关眼病

甲状腺相关眼病（thyroid-associated ophthal-mopathy，TAO）是一种器官特异性自身免疫性疾病；病理改变主要是眶内软组织慢性炎性细胞浸润、水肿，成纤维细胞增殖、脂肪增生和纤维化，其中眼外肌改变比较明显。确切的病因和发病机制有待探究。

【临床概述】

甲状腺相关眼病多发生于中年人，伴有甲状腺功能亢进者女性多见，甲状腺机能正常者多见于男性。发病初期，临床上出现眼睑退缩，上睑迟落，眼睑水肿，睑裂闭合不全。在进展过程中，由于眶内软组织炎细胞浸润和水肿，容积增加，引起眼球突出；眼外肌因炎性细胞浸润、组织水肿，间质纤维组织增生，导致眼球运动受限，复视。病变晚期发生纤维化和组织挛缩，出现限制性眼外肌运动障碍及斜视；由于眼睑缩肌痉挛，眼球突出，眼睑闭合不全，眼球上转生理保护功能减弱，出现暴露性角膜溃疡。眼外肌肿大，特别是后 1/3 较为显著，造成眶尖部拥挤，压迫视神经，造成视力下降和原发性视神经萎缩。

甲状腺相关眼病病程一般经过三个时期：发展期、稳定期和痊愈期。

【超声表现】

因甲状腺相关眼病的病程时间长短和病情轻重不同，超声表现也不一致。在急性发展期，尤其是恶性眼球突出时期，超声异常表现非常显著；对于只存在眼睑退缩的轻症患者，超声检查常无异常发现。

超声检查是一种有效的客观检查方法。肌肉的厚度测量使用标准化 A 型超声较为准确，超声波垂直进入测量部位，可以显示眼外肌厚度的最短切面距离。B 型超声主要显示眼外肌的形状、走行和内部回声情况。由于水肿呈现低回声，纤维化程度不同则显示内部回声多少和声衰减程度,因此,超声检查在一定意义上可反映病变眼外肌的严重程度。对于脂肪增生为主的甲状腺相关眼病,B 型超声可显示眶脂肪和骨壁之间无回声区增宽,眶脂肪垫增厚,回声光点增强。急性期因球筋膜水肿可见 T 形征,少数病例可有视神经轻度增粗及眼上静脉增粗。

1. A 型超声检查　A 型超声适于生物测量,可以定量测量眼外肌的厚度,显示肌肉内反射强度,了解病变的严重程度。

(1)正常眼外肌及眼球后间隙测量:国人眼外肌的正常厚度曾有作者利用 A 型超声进行活体测量:下直肌 3.80mm,上直肌 3.87mm,内直肌 4.87mm,外直肌 3.78mm。A 型超声检查可见肌肉两侧边界显示为高波峰,肌内数个低回声波峰。对于正常人群,A 型超声显示眼球后极波峰至出眼眶的骨壁波峰的后间隙正常值一般不超过 18mm。

(2)眼外肌厚度的测量方法:甲状腺相关眼病眼外肌增厚,最大厚度在肌腹的 1/2 或后 1/3,A 型超声检查应测量此部位。测量方法是将探头置于被测眼外肌对侧赤道部的球结膜上,使声束指向对侧眼外肌肌腹最厚部位,逐一测量 4 条直肌,然后测量斜肌。上斜肌的肌腹位于眶内上方,贴附于骨壁;测量时探头应置于眼球外下方赤道部,声束对准后部肌腹。下斜肌测量将探头直接置于下睑内侧 1/3,声束对准肌腹经过之处进行测量。甲状腺相关眼病眼外肌厚度最高可达正常肌肉厚度的 8 倍。由于超声检查定位和操作方法的差异,利用超声测量的眼外肌厚度只能得到近似值。又由于眶缘限制,很难做到声束垂直入射眼外肌,斜入射测得的结果大于实际厚度。

(3)肌肉指数:肌肉指数测定可对本病严重程度作出评估,指数越高,病情越严重。将以上 6 条眼外肌的最大厚度相加的总和除以 6,即得出眼肌指数。各条肌肉厚度测量结束后,计算机自动计算出肌肉指数,并打印出图像,标准化 A 型超声诊断仪设有此种测量功能。正常人肌肉指数 <5.0，轻度甲状腺相关眼病为 5.0~5.5，中度为 5.5~6.5，重度 >6.5。

（4）鼻上肌肉指数：鼻上肌肉指数是指同侧内直肌、上斜肌和上直肌三条肌肉厚度的指数。这三条肌肉后段与视神经关系密切，肌肉增厚将压迫视神经，引起视力减退、视神经萎缩。鼻上肌肉指数计算方法是将内直肌、上斜肌和上直肌最大厚度之和除以 3，得到的数值就是鼻上肌肉指数。正常人鼻上肌肉指数 <5.75，甲状腺相关眼病 5.5~9.0，当鼻上肌肉指数 >7.0 时，提示有产生压迫性视神经病变的可能性，必要时行眼眶减压术，以防止视神经病变的发生。

2. B 型超声检查　B 型超声显示眼眶软组织结构的实时二维像，可对各种结构的形状、边界、容积进行观察，与 A 型超声比较，可提供更多诊断信息。眼科专用 B 型超声诊断仪，多采用自前向后的扇形扫描，所显示各种结构图像的形状有一定变形，观察图形时应注意此点。

（1）眼外肌肿大：甲状腺相关眼病是导致眼外肌肿大最常见的原因。多为双侧眼眶多条眼外肌肿大，单侧眼球突出者也可以双侧眼外肌肿大。有报道统计，双眼外肌对称性肿大者占 65%，有 30% 左右不对称，真正单眼者仅占 5%。通常下直肌最先受累且肿大显著，其次为内直肌、上直肌，而外直肌受累较少。眼肌肿大呈梭形外观，典型者最大厚度位于肌腹前 2/3 和后 1/3 交界处，一般肌腱不受累（图 5-1-34）。肌肉内部回声多少和强弱，受扫描时的增益、入射角度和病程影响，一般显示回声光点为中等强度、分布不均。沿着肥大肌肉向前移动，可显示肌腱，在重症急性进展期有受侵犯迹象（图 5-1-35）；在病情较轻和病情已经稳定者，肌腱外观正常。

（2）脂肪垫增大：部分患者眶内脂肪明显增多，引起眼球突出，超声显示脂肪垫增大，球后脂肪回声区沿视神经向后延长（图 5-1-36），眼外肌肿大明显者，压迫脂肪垫，可见局部凹陷（图 5-1-37）。

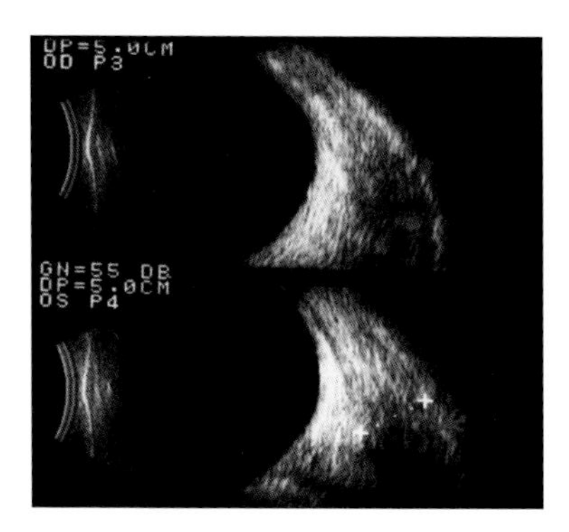


**图 5-1-34　甲状腺相关眼病 B 型超声检查**

显示双眼眼外肌呈梭形肥大。

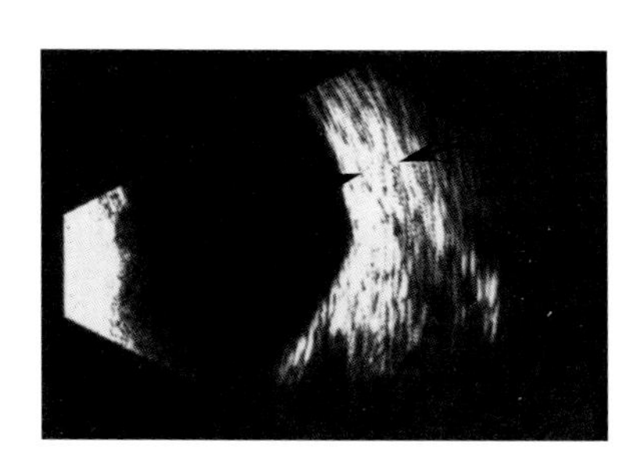

**图 5-1-35　甲状腺相关眼病 B 型超声**

显示眼外肌及肌腱增厚（箭头）。

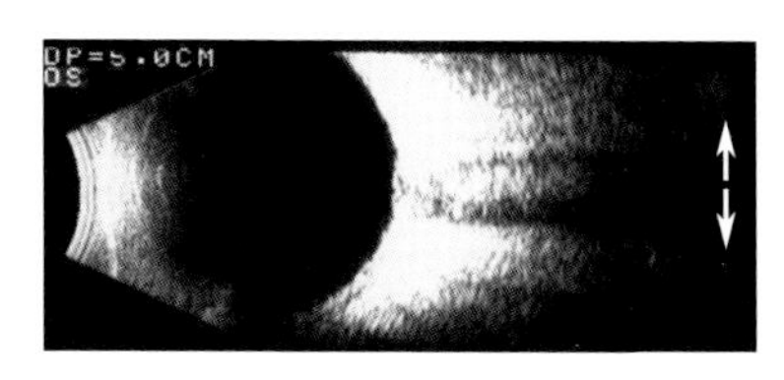


**图 5-1-36　甲状腺相关眼病 B 型超声**

显示球后脂肪垫扩大，回声沿视神经后延（箭头）。

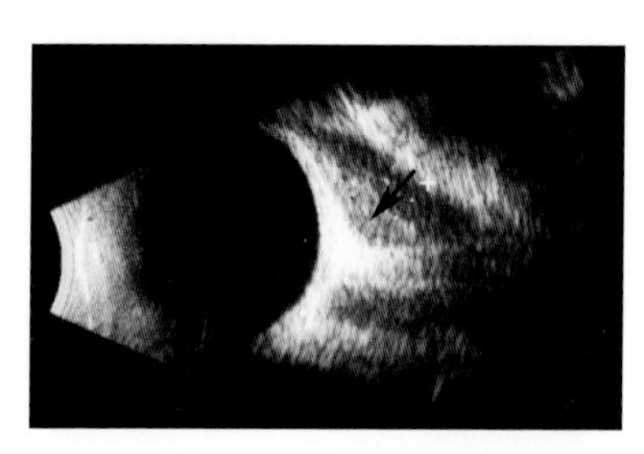

**图 5-1-37　甲状腺相关眼病 B 型超声**
显示球后脂肪垫受压凹陷（箭头）。

（3）眼球筋膜及视神经鞘水肿：在急性进展期，特别是恶性眼球突出患者，全眼眶软组织高度水肿，眼球筋膜积液，B 型超声显示眼球壁之外有一弧形无回声带，积液越多透声带越宽；透声带与视神经无回声区相连时，呈现 T 形征。视神经鞘水肿，显示为两侧边缘双层反射，或边缘多次反射（图 5-1-38）。

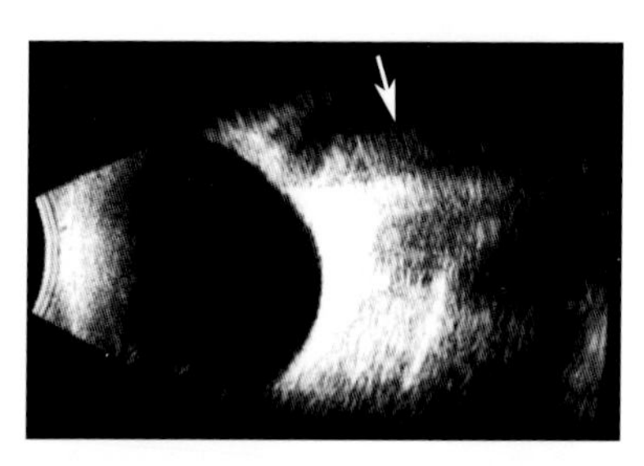

**图 5-1-38　甲状腺相关眼病 B 型超声**
显示视神经边缘多次反射（箭头）。

（4）眼上静脉扩张：患者仰卧进行 B 型超声检查时，正常眼眶往往不能显示眼上静脉。在甲状腺相关眼病患者，由于眶尖部多条眼外肌肥厚，眼上静脉受压，使血液回流阻力加大，B 型超声检查时，在上直肌与视神经之间，可探测到一无回声斑点，即扩张的眼上静脉横断面像。无回声斑点缺乏自发搏动，轻轻压迫眼球时消失，以此与颈动脉海绵窦瘘引起的眼上静脉扩张相鉴别。

3. 超声生物显微镜检查 由于超声生物显微镜穿透能力的限制，不能显示远距离的眼外肌肌腹。使眼球稍向一侧转动，声束可以直接扫描直肌止点和其邻近的肌腱。有报道指出，在甲状腺相关眼病的不同阶段，眼外肌止端均有不同程度增厚，眼球突出越显著，充血越明显，止端肌腱越厚，甚至可达正常者的2倍。

4. 彩色多普勒超声检查 当伴有甲状腺功能亢进时，眼部血管包括眼动脉、睫状后动脉和视网膜中央动脉的收缩期峰值流速均有增高趋势，而舒张末期最小流速则明显减低，由此计算得出的阻力指数呈增高趋势（图5-1-39）。甲状腺功能亢进组与正常人对比，收缩期峰值血流速度、平均血流速度、舒张期末血流速度有显著的差异，而搏动指数和无明显差异。治疗后，$T_3$、$T_4$正常时，其眼动脉血流速度明显减慢。

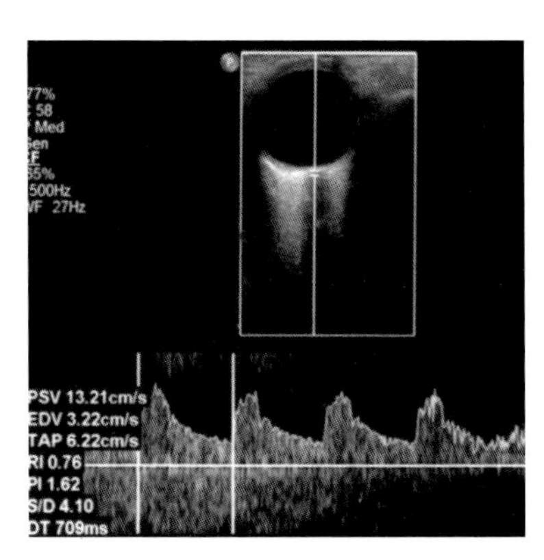


**图5-1-39 甲状腺相关眼病视网膜中央动脉血流频谱**

收缩期血流峰值（13.21cm/s）增高，舒张期末血流速度（3.22cm/s）减低，阻力指数（0.76）增高。

【其他影像表现】

甲状腺相关眼病是眶内软组织的慢性炎症，病变最显著改变发生在眼外肌和眶脂肪内。目前显示活体眼外肌和脂肪的方法主要是超声、CT和MRI，这三种技术表示三种性质不同的图像。超声图像是利用声学界面形成的回声图，在一定程度上反映眼外肌的组织结构，此点超声优于其他影像技术；但是由于眼用超声诊断仪为扇形扫描、声束的非垂直入射以及眼球的球形效应等因素，使眼外肌图像的轮廓变形，不利于形态观察。另外，由于穿透力的限制，不能显示眼眶骨壁和其周围结构，缺乏标志，其超声定位及同一层面重复检查比较困难。因此，对于眼外肌的显示超声不如CT和MRI。CT显示密度图像，肥大的眼外肌与其周围的脂肪密度差异较大，一般在140H左右，即便不用强化，对于眼外肌肌腹和肌腱的形状、边界、厚度及密度（CT值）即可显示得非常清楚（图5-1-40A）。由于CT受扫描体位的限制，很难获得直接矢状层面像，对于上、下直肌的观察，多用质量不高的重建图像；冠状像虽然可以直接扫描，但眼外肌被分段显示，缺乏整体感，肌腱的显示也不满意（图5-1-40B）。对于脂肪容积增大的显示，CT也优于超声（图5-1-41）。MRI是显示人体组织共振信号强度的图像，有很高的软组织分辨率，无须变换体位即可完成人体组织的水平、冠状及矢状位的扫描成像，对眼外肌和脂肪垫显示得非常清晰（图5-1-42），尤其是强化后脂肪抑制序列图像优于CT；但检查时间较长，费用较贵，体内有起搏器或磁性异物者禁用。而超声检查显示形式多，方便快速，无损害，无禁忌，此点优于CT和MRI。眼科均有此设备，观察疗效最为方便。

尽管超声、CT和MRI对于眼眶肌炎与甲状腺相关眼病鉴别诊断有较大帮助（表5-1-1），临床上有时遇到这样病例，初期影像显示典型的眼眶肌炎，长期随访后发现眼睑退缩，最后诊断甲状腺相关眼病。对于这些病例，临床和影像检查仍不充分，有必要进行实验室研究，如 $T_3$ 抑制实验、促甲状腺素释放因子兴奋实验，揭示下视丘 - 垂体 - 甲状腺轴生理平衡的破坏，甲状腺功能潜在异常，对诊断有所帮助。

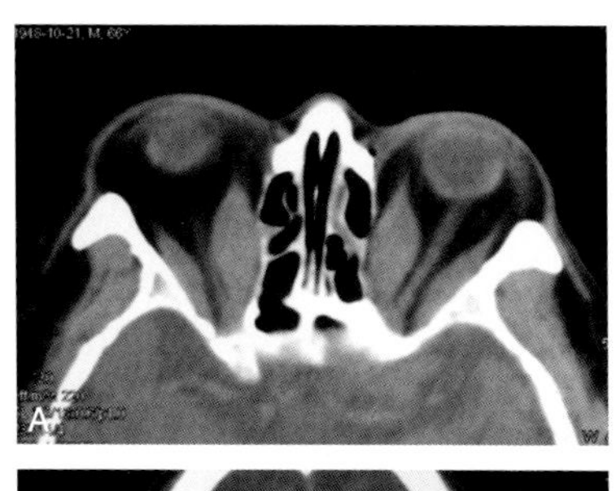


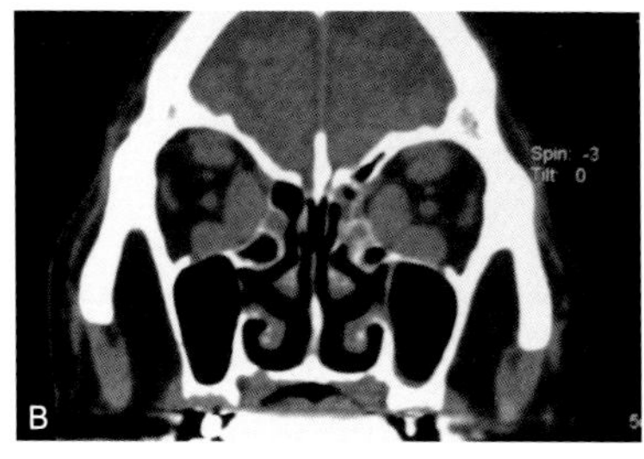


**图 5-1-40　甲状腺相关眼病 CT（显示眼外肌肥大）**

A. 横轴位显示双侧内外直肌肥大，呈现“细腰瓶”征；

B. 冠状位显示下、内、上直肌肥大。

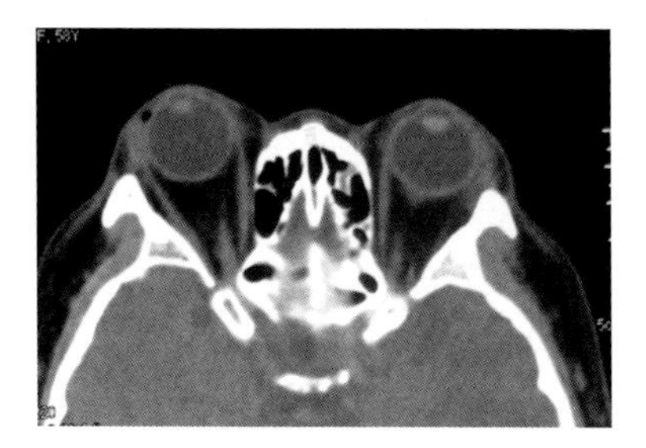


**图 5-1-41　甲状腺相关眼病 CT**

显示双侧眶内脂肪容积增大。

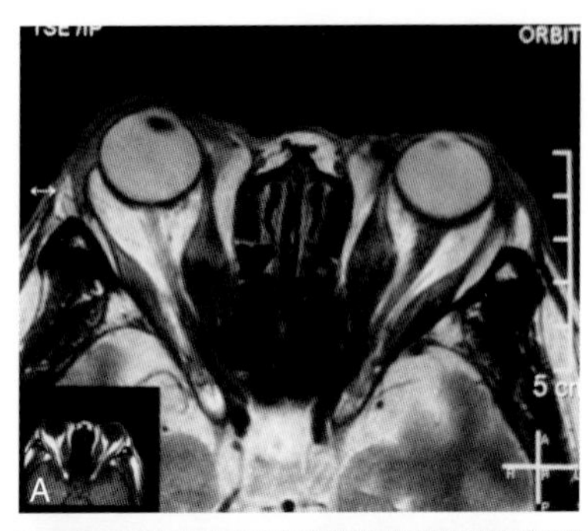


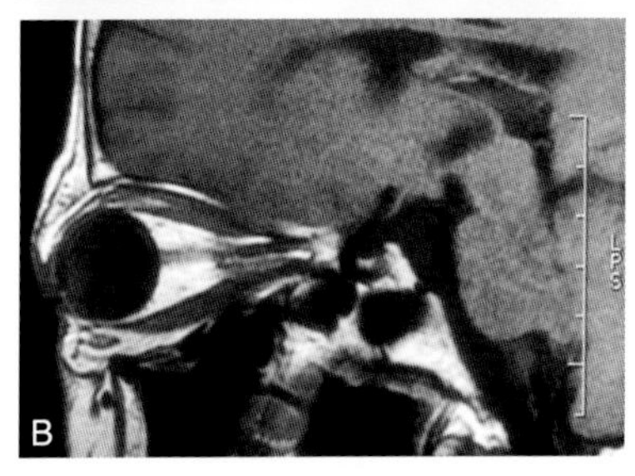


**图 5-1-42　甲状腺相关眼病 MRI 检查**

A. 横轴位 $T_2$WI 显示双侧内、外直肌肥大；B. 矢状位 $T_1$WI 显示上、下直肌肥大。

**表 5-1-1　眼眶肌炎与甲状腺相关眼病的鉴别诊断**

| 眼外肌 | 眼眶肌炎 | 甲状腺相关眼病 |
|---|---|---|
| 被侵肌肉数量 | 多为 1 条 | 两侧眶内多条肌肉对称性肿大 |
| 被侵肌肉顺序 | 外直 > 内直 > 上直 > 下直 > 斜肌 | 下直 > 上直 > 内直 > 外直 > 斜肌 |
| 最厚部位 | 前 1/2 和后 1/2 交界处 | 后 1/2 或后 1/3 |
| 肌肉形状 | 梭形或不规则 | 梭形、规则 |
| 前端肌腱 | 多受侵犯（图 5-1-32，图 5-1-33） | 多不受侵犯（图 5-1-40，图 5-1-42） |
| 眶尖密度 | 大致正常 | 增高 |
| 其他改变 | 眼环增厚 | 眶脂肪容积增大，眼环正常 |

# 第二节 泪腺病变

## 一、泪腺炎

泪腺炎（dacryoadenitis）根据临床表现分为急性泪腺炎和慢性泪腺炎。根据病因可分为细菌性、病毒性、衣原体性、真菌性以及特发性。

【临床概述】

颜面部化脓性感染、丹毒、睑板腺和结膜化脓性感染、眼眶蜂窝织炎都可以直接扩散到泪腺，引起急性泪腺炎。病毒性感染如流行性腮腺炎患者中急性泪腺炎常见，涎腺病毒、带状疱疹病毒、麻疹病毒也可引起急性泪腺炎。

眼部表现：眼睑疼痛、上睑外侧明显充血、水肿，结膜充血、水肿。眼球向前下移位并突出。在眶外上方可触及硬性肿块，呈分叶状，压痛明显，与眶壁无粘连。患者可伴有发热、头痛、不适等全身症状。血常规检查白细胞增高。耳前淋巴结肿大以及原发灶病征。

【超声表现】

急性泪腺炎临床诊断并不困难，影像学检查可增加诊断依据。

1. B型超声 睑叶侵犯，超声显示眼睑回声区增厚，光点增多表示眼睑水肿，泪腺区显示为弱回声，边界不清（图5-2-1）。眶部泪腺受累，经眼球探查，显示泪腺回声区增大，边界不清，内回声稀疏，且不均匀；眼球筋膜水肿呈弧形带状弱或无回声（图5-2-2）。

2. 彩色多普勒超声检查 泪腺区急性炎症，局部充血，血流增快，彩色多普勒检查可发现病变内彩色血流信号（图5-2-3）。

【其他影像表现】

急性泪腺炎的诊断主要根据临床表现，超声检查可以观察到泪腺状况，对于诊断也有很大帮助。另外，CT和MRI可显示眼睑肥厚，泪腺肿大，以及外直肌水肿等继发改变（图 5-2-4），对于本病诊断及炎症波及范围的显示均有价值。

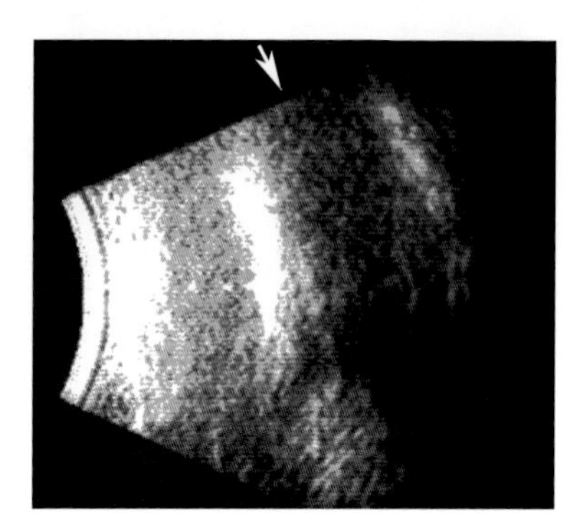

**图 5-2-1　急性泪腺炎 B 型超声直接探查**

眼睑肥厚，泪腺区弱回声（箭头）。

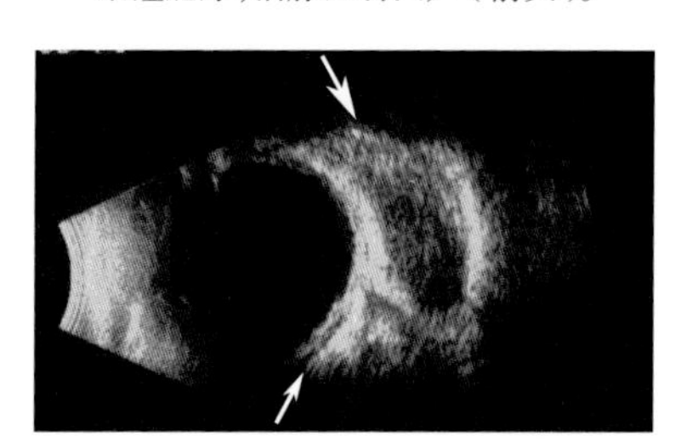

**图 5-2-2　急性泪腺炎经眼球探查**

泪腺区为弱回声（大箭头），眼球筋膜水肿（小箭头）。

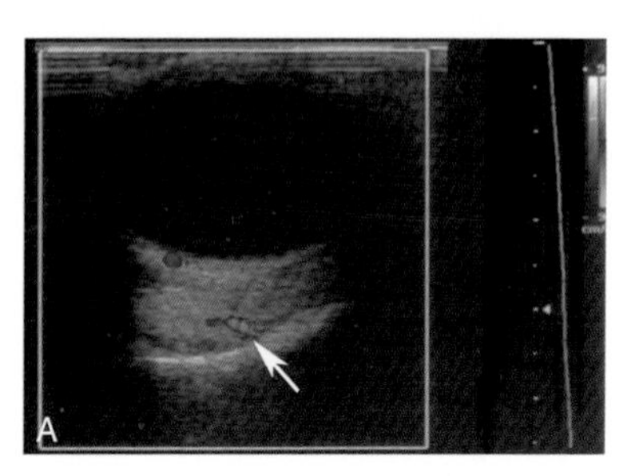


**图 5-2-3　急性泪腺炎彩色多普勒超声成像**

A. 血流显像；

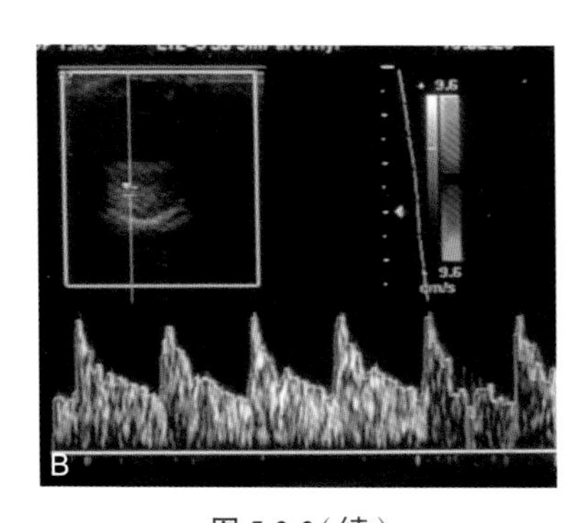

图 5-2-3（续）
B. 血流频谱图显示高速低阻动脉血流。

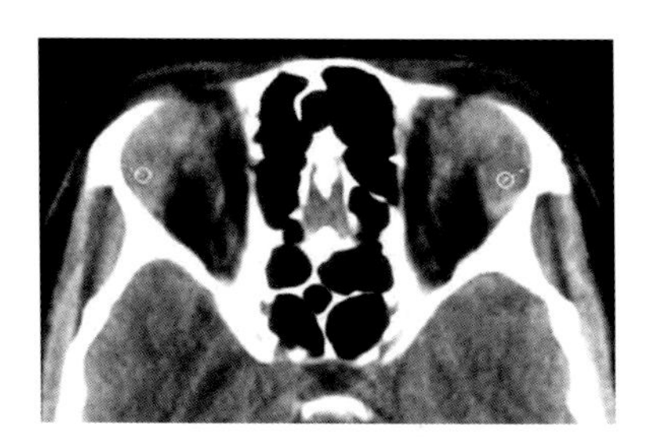

**图 5-2-4 急性泪腺炎 CT**
双侧泪腺肿大，眼睑软组织水肿。

## 二、IgG4 相关病变

IgG4 相关性疾病（IgG4-related disease，IgG4-RD）是最近几年才被认识的一种免疫性疾病，是一种系统性疾病，以血清中 IgG4 水平升高、组织和器官中大量 IgG4 阳性细胞弥漫性浸润、席纹状纤维化及闭塞性静脉炎为特征。IgG4-RD 可以累及全身多个器官和系统，常见受累器官除胰腺外，还好发于唾液腺、泪腺和腹膜后；但不一定各部位同时发病，很多病例常在几年或更长时间内才先后发病。若 IgG4-RD 出现眼部症状时，则称为IgG4相关性眼病（IgG4 relative ocular disease，IgG4-ROD），泪腺是最常受累的部位，其主要临床特点是双侧泪腺增大伴眶下神经增粗、多条眼外肌肿大和压迫性视神经病变。值得注意的是少数患者泪腺增大不明显，应避免漏诊。文献中报道少数IgG4-ROD可以发生在眶内软组织、巩膜、葡萄膜和眼附属器。越来越多的学者认为以往诊断的良性淋巴上皮病变（benign lymphoepithelial lesion，又称为Mikulicz病）属于IgG4相关性疾病临床表现中的一部分，表现为双侧泪腺肿大、唾液腺肿大等，故提出统一用IgG4相关性眼病来描述Mikulicz病中的泪腺改变，已经逐渐被大家所接受。

【临床概述】

IgG4相关性眼病（IgG4-ROD）可以累及眼部多种组织，包括泪腺、眼外肌、视神经或结膜。本病好发于中老年人，无明显性别差异。大多数患者双侧发病，表现为眼睑肿胀伴有眼球突出，有些患者可有视物模糊、复视、溢泪等症状。泪腺病变最为常见，通常表现为双侧泪腺的无痛性肿大，眼眶外上缘触及肿物，眼球突出，无明显疼痛。有些患者伴有眼外肌病变，表现为多条眼外肌的肿大，但大部分患者的眼球运动并不受限，且眼外肌肿大无明显规律。有学者发现三叉神经的眶下神经增粗是本病一个明显的临床特征，但多数患者通常没有眶下神经感觉障碍的体征。有些患者可表现有压迫性视神经病变的体征，其原因可能为眶下神经增粗后在眶尖处压迫视神经、视神经周围肿块压迫或眼外肌炎症反应波及眶尖部。有些患者伴有唾液腺、胰腺、淋巴结或其他器官的IgG4-RD，以及哮喘或过敏性鼻炎。

实验室检查：大多数患者血清IgG4浓度的增高（>135mg/dL），有些患者可伴有IgG、IgE、抗核抗体、抗中性粒细胞胞浆抗体、C反应蛋白、类风湿因子异常，嗜酸性粒细胞计数增高，高丙种球蛋白血症或红细胞沉降率增高。

【超声表现】

IgG4相关性眼病与特发性泪腺炎相似，B型超声显示双侧泪腺肿大，呈椭圆形或类圆形，边界清楚，早期内回声稀少，晚期声衰减显著，一般呈低/中等回声强度，内回声均匀，不可压缩（图 5-2-5）。经皮肤直接探查，或经眼球探查均显示这些声学特点。彩色多普勒超声检查，可见病变内部血流信号（图 5-2-6），脉冲多普勒显示为动脉频谱。

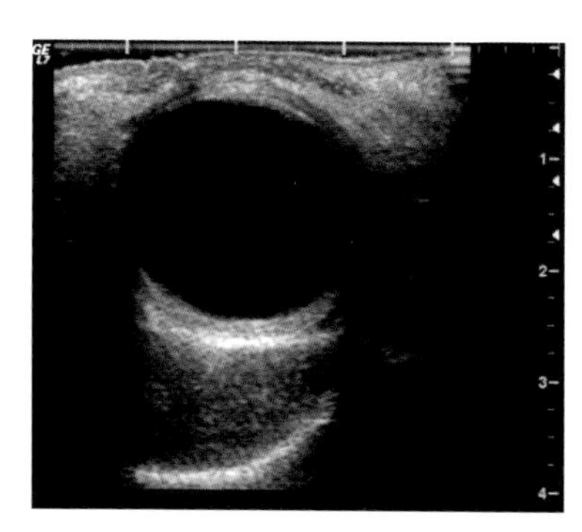


**图 5-2-5　IgG4 相关性眼病 B 型超声**

显示泪腺区呈低、中等回声，内回声均匀。

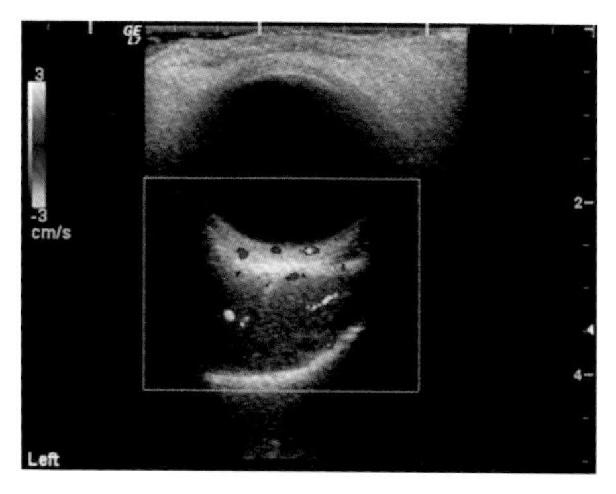


**图 5-2-6　IgG4 相关性眼病彩色多普勒超声**

显示病变内有血流信号。

【其他影像表现】

IgG4 相关性眼病的诊断主要根据临床表现，泪腺和唾液腺均肿大，超声仅作为辅助检查，CT可显示泪腺和唾液腺肿大，对诊断帮助较大（图5-2-7）。发现三叉神经的眶下神经增粗是本病一个明显的临床特征（图5-2-8），但多数患者通常无眶下神经感觉障碍的体征。

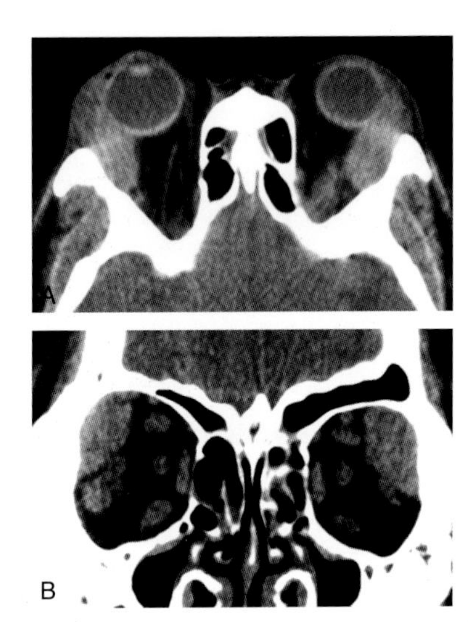


**图5-2-7　IgG4相关性眼病CT**

A. 横轴位扫描显示双侧泪腺肿大；B. 冠状位扫描显示眼眶外上方泪腺肿大。

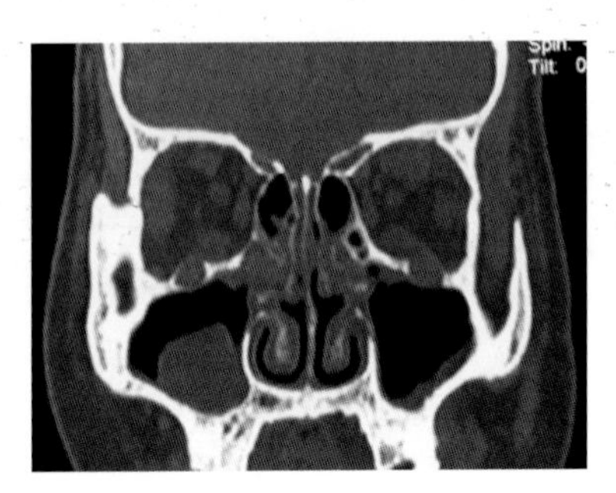

**图5-2-8　IgG4相关性眼病CT**

显示双侧眶下神经增粗。

## 三、泪腺良性多形性腺瘤

泪腺良性多形性腺瘤（benign pleomorphic adenoma of lacrimal gland）是发生于泪腺上皮的良性肿瘤，因肿瘤组织中含有中胚叶间质成分和外胚叶上皮成分，形态多样，故又称泪腺良性混合瘤（benign mixed tumor of lacrimal gland）。临床上比较多见，在眼眶肿瘤中居第六位，眼眶病变中居第九位。肿瘤呈分叶状，表面有多个结节，被附有包膜。显微镜下基本病变由泪腺导管和间质成分构成，但不同病例或同一病例的不同部位组织结构变化很大。易复发。

【临床概述】

泪腺多形性腺瘤多发生于成年人，肿瘤缓慢增长，病程长。主要表现眼球突出并向下移位。外上方眶区可触及硬性肿物，表面光滑，无压痛，不能推动。部分患者伴有视力下降，原因为眼球受压变形，眼球屈光改变而引起视力减退。眼球向上运动受限。

【超声检查】

超声检查泪腺及其病变，可将探头置于眼球与眶外上缘之间，经皮肤直接进行探查；也可将探头置于眼眶的内下象限，探头向内下方倾斜，指向同侧泪腺窝，使声束经过眼球显示泪腺病变。经眼球检查，可以获得更多、更典型的诊断信息，是检查泪腺病变的主要方法。

1. A 型超声　经眼球检查，显示泪腺区占位病变，入肿瘤波为高波峰，内回声呈整齐的中等波峰，波峰高度相当于出眼球波的 40%~60%，声衰减不显著，出肿瘤波峰较高（图 5-2-9）。利用标准化 A 型超声肿瘤前 1/2 波峰较高，后 1/2 陡峭下降，为中低波峰，测量平均内反射百分比值为 16%。

2. B 型超声　原发的泪腺多形性腺瘤，外有完整的薄膜，B 型超声显示典型的肿瘤图像。该肿瘤手术局部切除不完整，易复发，肿瘤外缺乏完整的包膜，所显示的图像与原发者有一定区别。

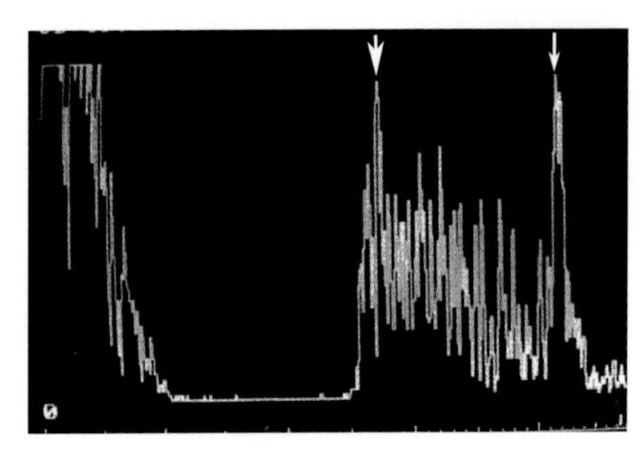

**图 5-2-9　泪腺多形性腺瘤 A 型超声**

显示入肿瘤波（大箭头）和出肿瘤波（小箭头）均为高波峰，肿瘤内为中波峰。

（1）原发性良性多形性腺瘤：经眼球检查，泪腺区类圆形占位病变，边界清楚，有时可见肿瘤晕，内回声中等，主要分布在前部。声衰减中等，后界可清楚显示，探头压迫眼球时肿瘤形状无改变（图 5-2-10）。肿瘤囊样变较多时，可探及肿瘤内有小片状无回声区（图 5-2-11）。肿瘤有结节状肿瘤芽突出时，可见肿瘤边缘不整齐。在眼眶外上方，眼球 - 眶壁间隙狭窄，当肿瘤较大时，可向内下压迫眼球壁，使眼环局部变平或向玻璃体腔扁平突起（图 5-2-12）。亦有病变显示内回声较多，分布较均匀，类似海绵状血管瘤声学表现，但病变位于泪腺凹内，压迫眼球变形，病变不可压缩，可予以鉴别。经眼睑皮肤直接探查，肿瘤多呈类圆形，内回声中等，后界显示清楚（图 5-2-13）。

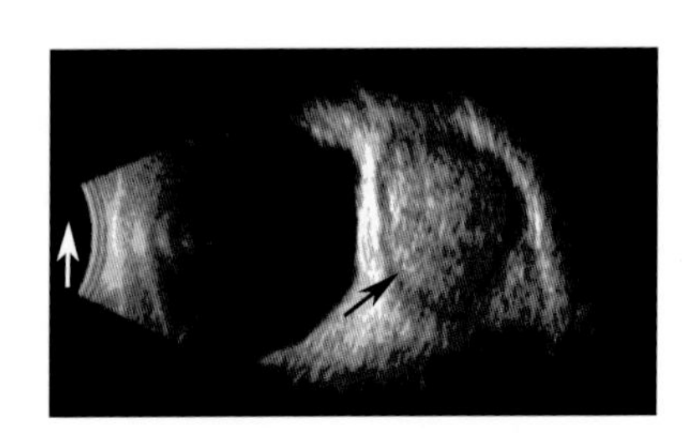

**图 5-2-10　泪腺多形性腺瘤 B 型超声（一）**

眼环后类圆形占位病变，内回声较均匀，眼球壁受压变平，有“肿瘤晕”（箭头）。

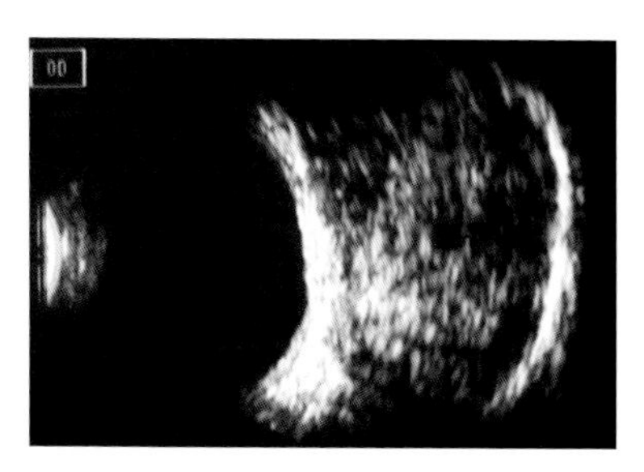


**图 5-2-11　泪腺多形性腺瘤 B 型超声（二）**

肿瘤内回声不均匀，可见多个小片状透声区，眼球壁受压变平。

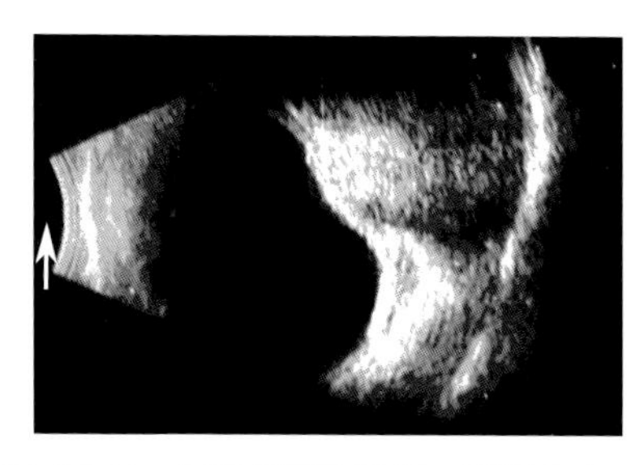

**图 5-2-12　泪腺多形性腺瘤 B 型超声（三）**

肿瘤内回声前多后少，压迫眼球，眼球壁向前隆起。

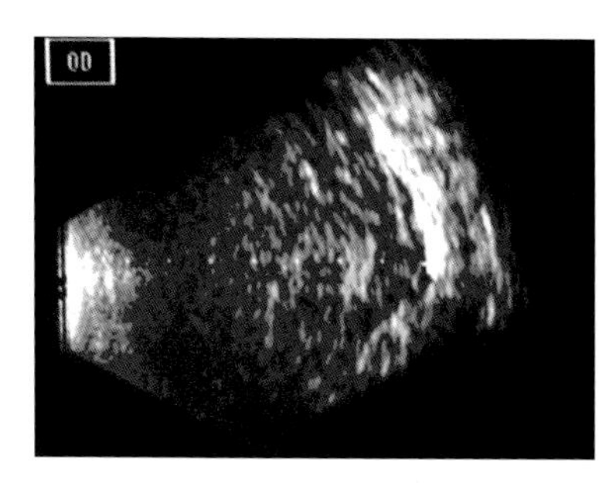


**图 5-2-13　泪腺多形性腺瘤 B 型超声直接探查**

显示类圆形中等回声病变。

（2）复发性良性多形性腺瘤：泪腺良性多形性腺瘤因切除不完整常有复发。复发性肿瘤常为多发，形状不规则，包膜不完整，B 型超声相应的图像可表现为图 5-2-14。

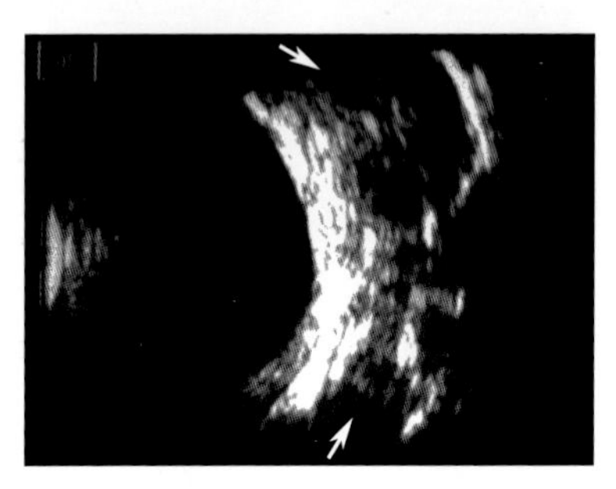

**图 5-2-14　复发性泪腺多形性腺瘤 B 型超声**

图中可见两个形状不规则低回声病变（箭头）。

3. 彩色多普勒超声　泪腺良性多形性腺瘤血供不丰富，一般彩色多普勒超声检查，病变内常不显示异常血流信号。用高分辨率彩色多普勒超声仪探查，显示红蓝血流信号，但不丰富，多为星点状或短带状（图 5-2-15）。脉冲多普勒检测血流参数，属于中速高阻动脉血流（图 5-2-16）。

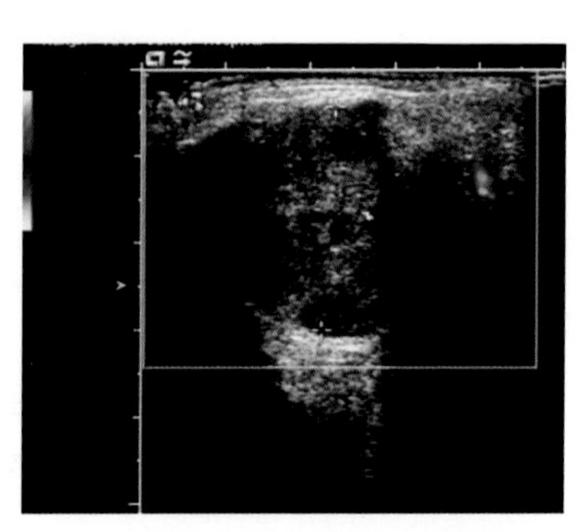

**图 5-2-15　泪腺多形性腺瘤彩色多普勒血流成像**

病变内短带状血流信号。

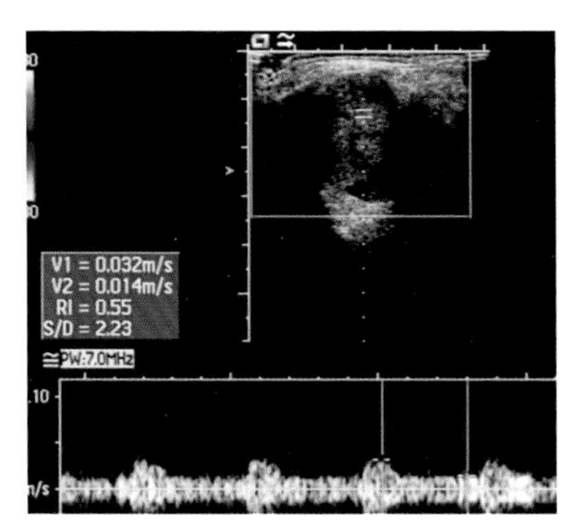


**图 5-2-16 泪腺多形性腺瘤脉冲多普勒超声**
显示病变内中速高阻动脉血流频谱。

【其他影像表现】

对于泪腺良性多形性腺瘤的诊断，详细了解病史和临床检查甚为重要，超声检查作为辅助技术，对诊断有一定价值。本病诊断的最佳方法是 CT，不但显示肿瘤本身，而且揭示骨骼和眼球改变。MRI 虽然可显示肿瘤，但表现眼眶骨壁改变不如 CT。良性多形性腺瘤 CT 水平扫描片可见眶外上方泪腺窝处类圆形高密度块影，边界清楚，均质，局部眶壁受压凹陷，骨壁变薄，眼球向内下方移位（图 5-2-17）。冠状扫描可见肿瘤位

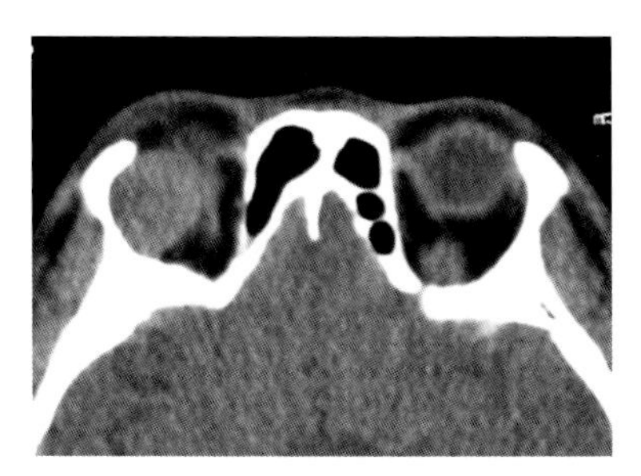

**图 5-2-17 泪腺多形性腺瘤 CT 水平扫描**
显示泪腺窝类圆形肿物，骨质受压凹陷。

于眶外上方，扁椭圆形或类圆形，肿瘤内侧可达眶中线以内，外侧达外眦水平（图 5-2-18）。眼球向前下移位，泪腺区骨壁向上隆起变薄，肿瘤较大时，可见眶骨压迫吸收，局部骨缺失，但边界整齐、圆滑。肿瘤可轻度被造影剂强化。对于复发性肿瘤，CT 显示不规则软组织肿物，眶壁多处凹陷及骨嵴（图 5-2-19）。MRI 检查显示位置和形状与 CT 相同。由于肿瘤组成成分不同，肿瘤在 $T_1$WI 为低或中信号强度，如果囊腔较多，或黏液较多时，信号偏低，而肿瘤腺体细胞成分多，则呈中信号，$T_2$WI 为高信号强度，肿瘤外囊膜为低信号。注射顺磁剂肿瘤信号可被中等增强。

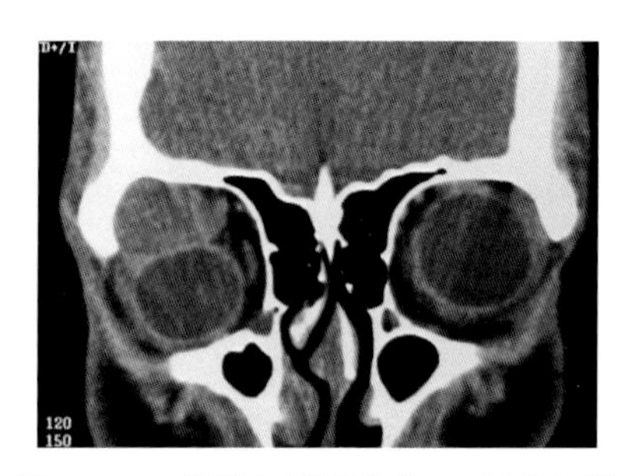

**图 5-2-18　泪腺多形性腺瘤 CT 冠状扫描**
显示眼球向内下移位，眼球壁受压变平。

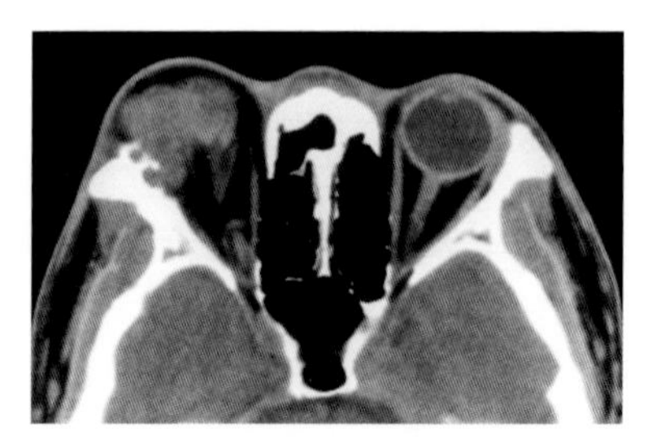

**图 5-2-19　泪腺良性多形性腺瘤复发 CT**
右眶外上方肿物形状不规则，邻近眶壁骨嵴可见骨破坏。

## 四、泪腺恶性病变

### （一）泪腺腺样囊性癌

泪腺腺样囊性癌（adenoid cystic carcinoma of the lacrimal gland）以前称圆柱瘤，在泪腺恶性上皮性肿瘤中最常见，约占泪腺恶性上皮性肿瘤50%；居泪腺上皮性肿瘤第二位，占25%~30%。此肿瘤死亡率及复发率极高。

【临床概述】

泪腺腺样囊性癌多见于青中年人。病史短，平均半年。临床表现眼球突出，眼球向下移位，眼睑轻肿。肿瘤生长快，并向周围组织浸润，向眶内侵及外直肌、上直肌和提上睑肌；可伴有上睑下垂、眼球运动障碍。肿瘤侵犯外侧眶壁，并向颞窝生长，可见眶外壁隆起，颞侧可触及软组织肿块。肿瘤向颅内蔓延者，可出现头痛。由于该肿瘤具有嗜神经性，容易侵犯眶内感觉神经，多数患者有自发性眼眶痛或触痛，泪腺神经支配区感觉减退。此点可与其他泪腺区肿瘤相鉴别。

【超声表现】

泪腺腺样囊性癌原发于泪腺窝，并沿眶外上壁向后蔓延，超声探查可参照检查泪腺方法，因病变比较广泛，除重点在泪腺区，全眶均应仔细检查。

1. A型超声　显示肿瘤内回声呈密集的低波峰，且高低不等，声衰减中等，后界为高尖波（图5-2-20）。有时波峰排列形状类似于恶性多形性腺瘤，波峰顶端连线呈M形。直接探查肿瘤呈中低反射波，声衰减显著，后界波低。

2. B型超声　泪腺腺样囊性癌大多呈扁平状，沿眶外上壁增长，中央部厚，两侧较薄，内部由群集成巢或条索状的小圆细胞构成囊性腔隙。探头置于眼眶外上方，经皮肤直接探查，声束沿肿瘤前后轴扫描，一幅图像只能显示一部分，肿瘤略呈长方形，内回声密集，前多后少，衰减中等（图5-2-21）。经眼球探查，相当于肿瘤的斜切或横切，显示为中央厚两侧薄，沿眼球弯曲的僧帽状中低回声区，边界清楚，内回声或多或少，分布不均匀，呈现前部多、后部少，常有无回声区，声衰减中等，后界清楚显示，不可压缩（图 5-2-22）。

3. 彩色多普勒超声　泪腺腺样囊性癌增长较快，血运丰富，彩色多普勒血流成像和能量成像均显示肿瘤内血流较丰富，多分布在肿瘤的前、中部，呈斑点状或短带状（图 5-2-23~图 5-2-25）。脉冲多普勒检测血流参数，多为高速高阻动脉血流，阻力指数一般 >0.75。

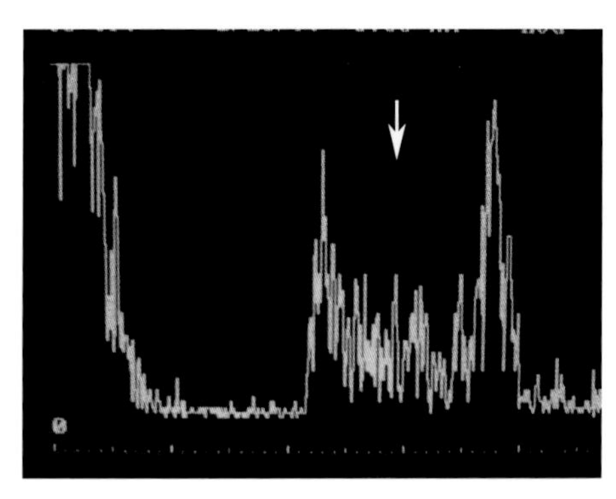

**图 5-2-20　泪腺腺样囊性癌 A 型超声**

显示肿瘤呈低回声性，内部波峰高低不等（箭头）。

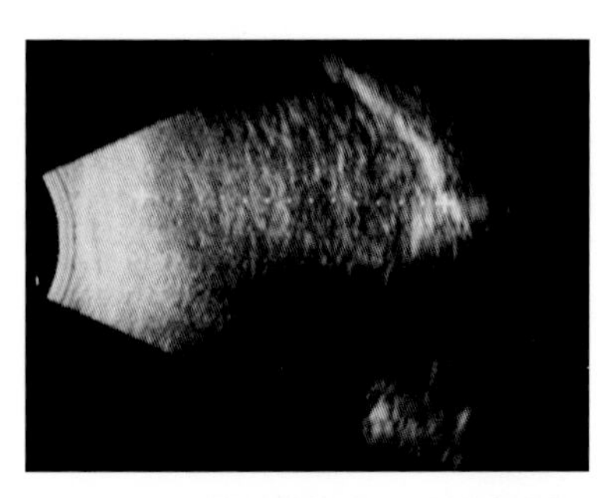

**图 5-2-21　泪腺腺样囊性癌 B 型超声直接探查**

显示肿瘤一部分，前部回声较强，后部较弱。

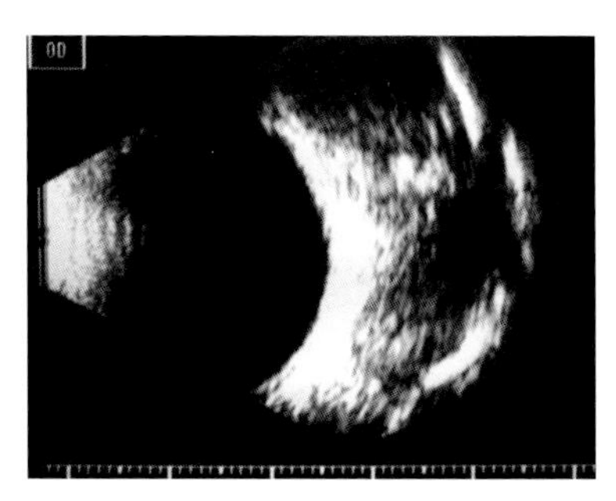


**图 5-2-22　泪腺腺样囊性癌 B 型超声**
显示肿瘤呈扁平状,边清,内回声强弱不等,分布不均。

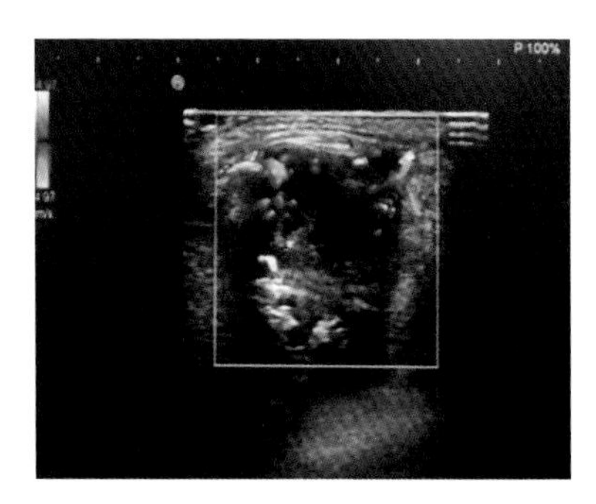


**图 5-2-23　泪腺腺样囊性癌彩色多普勒血流成像**
肿瘤内丰富的红蓝血流信号。

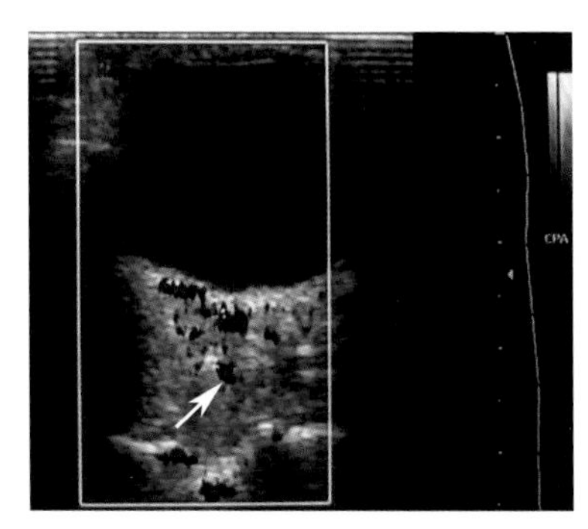


**图 5-2-24　泪腺腺样囊性癌彩色多普勒能量成像**
显示肿瘤内部丰富的能量信号(箭头)。

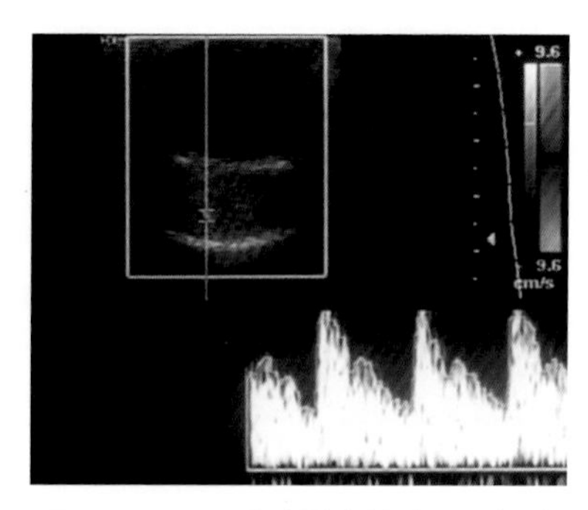


**图 5-2-25　泪腺腺样囊性癌血流频谱**
显示为高速高阻动脉血流。

【其他影像表现】

泪腺腺样囊性癌恶性程度高，复发率和死亡率均高。因此术前通过临床表现和多种影像学检查得到正确诊断至关重要。对于泪腺腺样囊性癌的诊断，由于 CT 和 MRI 既能显示肿瘤，又能发现继发改变，均优于超声。CT 具有较典型的表现，显示眶外上方高密度影，呈扁平形或不规则形，沿眶外壁向眶尖生长，注射造影剂可明显被强化，眼球受压变形。肿瘤邻近处骨质破坏，呈虫蚀状或不规则的骨凹（图 5-2-26）。晚期多见眶外壁、上壁破坏或缺失，肿瘤向眶周结构蔓延，可经眶上裂或骨破坏区向颅内蔓延，通过骨破坏向颞窝蔓延。通过强化 CT 可显示眶外蔓延的范围。由于 MRI 具有很高的软组织分辨率，对于泪腺腺样囊性癌颅内或颞窝蔓延范围的显示，以及早期发现肿瘤复发，MRI 优于超声和 CT。MRI 信号强度具有多样性，多数病例显示病变在 $T_1WI$ 呈中等信号强度，$T_2WI$ 信号增高，也有 $T_1WI$、$T_2WI$ 均为中信号者（图 5-2-27）。

**（二）泪腺腺癌**

泪腺腺癌（adenocarcinoma of the lacrimal gland）发病率占泪腺上皮性恶性肿瘤第三位，起源于腺泡细胞或泪腺导管上皮。多由良性多形性腺瘤恶变而来，泪腺原发腺癌少见。

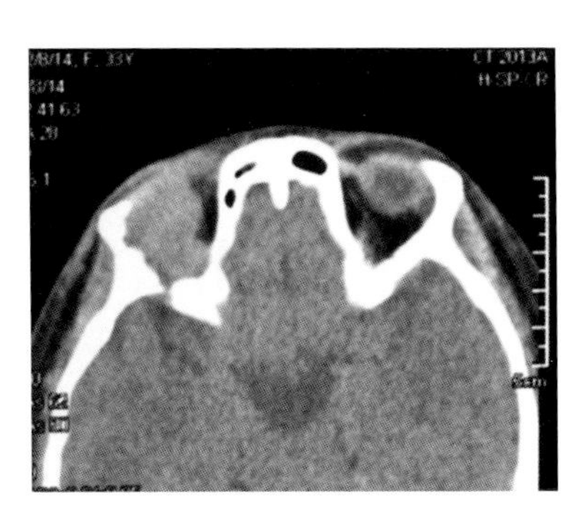

**图 5-2-26　泪腺腺样囊性癌 CT**

显示右眶外上方肿瘤，局部骨侵蚀。

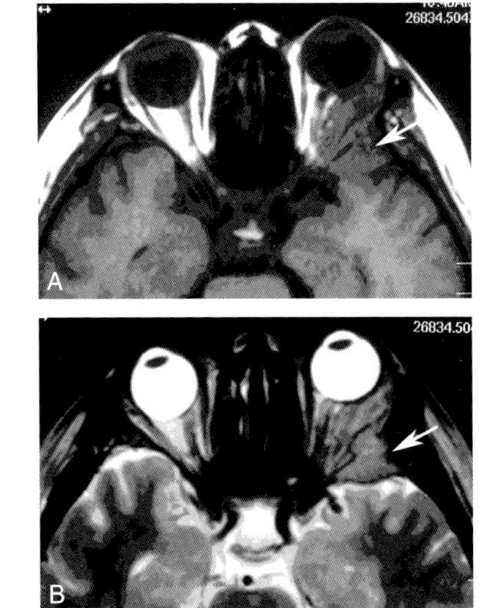


**图 5-2-27　泪腺腺样囊性癌颅内蔓延 MRI**

肿瘤经蝶骨大翼骨破坏向中颅窝蔓延（箭头）。

A. $T_1$WI 肿瘤呈中信号；B. $T_2$WI 肿瘤呈中信号。

【临床概述】

临床上泪腺腺癌恶性程度高，病史短，进展快。临床表现为眼睑肿胀，眼球突出，并向前下方移位。触诊可及眼眶外上方硬性肿物，有压痛。累及周围组织可出现相应的眼球运动障碍，上睑下垂，视力下降。

【超声检查】

泪腺腺癌发展和腺样囊性癌有所不同，后者多沿眶壁扁平增长，而前者多呈球形扩张。超声探查显示泪腺区类圆形占位病变，边界清楚，内回声中等，分布不均，前多后少，透声性差，后界为弱回声（图 5-2-28），不可压缩，眼球壁受压变形，影像表现与良性多形性腺瘤不易区分。彩色多普勒血流成像显示肿瘤内血流信号较少（图 5-2-29）。

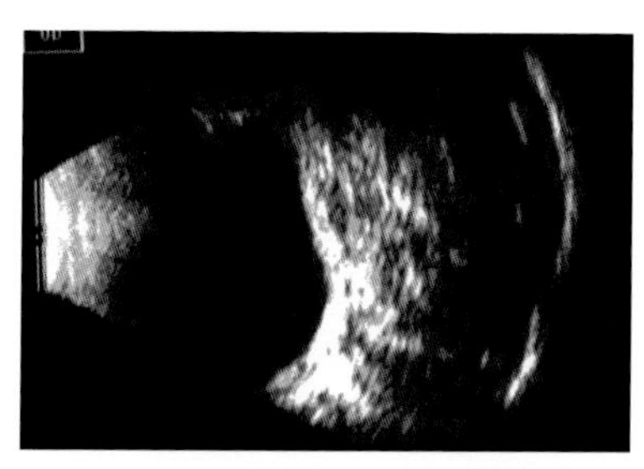

**图 5-2-28　泪腺腺癌 B 型超声**

B 超显示泪腺区类圆形占位病变，内回声前多后少，声衰减显著，眼球壁受压变平。

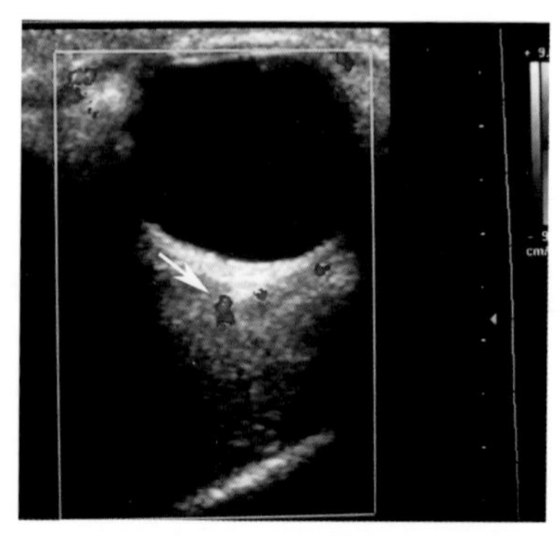

**图 5-2-29　泪腺腺癌彩色多普勒血流成像**

显示肿瘤内少许血流（箭头）。

【其他影像表现】

由于泪腺腺癌缺乏非常典型的表现，单纯超声检查无法做出正确判断，须结合其他影像学技术帮助诊断，如 CT 显示肿瘤形状不规则，边界不清，密度高，与眼球呈铸造形。常见肿瘤邻近骨破坏，为溶骨性（图 5-2-30）。晚期可向颅内蔓延等。

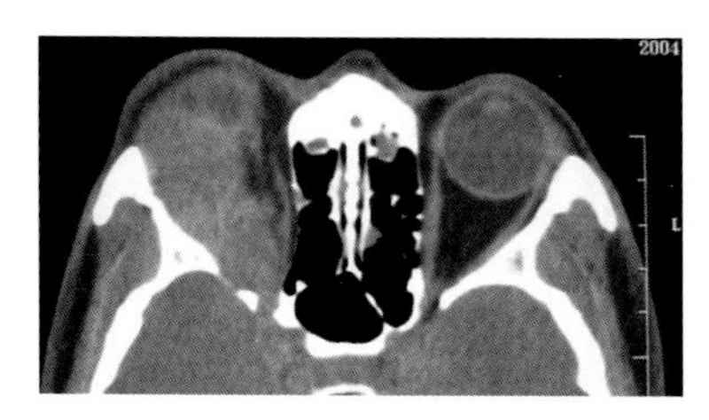

**图 5-2-30　泪腺腺癌 CT**

显示右侧眼眶内肿瘤形状不规则，边界不清，高密度影，眶外壁骨破坏。

（唐东润）

# 第三节　眼 眶 囊 肿

## 一、眼眶皮样囊肿和表皮样囊肿

【临床概述】

眼眶的皮样囊肿和表皮样囊肿均属于眼眶的囊性病变，病理可确定二者，在临床表现上不能区分，是胚胎发育异常所致。该病发生和发展缓慢，病变位置较浅或生长较快时婴幼儿即可出现临床表现，病变深在者可能至成年尚可显现。病变累及眶前部或眶周者可扪及珍珠样肿物，深部病变可致不同程度的眼球突出或眼球移位。

【超声表现】

A 型超声：多为低回声平段，病变内如有脂类物或分隔，可见杂乱无章、波峰不等的回声波。

B 型超声：为可压缩的低回声病变，病变内也可出现块状回声，声穿透性好（图 5-3-1）。

CDI：彩色多普勒探查病变内无血流信号（图 5-3-2）。

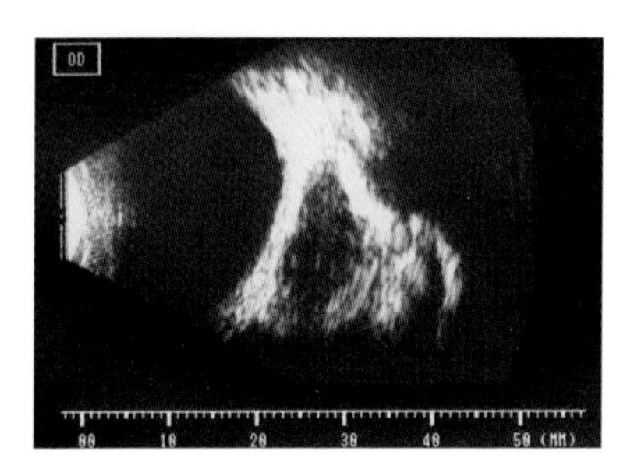


**图 5-3-1　皮样囊肿 B 超表现**

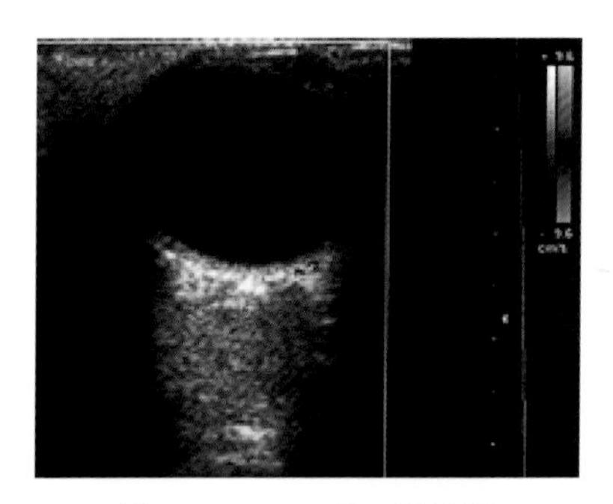

**图 5-3-2　CDI 无血流信号**

【其他影像表现】

CT：病变多位于颞侧眶缘，蝶骨大翼与眶外壁交界处，病变与骨骼关系密切，病变的形态各异，主要特征为负 CT 值；根据囊内容物成分的不同，可见囊肿内的不均质，即有负值区及软组织密度的间杂；增强时为环形强化，邻近病变的眶骨有指压样凹陷改变等特点（图 5-3-3）。

MR 成像：病变的位置、形态的特征同 CT 表现。具有诊断意义的征象是 MR 的信号特征，囊肿的信号在 $T_1WI$ 和 $T_2WI$ 均为高信号（图 5-3-4）。

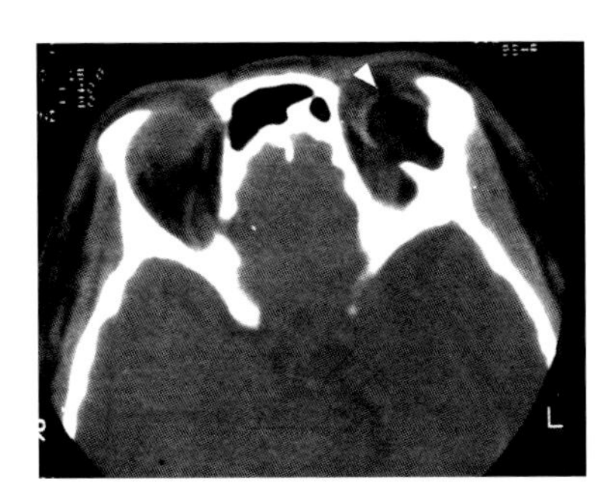


**图 5-3-3　皮样囊肿 CT 表现**

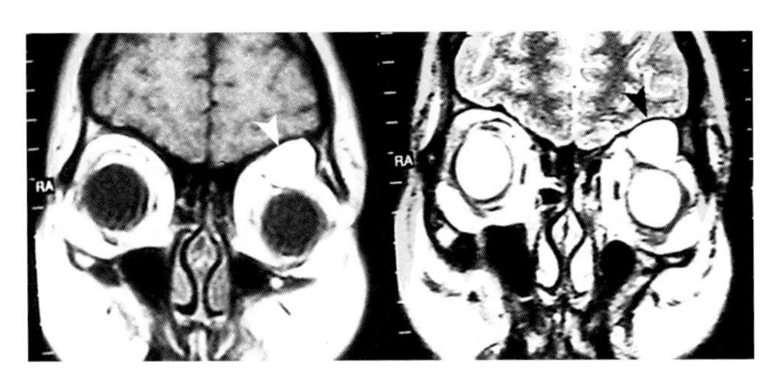


**图 5-3-4　皮样囊肿 MR 表现**

## 二、继发鼻窦的眼眶囊肿

【临床概述】

眼眶继发性囊肿多来源于额窦、筛窦，来源于上颌窦者少见。成年患者多见，发病缓慢，渐进性眼球突出，伴颞侧或颞下侧移位（图 5-3-5），病变较浅时可于内侧眶缘扪及软性肿物，病变压迫视神经时可见视力减退。

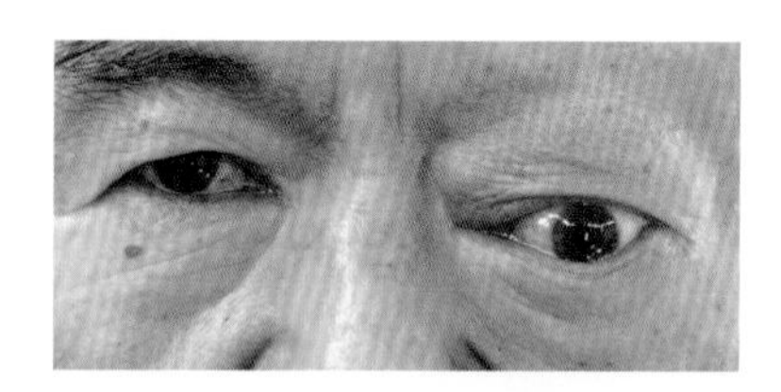

图 5-3-5　继发鼻窦眼眶囊肿外观表现

【超声表现】

病变位于眼眶内侧或内上侧，由于囊肿侵犯眼眶的大小不同，可能影响超声检查。内侧直接探查可发现部分病变，经眼球探查可显示较大病变。同时囊肿表面眶骨壁也对超声探查造成影响。

A 型超声：病变多为无回声平段，囊肿内的块状分泌物可表现不规则回声波。

B 型超声：病变形状不规则，多不能显示囊肿全貌，内回声低或无，也可见囊内的强回声光斑，部分病例可见局灶性均匀内回声区域。病变具有可压缩性。

CDI：彩色多普勒超声探查囊肿内无血流信号（图 5-3-6）。

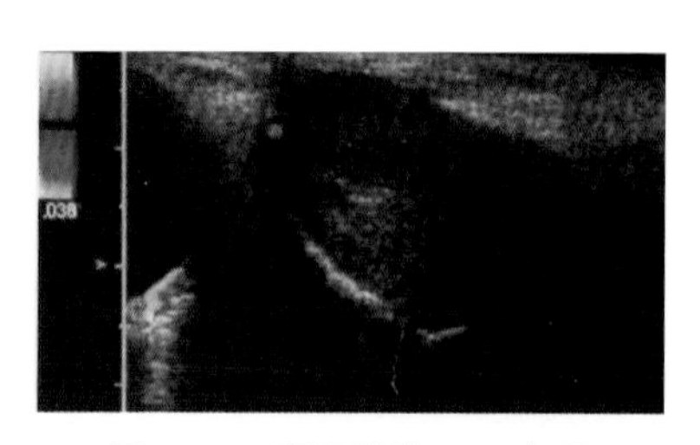


图 5-3-6　眼眶囊肿 CDI 表现

【其他影像表现】

CT：鼻窦内软组织密度病变，一般充满该鼻窦，向眼眶压迫侵犯，挤压眼眶骨质，使眼眶壁呈半球形向眶内移位，病史较长的病例眶骨壁受压可致完全吸收，病变突向眶内更快，眶内病变密度同鼻窦内病变。病变无强化,但可有环状强化。眶内组织结构可受压移位(图 5-3-7)。

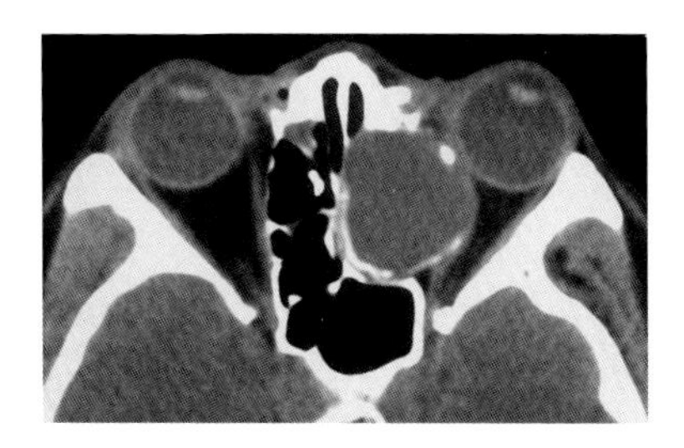

**图 5-3-7　鼻窦黏液囊肿 CT 表现**

MR 成像:囊肿的位置、形态同 CT 表现。囊肿的信号特征,在 $T_1$WI 以低信号为主,视囊内容物不同可略有提高;$T_2$WI 信号为中等偏高,也可为斑驳状(图 5-3-8、图 5-3-9)。

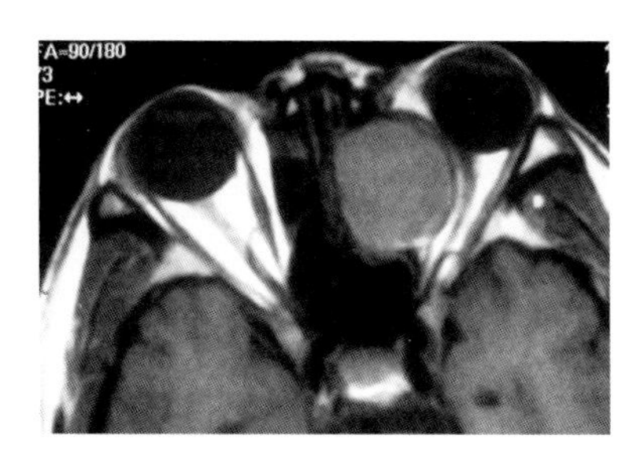

**图 5-3-8　鼻窦黏液囊肿 MR $T_1$ 像**

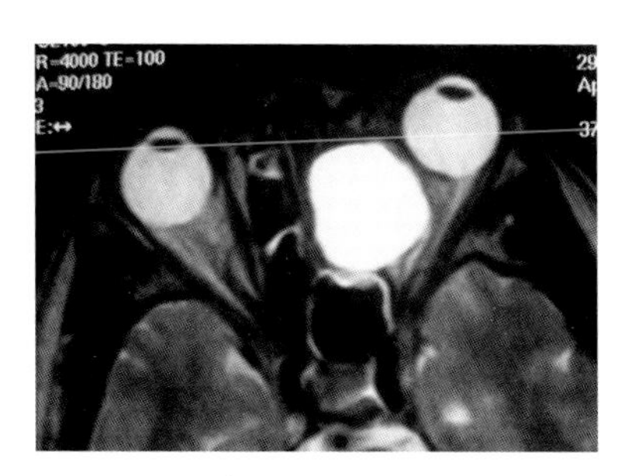

**图 5-3-9　鼻窦黏液囊肿 MR $T_2$ 像**

# 第四节 眼眶肿瘤

## 一、视神经胶质瘤

【临床概述】

视神经胶质瘤（optic nerve glioma）是发生于视神经内胶质细胞的肿瘤，组织学上为星形胶质细胞瘤。临床表现是视力下降，但由于本病多发生于儿童，常不引起注意。甚至由于视力极差，出现失用性斜视或眼球突出才引起家长的注意。肿瘤蔓延至视交叉，可致对侧视野缺失。临床体征尚有眼球突出和视乳头水肿或萎缩（图 5-4-1）。随着肿瘤生长，眼球突出为无痛性和渐进性。

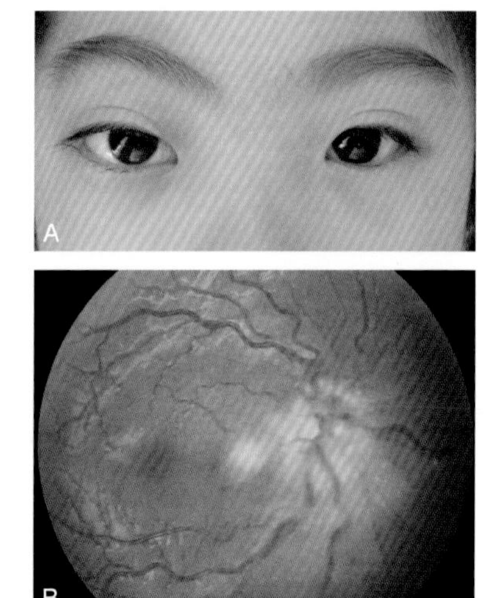


**图 5-4-1 视神经胶质瘤**

A. 视神经胶质瘤眼球突出；B. 视乳头萎缩。

【超声表现】

A 型超声:可见肌肉圆锥内病变,回声波峰少而低,波峰连线与基线呈锐角。

B 型超声:视神经呈梭形肿大,边界清楚,内回声缺乏或较少,轴位扫描不能显示后界,倾斜探头可见后界为中等回声;视盘光斑向前移位,说明存在视乳头水肿,多层面多方向探查可发现突出的视盘光斑与球后肿瘤连为一体;眼球后极部弧度变平(图 5-4-2)。

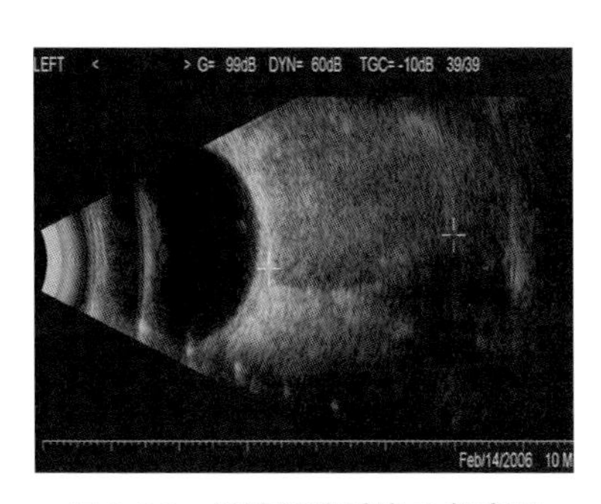


**图 5-4-2 视神经胶质瘤 B 超表现**

CDI:彩色多普勒超声可显示肿瘤彩色血流信号,为动脉性频谱(图 5-4-3)。

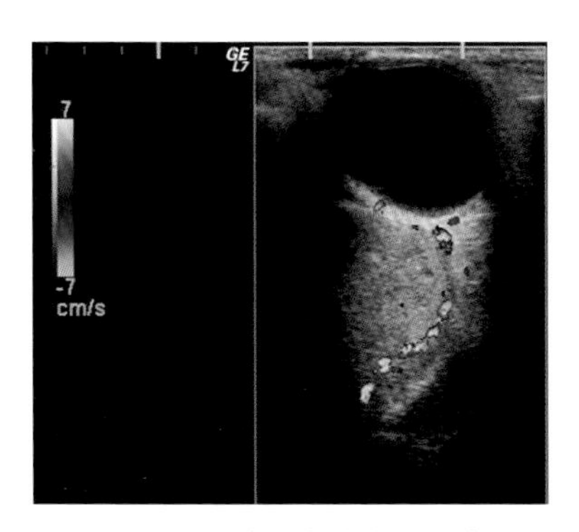


**图 5-4-3 视神经胶质瘤 CDI 表现**

【其他影像表现】

X 线检查：可显示一侧视神经孔扩大，呈圆形，边缘锐利圆滑，完整而无破坏。

CT：CT 是诊断视神经胶质瘤的最主要方法，轴位水平像均见神经梭形肿大，但对称的梭形并不常见，往往是前端粗、后端细的圆锥体形肿大，或坛形肿大。肿瘤边界锐利清晰，内密度均质，注射阳性对比剂有轻度强化。如肿瘤内液化腔在软组织影像内为一低密度区（图 5-4-4）。

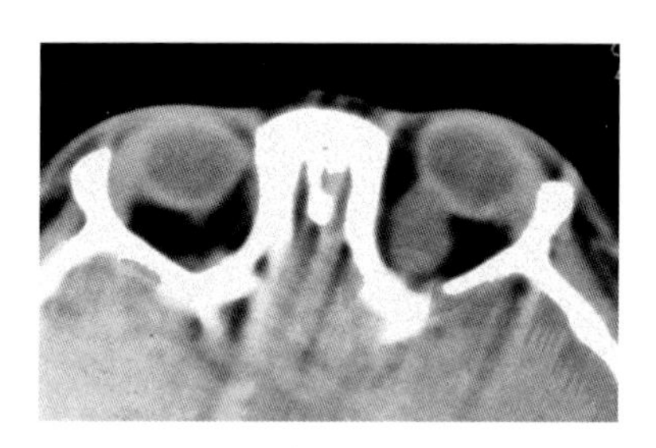

图 5-4-4　视神经胶质瘤 CT 表现

MRI：视神经胶质瘤也是 MRI 最好的适应证，特别是显示肿瘤眶颅沟通则更为清晰。肿瘤的位置形态同 CT，其中 $T_1$WI 为中信号强度（图 5-4-5），$T_2$WI 为高信号强度（图 5-4-6）。CT 所显示的梭形肿瘤包括了真正的肿瘤细胞、脑膜和增殖的脑膜细胞。MRI 则不同，$T_2$WI 图像，脑膜和其增生的细胞为中信号

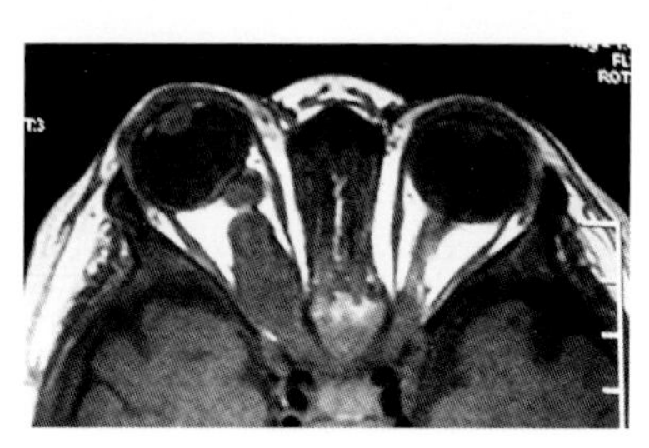

图 5-4-5　视神经胶质瘤 MR $T_1$ 像

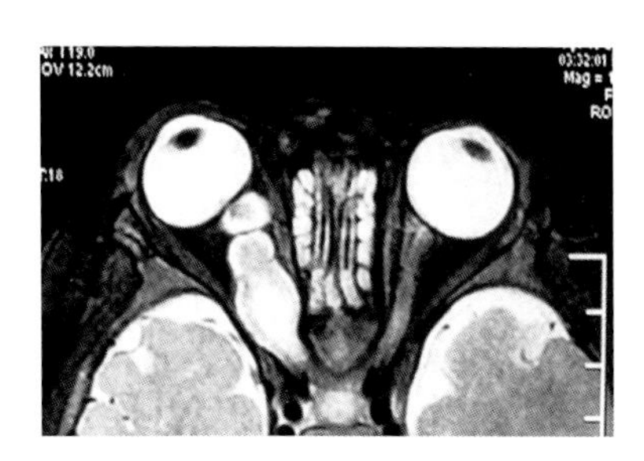

图 5-4-6　视神经胶质瘤 MR $T_2$ 像

或低信号强度，只有真正的肿瘤才显示为高信号强度，因此可更精确地显示肿瘤位置、形状、边界，肿瘤实质和范围，可直接观察到眶内、管内和颅内段视神经。利用顺磁剂 Gd-DTPA 和脂肪抑制技术，$T_1$WI 显示肿瘤更清楚。

## 二、视神经脑膜瘤

【临床概述】

脑膜瘤（meningioma）是脑膜细胞的肿瘤，侵犯范围较广，易于向骨管、骨裂隙和骨壁内蔓延，手术切除后常有复发。视神经表面被覆脑膜，原发于此的称为视神经脑膜瘤（optic meningioma）。

视神经脑膜瘤常有以下临床表现：早期视力减退，眼球突出，眼球运动受限，视乳头水肿或萎缩，多发生于女性。视力严重减退是视神经脑膜瘤较早的症状之一，常误诊为球后视神经炎。

【超声表现】

B 型超声：显示视神经增粗，扇形扫描视神经前端角度加宽，边界清楚，内回声较少，而衰减明显，后界常不能显示或回声微弱。肿瘤内偶见强回声斑点，表示钙斑反射，此点在其他肿瘤内少见（图 5-4-7）。

CDI：彩色多普勒超声显像可见肿瘤内有丰富的动静脉血流信号（图 5-4-8）。

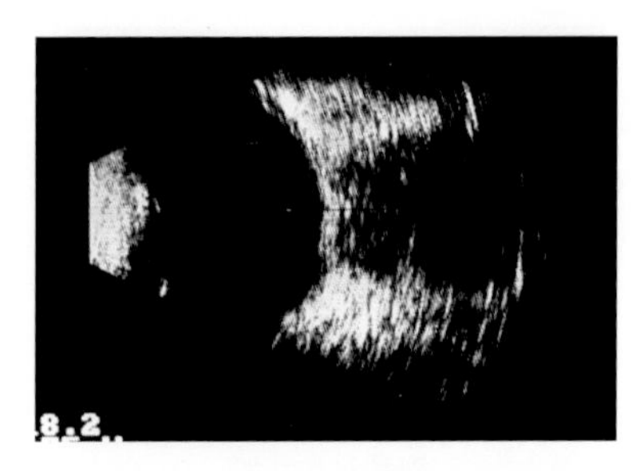

图 5-4-7　视神经脑膜瘤 B 超表现

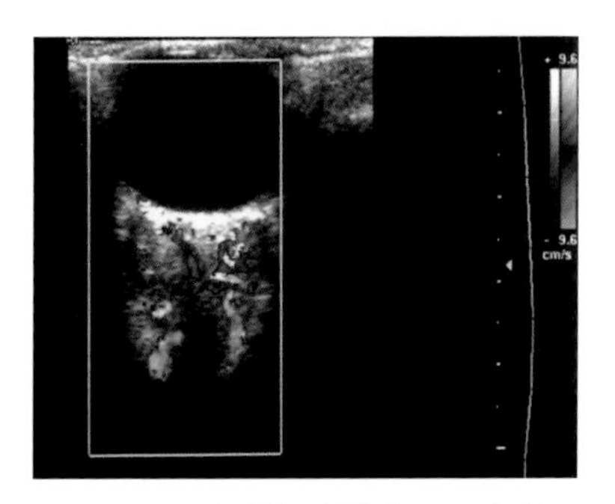

图 5-4-8　视神经脑膜瘤 CDI 表现

【其他影像表现】

X 线检查：如肿瘤向颅内蔓延，可使视神经管扩大（图 5-4-9）。

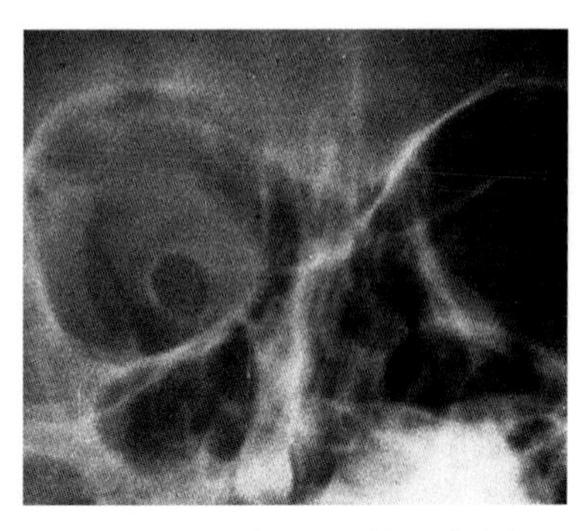

图 5-4-9　X 线显示视神经孔扩大

CT：视神经呈管状、梭形或锥形增粗（图 5-4-10）。内密度均质，中度强化。但当肿瘤穿过硬脑膜之后，因缺乏包膜，图像上肿瘤的边界可不整齐。肿瘤增大可占据全部眶尖或全眶区，呈圆锥形，很难辨别视神经。利用薄体层水平像可见铁轨样改变，即粗大的视神经两侧为高密度条影，如同车轨样，为肿瘤区；中央低密度条纹为萎缩的视神经纤维区。肿瘤内可见不规则钙化斑，有时呈现袖套样钙化，是视神经脑膜瘤特有的一种 CT 征象。

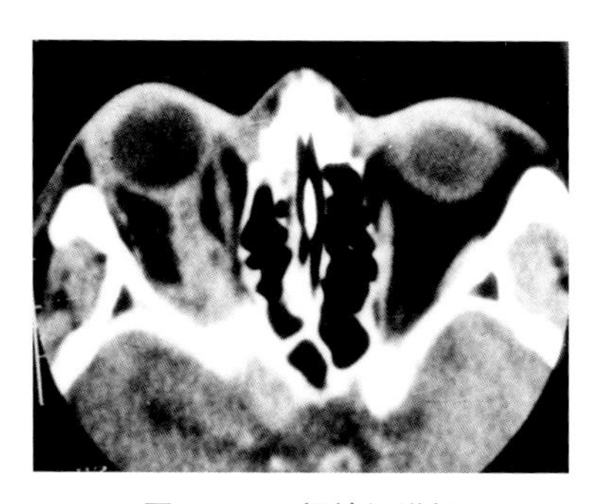

图 5-4-10　视神经增粗

MRI：肿瘤的空间位置同 CT 表现，可见强化。其中 $T_1WI$ 显示中等低信号强度，$T_2WI$ 显示为高信号，但位于硬脑膜内的肿瘤 $T_2WI$ 仍属中信号强度（图 5-4-11）。由于缺乏骨信号及伪影，可显示视神经管内状况及颅内蔓延。

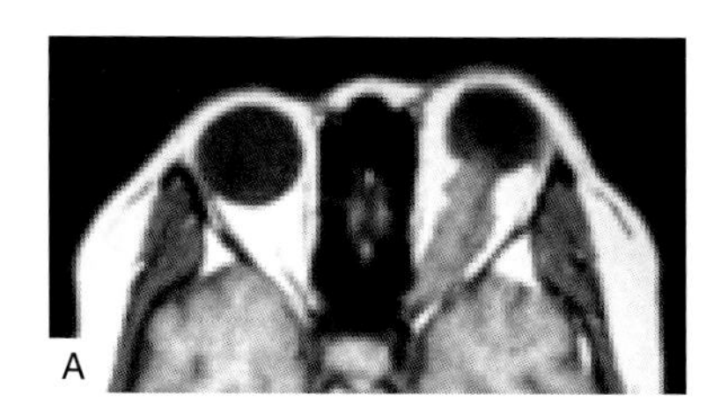


图 5-4-11　视神经脑膜瘤

A. MR $T_1$；

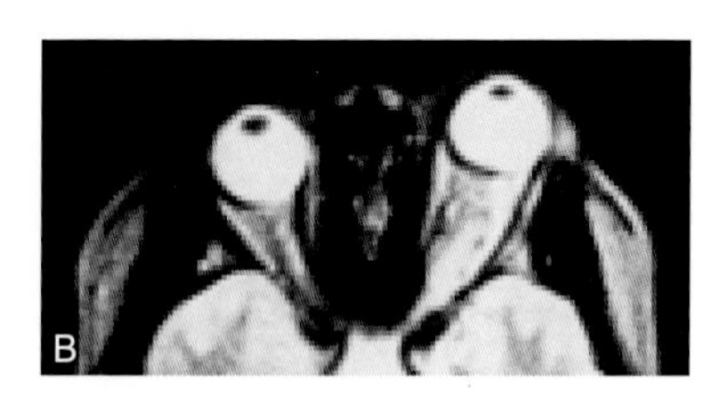


图 5-4-11（续）
B. MR $T_2$。

## 三、神经鞘瘤

【临床概述】

神经鞘瘤（neurilemmoma）是神经鞘细胞形成的肿瘤，神经鞘细胞亦名雪旺细胞，故又名雪旺细胞瘤。慢性进展性眼球突出是就诊的主要原因（图 5-4-12）。位于眶缘者可扪及肿物，表面光滑，中等硬度，实体性或稍有囊性感。起源于感觉神经者可有触痛。

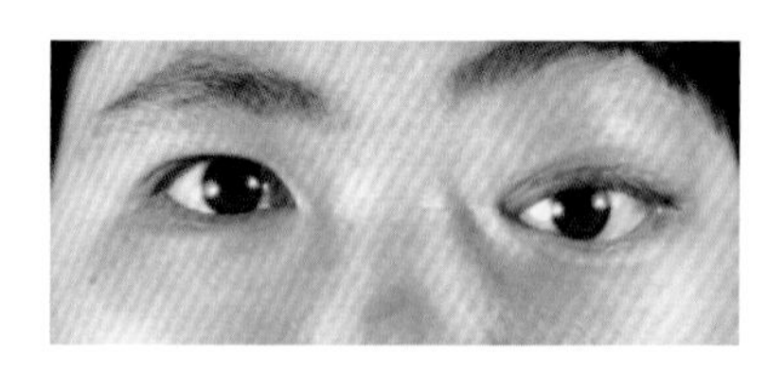

图 5-4-12　神经鞘瘤眼球突出

【超声表现】

A 型超声：肿瘤回声较少，可见间断低小的回声波。

B 型超声：肿瘤多为类圆形、椭圆形或有突起的不规则形状病变，边界光滑，由于肿瘤有完整的包膜，显示肿瘤周围低回声间隙，我们称之为“肿瘤晕”。肿瘤的内回声较少且弱，偶见中等回声者。有些肿瘤内可见液性暗区，暗区中可见间隔，声衰减较少（图 5-4-13）。

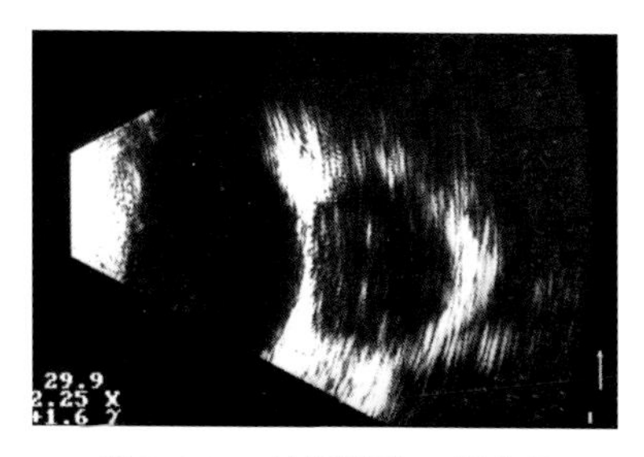


图 5-4-13　神经鞘瘤 B 超表现

CDI：彩色多普勒超声显像可见肿瘤内有丰富的红、蓝相间血流，也有些病例肿瘤内的血流信号较少（图 5-4-14）。

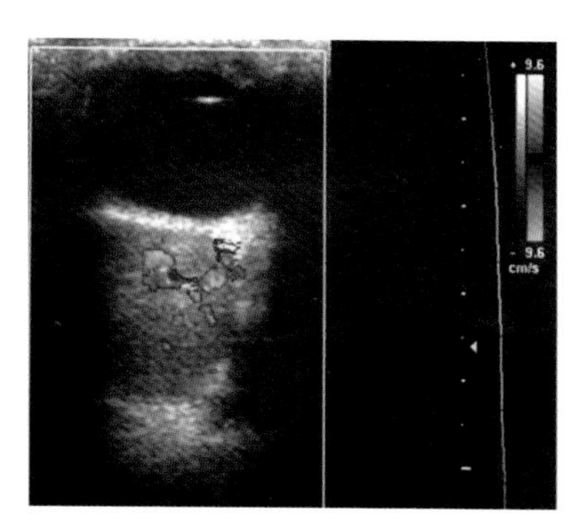


图 5-4-14　神经鞘瘤 CDI 表现

【其他影像表现】

CT：CT 对神经鞘瘤有较好的揭示率，可显示病变位置、范围、形状、密度，并可显示继发改变。可为类圆形或椭圆形病变，也可呈长条状或长椭圆形、葫芦形及梭形等（图 5-4-15）。边界清楚，密度均质，如形成液化，其中的液性部分密度较低，显示为高密度病变内有不规则低密度区。神经鞘瘤多经眶上裂向颅内蔓延，则可出现眶上裂扩大，眶上裂外缘向前、向后翘，两端之间弧形弯曲，而肿瘤的颅内部分与正常脑密度接近，不易分辨，应行 MRI 检查。

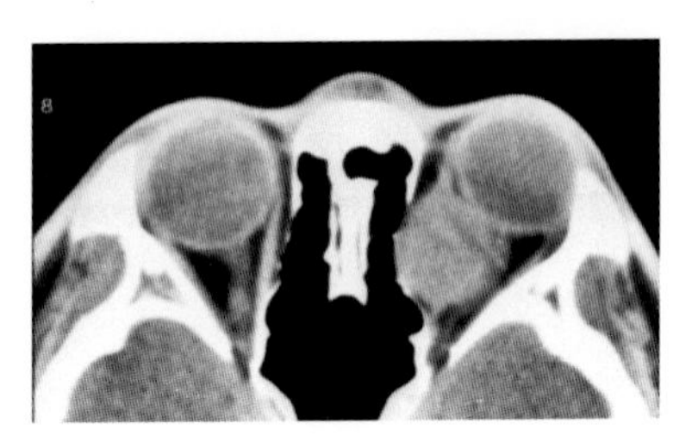

**图 5-4-15 神经鞘瘤 CT 表现**

MRI：磁共振成像显示神经鞘瘤的位置、形状、边界、继发改变与 CT 类同，肿瘤 $T_1$WI 呈中低信号强度，$T_2$WI 为高信号强度或中高信号（图 5-4-16）；可明确显示肿瘤与视神经、眼外肌和眶上裂的关系；当肿瘤向颅内蔓延时，即使不用强化技术，颅内部分肿瘤也显示较清楚（图 5-4-17）。

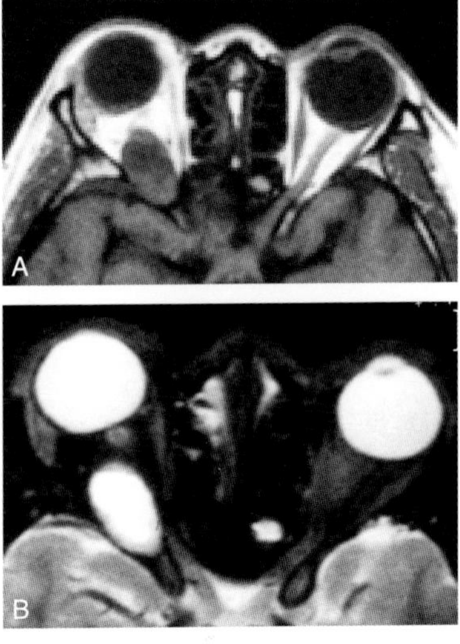


**图 5-4-16 神经鞘瘤**

A. MR $T_1$；B. MR $T_2$。

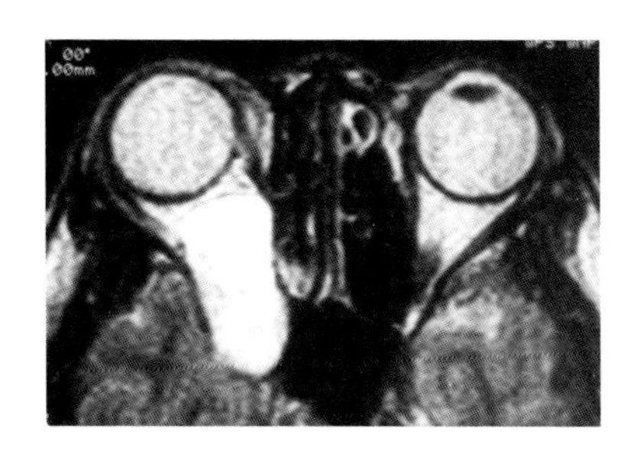

图 5-4-17　眼眶神经鞘瘤颅内蔓延 MR $T_2$ 像

## 四、横纹肌肉瘤

【临床概述】

横纹肌肉瘤好发于儿童，7 岁以下多见。典型的症状是发生较快的眼球突出和眶部肿块。肿瘤多见于眶上部，眼球突出伴随眼球向下移位，上睑前隆，可遮盖眼球。肿瘤也可位于眶下部或眼球后。由于肿瘤生长快，不少患者来诊时眼球已突出于眼眶之外，伴有睑裂不能闭合，结膜水肿充血、坏死和结痂。角膜完全暴露，皮肤发热充血，类似眶蜂窝织炎（图 5-4-18）。

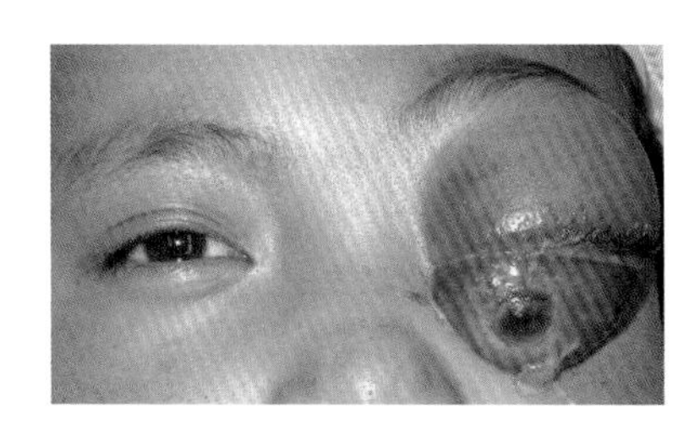

图 5-4-18　横纹肌肉瘤眼球突出

【超声表现】

A 型超声：肿瘤回声极少，多为无回声平段，也可见少许低矮回声。

B型超声：显示肿瘤为形状不规则的低回声区或无回声区，声衰减不显著，显示后界较清楚。用探头压迫眼球病变图像不变形，表示为实体性病变，如有瘤体内液化可见轻度可压缩性（图5-4-19）。

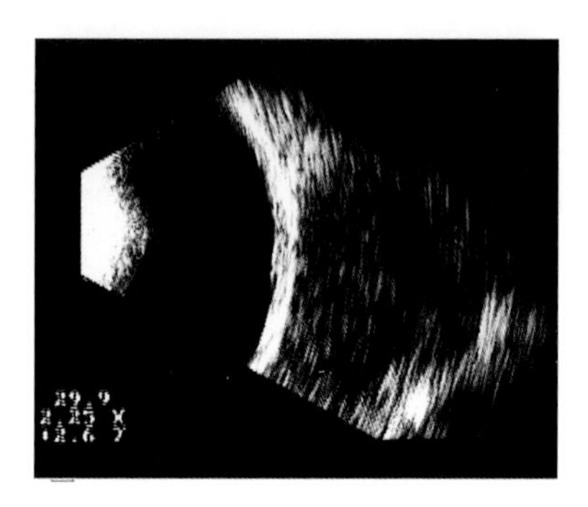

**图5-4-19　眼眶横纹肌肉瘤B超表现**

CDI：彩色多普勒超声，在肿瘤内可发现丰富的彩色血流，呈动脉频谱血流，流速较快（图5-4-20）。

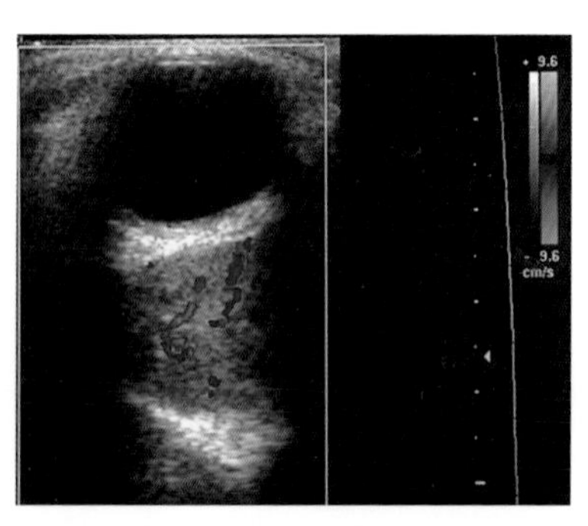


**图5-4-20　横纹肌肉瘤CDI表现**

【其他影像表现】

X线显示：可发现眼眶密度增高。眶压增高也可引起眶内容积扩大，并可发现骨破坏。

CT：肿瘤为高密度占位病变，均质，当肿瘤内部坏死时，可不均质。病变边界不清，浸润生长，病变接触眼球时与眼球呈铸造状。可见明显的强化。侵犯眼外肌或压迫影响静脉回流可致眼外肌增厚。多数有眶骨破坏，肿瘤可向鼻窦或颅内蔓延（图 5-4-21）。

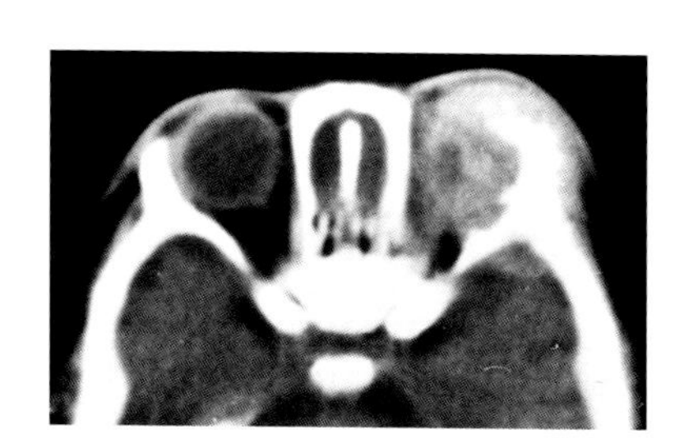

图 5-4-21 横纹肌肉瘤 CT 表现

MRI：检查显示肿瘤的位置、形状及边界同 CT，强化明显。在 $T_1$WI 肿瘤显示为中等或中等偏低信号，$T_2$WI 为高信号。肿瘤内有坏死腔和出血腔时则信号与实质区不一致。根据出血或液化时间不同，瘤体内的信号可表现为斑驳状。

# 第五节 眼眶血管性病变

## 一、眼眶毛细血管瘤

【临床概述】

毛细血管瘤（orbital capillary hemangioma）多见于 1 岁以内的婴幼儿，故又名婴儿型血管瘤（infantile hemangioma）。有自发消退倾向。肿瘤多累及眼睑皮下，形状不规则，边界清楚，稍隆起，鲜艳的深红色，病变较小者仅呈点状，大者可波及全眼睑及颜面部（图 5-5-1）。以手指压迫可褪色，手指离去后又恢复红色。轻度擦伤和搔抓可引起出血。

深部的毛细血管瘤可侵犯眼睑深层及眶隔之后，多发生于上睑内侧，局部肥厚或扁平隆起，皮肤或结膜可透见紫蓝色肿物，哭闹时肿物增大。肿瘤侵犯全眼睑，肥厚肿大的上睑下垂遮盖瞳孔，影响视觉发育，如不及时治疗，可引起弱视和斜视。位于球后者引起眼球突出。

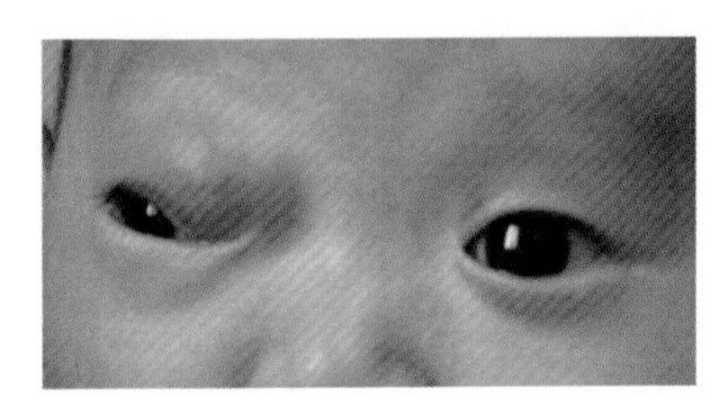

**图 5-5-1　毛细血管瘤外观表现**

【超声表现】

超声检查主要适用于深部或眶内病变。

A 型超声：表现为回声的波峰不等，强弱不均。

B 型超声：显示病变形状不规则，边界不清楚，内回声多少不等，强弱不等，具有可压缩性。

CDI：彩色多普勒超声显示弥漫的彩色血流及快速流动的动脉频谱图（图 5-5-2）。

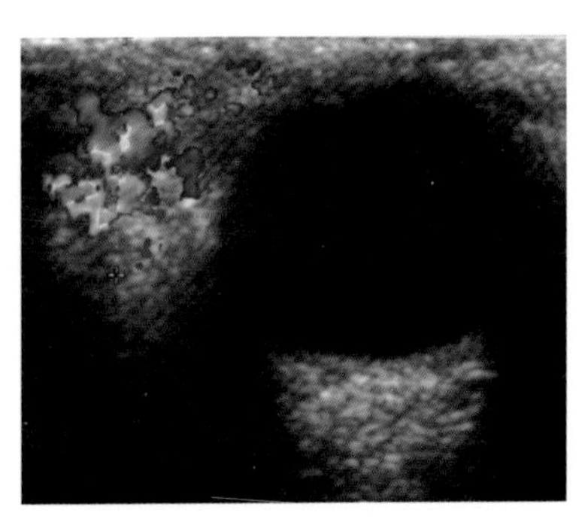

**图 5-5-2　毛细血管瘤 CDI**

显示病变为弥漫的红蓝彩色血流信号。

【其他影像表现】

CT：显示眼睑组织增厚和密度增高，病变轮廓清楚，形状不规则，眶内病变的密度高于眶脂肪，与眼外肌和眼球的分界不清，有时呈铸造状（图 5-5-3）。

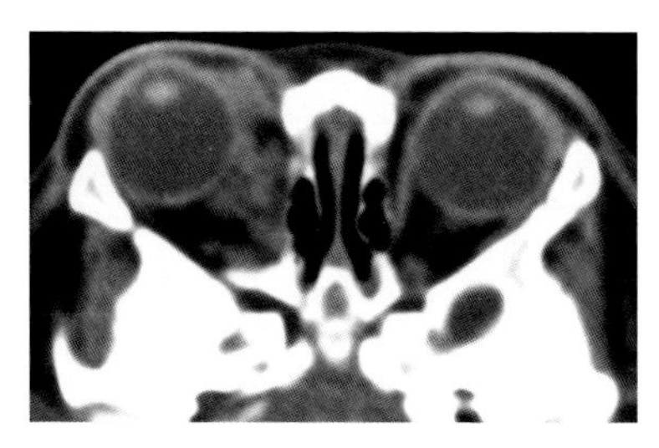

**图 5-5-3　CT 显示眶内高密度不规则病变**

MRI：病变的位置形态同 CT，其中 $T_1WI$ 病变显示为中低信号，$T_2WI$ 为中高信号，有时在中高信号区内偶有无信号条纹，表现为信号混杂或斑驳状（图 5-5-4）。

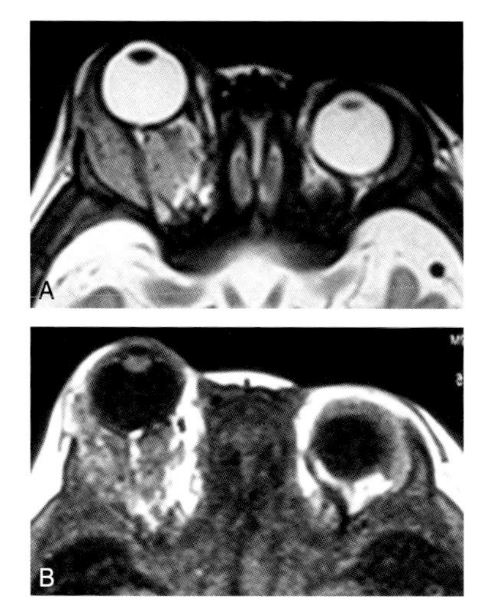


**图 5-5-4　毛细血管瘤**

A. MR $T_2$；B. MR $T_1$。

## 二、眼眶海绵状血管瘤

【临床概述】

海绵状血管瘤（orbital cavernous hemangioma）是成年人最常见的眶内原发肿瘤。偶见两侧眶或一眶多瘤。眼球突出是常见的临床体征，多为缓慢、渐进性眼球突出；如果肿瘤原发于眶尖，压迫视神经即可早期出现视力下降。

【超声表现】

A型超声：肿物边界清楚，内回声波峰较高，可达到组织灵敏度的90%，是眶内肿瘤中反射性最高的一种。肿瘤内波峰顶连线与基线夹角<45°（图5-5-5）。

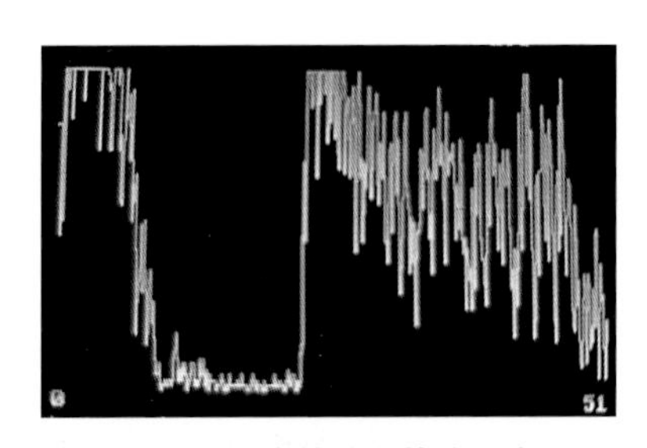


**图5-5-5　海绵状血管瘤A超**

B型超声：具有独特的声像图，病变呈圆形或椭圆形，有"肿瘤晕"，边界清楚，圆滑，内回声多而强，且分布均匀，中等度声衰减，以探头压迫眼球，可见肿瘤轴径缩短，即压迫变形（图5-5-6）。

CDI：彩色多普勒超声探查多数病例肿瘤内缺乏彩色血流，这是由于血液流动较慢，未达到显示阈的缘故；但约有20%的病例可见彩色血流，临床医生应予以注意。在反复压迫眼球探查时，偶见红蓝血流信号交替出现的现象（图5-5-7）。

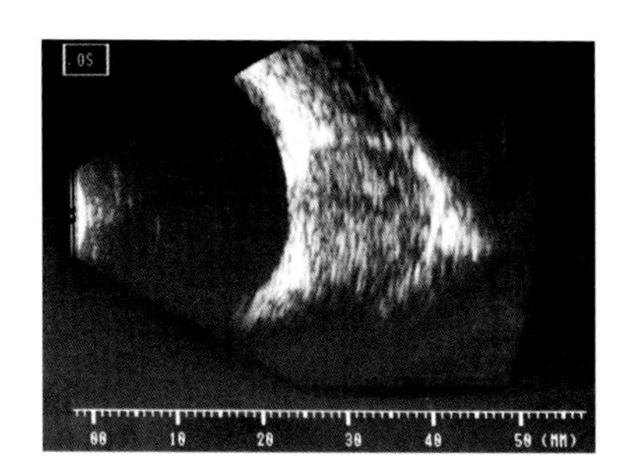

图 5-5-6　海绵状血管瘤 B 超表现

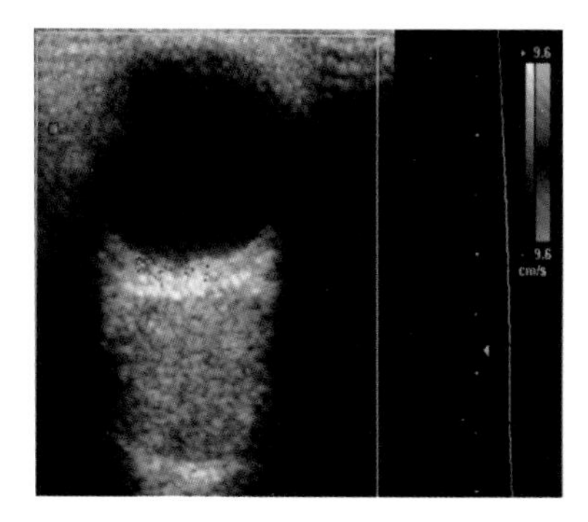

图 5-5-7　海绵状血管瘤 CDI 表现

【其他影像表现】

CT：肿瘤多位于肌肉圆锥内，肿瘤压迫可致视神经移位。肿瘤呈类圆形，边界清楚，圆滑，内密度均质，CT 值一般 >+55H，密度高于邻近软组织。注射对比剂后强化明显，增强值 >25H，呈一致性或不均匀增强；多数病例眶腔扩大。原发于眶中部的海绵状血管瘤眶尖保留一个三角形透明区，起源于眶尖或肿瘤生长向后蔓延者往往缺乏三角形透明区，提示前者多与正常组织粘连较轻，后者粘连较重，可根据对粘连程度的估计选择手术进路（图 5-5-8、图 5-5-9）。

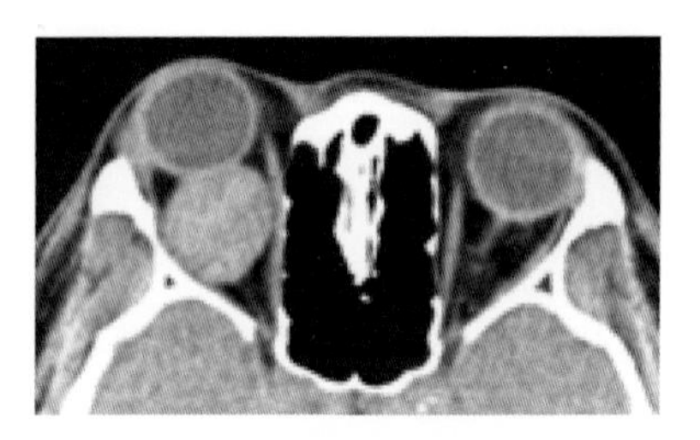

图 5-5-8　海绵状血管瘤 CT
眶尖可见透明三角区

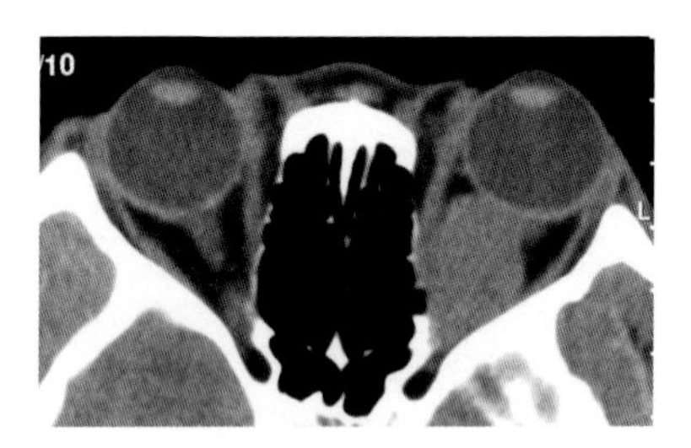


图 5-5-9　海绵状血管瘤 CT
眶尖不可见透明三角区

MRI：显示肿瘤的位置、范围、边界和周围结构的关系方面同 CT，在 $T_1$WI 肿瘤为中等强度信号，信号强度低于脂肪，与眼外肌相似，比玻璃体高。在 $T_2$WI 肿瘤为高信号，注射 Gd-DTPA 后可见信号明显增高（图 5-5-10、图 5-5-11）。

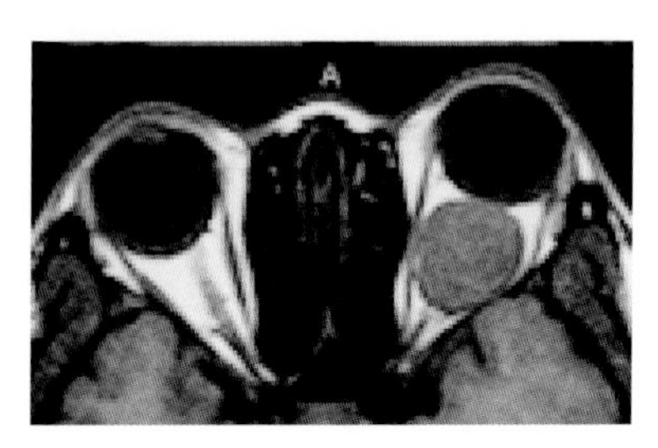


图 5-5-10　海绵状血管瘤 MR $T_1$ 像

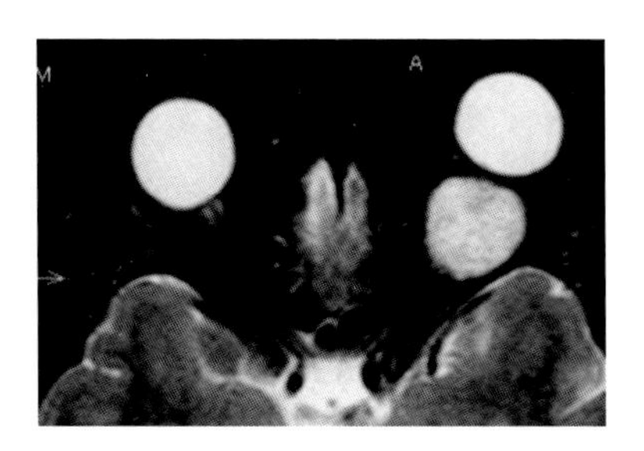

图 5-5-11 海绵状血管瘤 MR $T_2$ 像

## 三、眼眶静脉性血管瘤

【临床概述】

静脉性血管瘤（orbital venous hemangioma）在病理组织结构属于不可扩张性静脉血管畸形，是青少年时期最常见的眶内血管性病变。发病年龄早于海绵状血管瘤，而晚于毛细血管瘤。眼部表现多为缓慢性眼球突出，有一定的体位性，低头或压迫颈内静脉时，眼球突出加重，站立时眼球突出度可减轻，但仍比对侧眼隆起（图 5-5-12）。静脉性血管瘤有时眼球突出突然增加，甚至眼球突出睑裂外，伴有球结膜水肿和充血。这是由于肿瘤内出血所致。

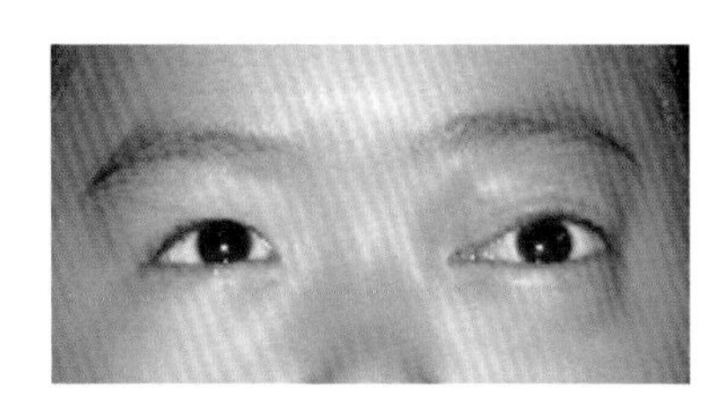

图 5-5-12 眼眶静脉性血管瘤外观像

【超声表现】

A 型超声：显示为高低不等的回声内有小平段，平段表示积血区(图 5-5-13)。

B 型超声:病变形状不规则,内回声多少不等,可见多个管状或片状无回声区。这些无回声区,代表扩张的静脉或肿物内血肿。探头压迫眼球,压力传递至肿瘤,则无回声区闭锁或变形。闭锁区表示扩张血管,变形区表示出血(图 5-5-14)。

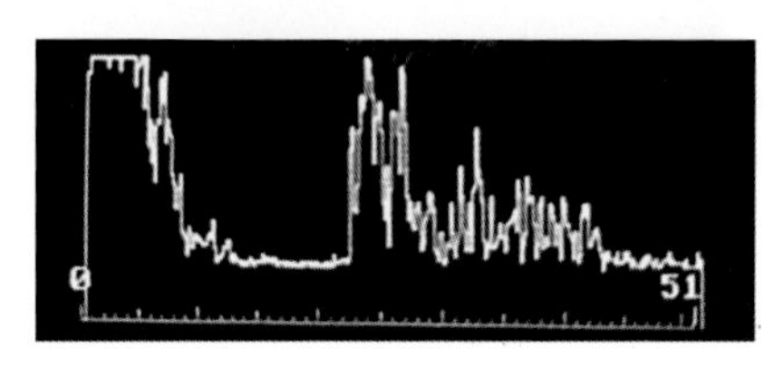


**图 5-5-13　静脉性血管瘤 B 超**

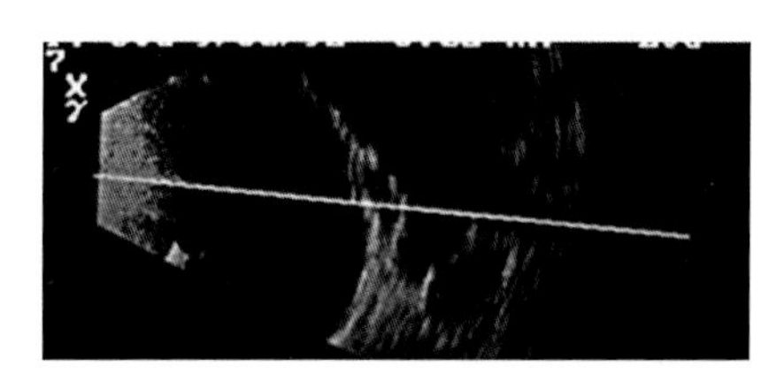

**图 5-5-14　静脉性血管瘤 A 超**

CDI:彩色多普勒超声不能显示或显示较少彩色血流;脉冲多普勒超声不出现波峰,频谱平行于基线,表示为静脉血流,此与海绵状血管瘤一致(图 5-5-15)。眶内静脉性血管瘤有时发展较快,特别当肿瘤内出血时,眼球突出可突然增加,应与发生于儿童时期的横纹肌肉瘤和炎性假瘤相鉴别,此二者 B 超检查均为弱回声性,内部缺乏管腔状无回声区;彩色多普勒超声均显示丰富的彩色血流和动脉性频谱;而静脉性血管瘤可见管状无回声区,且可受压闭锁,无或少有彩色血流,为静脉性频谱。

【其他影像表现】

X 线检查:发病年龄较小的患者,眶骨正在发育时期,常引起患侧眶容积扩大，病程较长者也可表现眶腔扩大，这种眶腔扩大是非特异性的，如伴有静脉石，对于诊断则有较大意义。

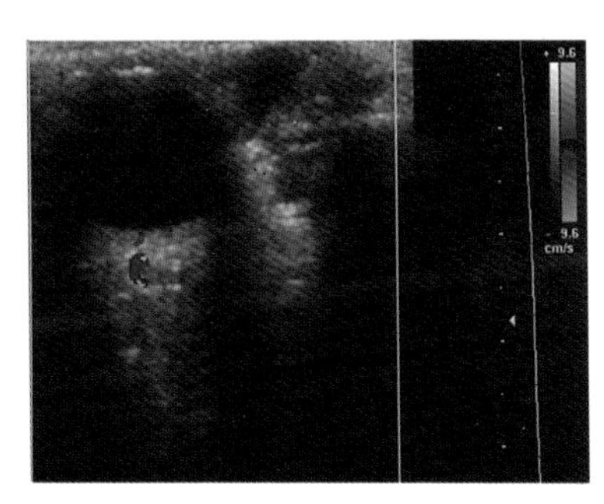

**图 5-5-15　静脉性血管瘤 CDI 表现**

CT：CT 显示肿瘤更为清晰。为形状不甚规则、边界不清或不圆滑的占位病变，内密度均质或不均质，阳性对比剂强化比较明显。有些病例可发现单个或多个静脉石。多数病变沿眼球壁扩展，如有出血，肿瘤与眼球壁密度接近，呈铸造样外观。肿瘤也可向后蔓延，通过眶上裂至颅中凹（图 5-5-16）。

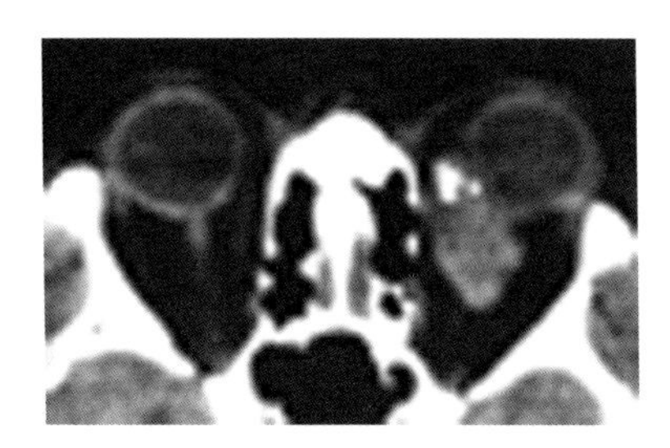

**图 5-5-16　静脉性血管瘤 CT 表现**

MRI：显示肿瘤的位置、形状、边界和范围与 CT 相同，$T_1$WI 信号强度中等，低于眶内脂肪，接近于眼外肌和视神经。$T_2$WI 信号强度增高，为高信号，明显高于眶内脂肪。

## 四、眼眶静脉曲张

【临床概述】

眼眶静脉曲张（orbital varix）属于眼眶血管发育畸形，病理上表现为可扩张性静脉血管畸形。多青少年发病，由于病程相对长，眼部症状逐步加重，因而临床上该症就诊患者可见各个年龄段。主要特征是体位性眼球突出。患者直立体位时眼球凹陷（图 5-5-17），头低位时眼球突出（图 5-5-18），伴有眼眶胀感或胀痛。当曲张的血管破裂出血或导血管血栓形成，将出现不可还纳的眼球突出，致使眶内压增高，视力损伤。

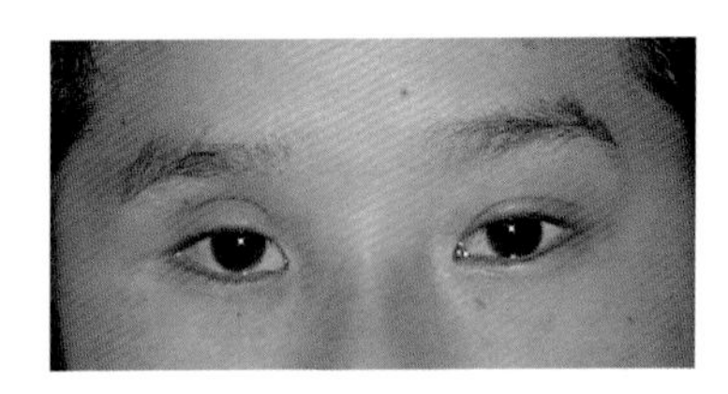

**图 5-5-17　右眼球凹陷**

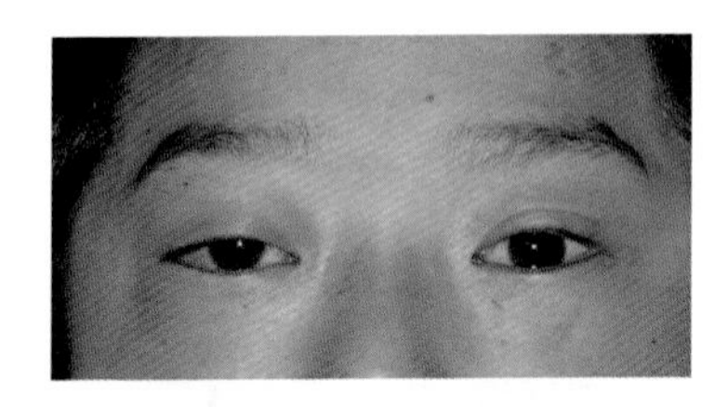

**图 5-5-18　右眼球突出**

【超声表现】

A 型超声：正常体位或平卧位时，在眶脂肪体中可见低回声波峰或无回声平段，压迫颈静脉时可见低回声区扩大，解除加压后低回声区缩小。

B 型超声：正常体位或平卧位时，可见眶内低回声病变或无回声透声腔，形状为片状、条状或不规则形，当向颈静脉加压时，病变的范围加大，形状改变，伴眼球突出。解除加压病变恢复原状。病变具有可压缩性（图 5-5-19）。

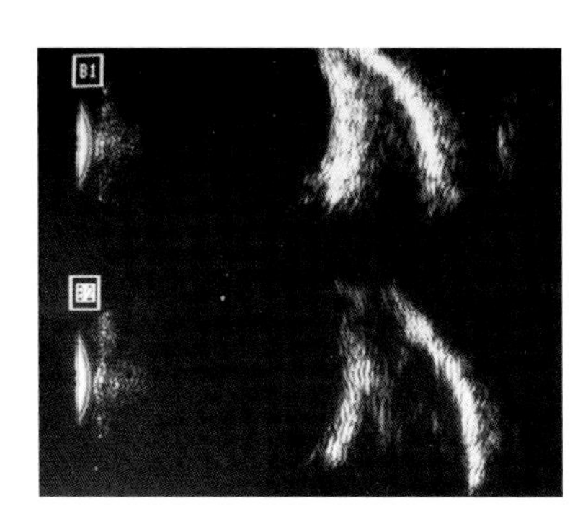


**图 5-5-19　眼眶静脉曲张 B 超**

CDI：彩色多普勒超声显像可无血流信号或少量静脉血流信号，当畸形的导血管较粗大，血流速度达到阈值时，也可见背向探头的蓝色血流信号。当颈部加压较快，眼突较快速时，偶可见到红蓝相间血流信号。

【其他影像表现】

CT：正常体位多数患者可见眶脂体内软组织密度影像，可为片状、条状或不规则形，病变与眼球壁接触时多边界不清。颈部加压扫描病变范围明显扩大，伴眼球突出。多数病变内可见高密度数量不等的静脉石（图 5-5-20、图 5-5-21）。

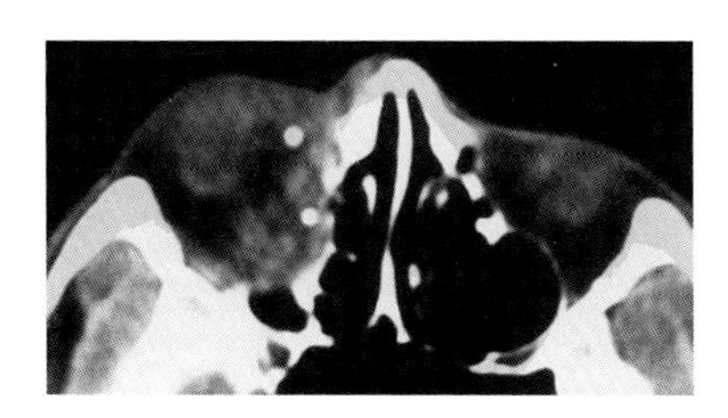

**图 5-5-20　静脉曲张 CT 表现**

眶内不规则的高密度病变可见点状静脉石骨性密度影。

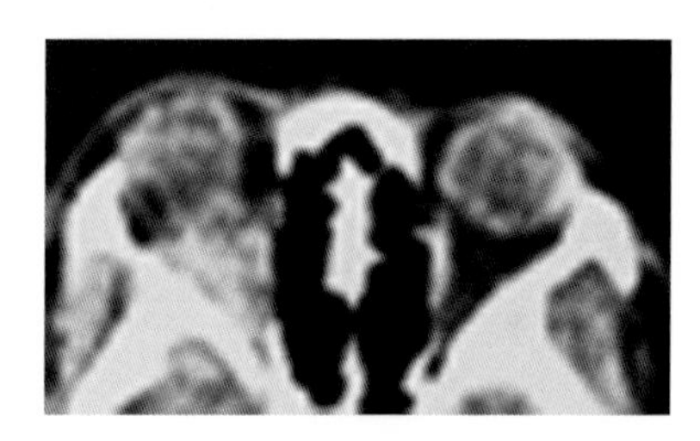

**图 5-5-21　静脉曲张 CT 表现**

颈部加压后可见病变增大。

MRI：病变的位置、形态同 CT 征象。其中 $T_1$WI 为中低信号，$T_2$WI 为中高信号。病变内的静脉石无信号（图 5-5-22、图 5-5-23）。

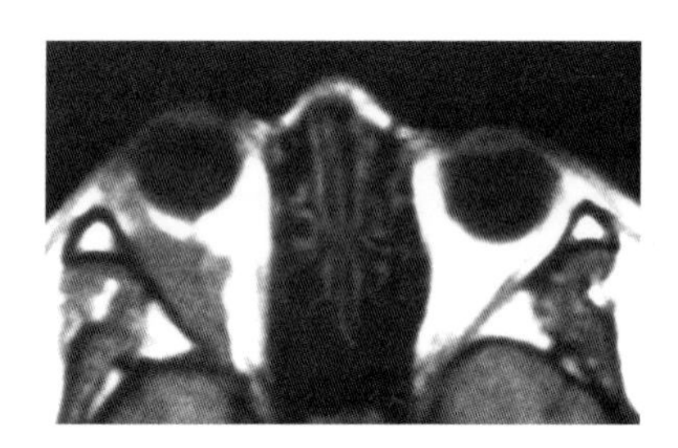

**图 5-5-22　静脉曲张 MR $T_1$ 像**

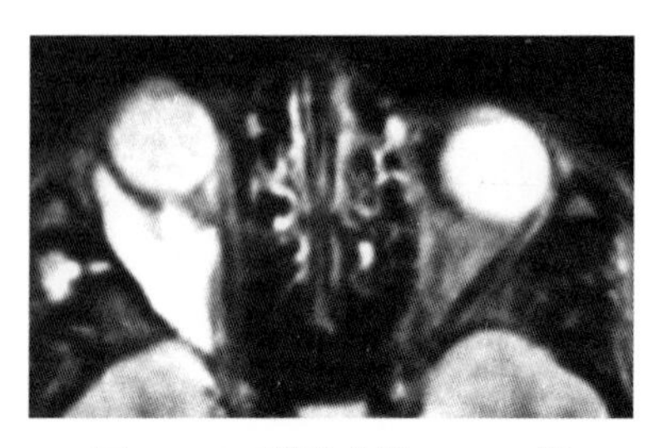

**图 5-5-23　静脉曲张 MR $T_2$ 像**

## 五、颈动脉海绵窦瘘

颈动脉 - 海绵窦瘘（carotid-cavernous fistula，CCF）是颈动脉与海绵窦的异常交通而出现一系列临床症状。由于其特殊的解剖结构，海绵窦是全身发生动静脉瘘最多的部位。颈内动脉及其脑膜支从海绵窦内通过，颈外动脉及大脑后动脉也间接与海绵窦联系。颈动脉及其分支与海绵窦直接和间接的异常交通均名颈动脉 - 海绵窦瘘，多因外伤或自发所引起。此为神经外科的疾病，但 80% 以上患者因眼部异常表现首诊于眼科，有时误诊为结膜炎、巩膜炎、炎性假瘤等，在临床工作中需要注意鉴别。

【临床概述】

颈动脉 - 海绵窦瘘多因严重头部外伤引起。在海绵窦段，由于颈内动脉被禁锢在骨膜和脑膜之间，当外伤造成颅底骨折时，易损伤海绵窦内的颈内动脉，使动脉血直接注入海绵窦的静脉腔内。因严重的颅脑损伤，患者多处于昏迷状态，常常忽视眼部情况，患侧眼睑及结膜高度水肿，上睑下垂。三四周后，眼部出现典型临床表现。对于自发性颈动脉 - 海绵窦瘘无法预测其发生的时间，其症状也相对较轻。

由于颈内动脉破裂，动脉血伴随着动脉压直接注入海绵窦，大部分血液逆流进入眼静脉，眶内血液回流受阻，眶脂肪、眼外肌等软组织水肿充血，出现搏动性眼球突出，并可闻及血管杂音。由于眶内静脉压增高，血管增粗，可见结膜下静脉螺丝样扩张（图 5-5-24）。房水静脉压增高，血液逆流，房角镜可见巩膜静脉窦粉红色充血，眼压增高。眼底静脉扩张，轻轻压迫眼球可见静脉搏动，眼动脉压计可测出静脉的收缩压和舒张压。这些临床表现，都是眼眶静脉压增高和静脉动脉化所引起。

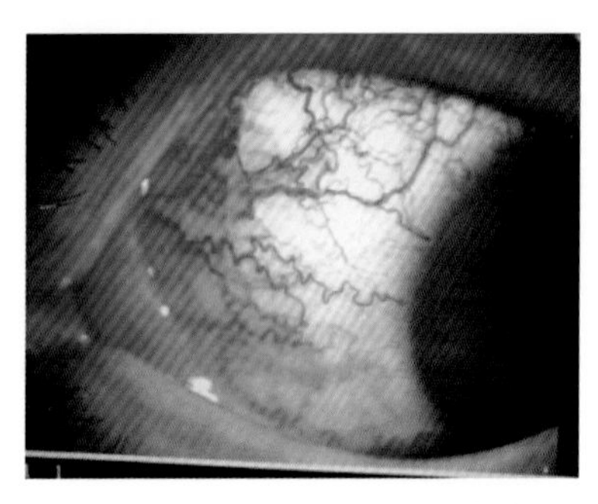

图 5-5-24　颈动脉海绵窦瘘眼部表现

部分患者因眼球的运动神经在海绵窦内受压，出现眼部运动神经第Ⅲ、Ⅳ、Ⅵ对脑神经不全麻痹，出现眼球运动障碍及复视，最常见的是展神经麻痹。

【超声表现】

颈动脉 - 海绵窦瘘有典型的超声影像学表现，应用 B 型超声和彩色多普勒超声检查不但可以确定诊断，而且还可测量其血流量多少。

1. B 型超声检查　正常人仰卧位检查时，超声不能探测到眼上、下静脉；但在发生颈动脉 - 海绵窦瘘或眼眶栓塞性静脉炎时，B 型超声检查可清晰探测到眶内扩张的眼上静脉。将探头置于眼睑中央，在视神经和上直肌之间出现一无回声斑点或管状无回声区，分别为扩张的眼上静脉横切面图像（图 5-5-25A）和纵切面（图 5-5-25B）。所发现的扩大的斑点、管状无回声区均与心脏同步搏动，说明该静脉已动脉化。探头轻压眼球，压力传递至眼上静脉，斑状或管状无回声区逐渐变窄，当压力达到收缩压时，无回声区闭锁。

2. 彩色多普勒超声　首先进行 B 型超声探查，显示扩张的眼上静脉后，启动彩色多普勒超声血流显像。在颈动脉 - 海绵窦瘘，眼上静脉内血液向前流动，显示为红色血流信号，随着心搏闪烁。由于血管内存在涡流，在红色信号中常混有蓝色血流（图 5-5-26A）。眶内静脉缺乏静脉瓣，无明显阻力，脉冲多普勒超声显示为高速低阻动脉血流频谱(图 5-5-26B)。根据血流宽度和速度,判断血流量,确定低流瘘或高流瘘。前者多发生于硬脑膜动脉及分支自发破裂,与海绵窦交通,即为硬脑膜-海绵窦瘘,后者多为外伤性颈内动脉海绵窦直接交通,即为颈内动脉-海绵窦瘘。

【其他影像表现】

临床检查发现结膜下静脉螺丝样扩张,超声探查眼上静脉增粗,除颈动脉-海绵窦瘘之外,还可见于眶内栓塞性静脉炎和眶内肿瘤动静脉直接交通,应注意鉴别。

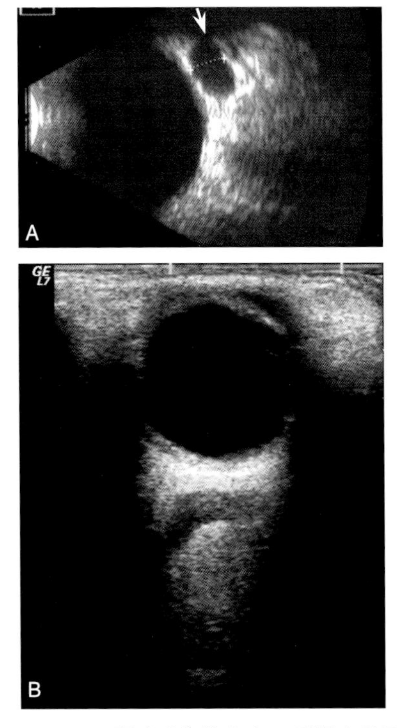


**图 5-5-25 颈动脉海绵窦瘘 B 型超声显示眼上静脉扩张,其内缺乏回声**

A. 眼上静脉横切面(箭头);B. 眼上静脉纵切面。

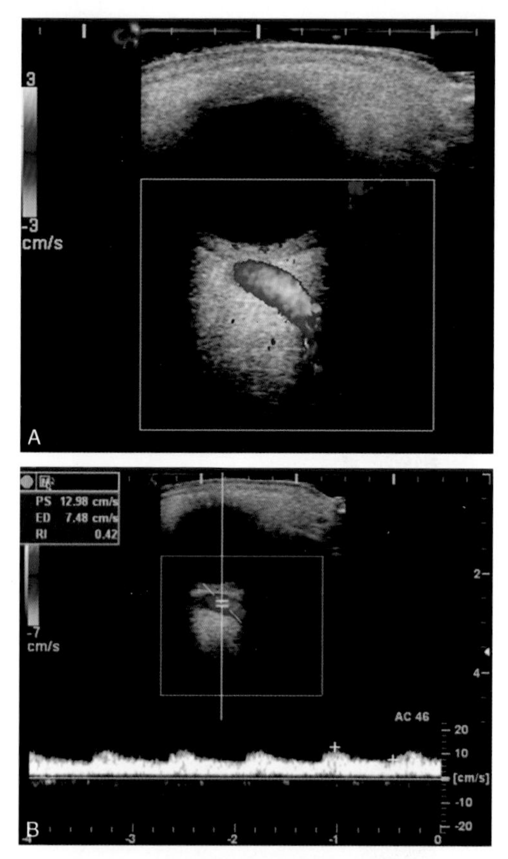


**图 5-5-26　颈动脉海绵窦瘘彩色多普勒超声**

A. 血流显像：眼上静脉内红色血流；B. 血流频谱：高流低阻动脉血流。

由于颈动脉 - 海绵窦段位置深在，超声波检查探测深度有限，对于发现上述异常的患者需要进行 CT、MRI 和磁共振血管造影（magnetic resonance angiography，MRA）检查，及时发现眼部和颅内病变。这些技术各有所长，超声检查最为简单可靠，可作为筛选，其他方法作为补充，对于颈动脉-海绵窦瘘应用数字减影血管造影（digital subtraction angiography, DSA）是最可靠的手段，是该病诊断的金标准。

1. CT　CT 既能观察眶内结构，又能显示颅内情况。颈动脉-海绵窦瘘可发现以下改变：可显示扩大的海绵窦和扩张的眼上静脉（图 5-5-27），眼外肌肥大及视神经增粗以及颅脑外伤的其他表现，如骨折、硬膜下血肿等。以上改变注射增强剂后显示更为清晰。B 型超声及彩色多普勒超声实时显像，可显示血管搏动、血流速度、流量，以及鉴别血栓是否存在等，在这些方面超声优于 CT。

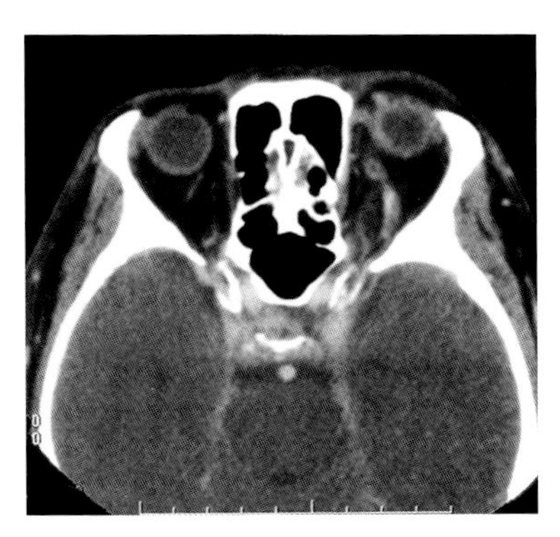

**图 5-5-27　颈动脉海绵窦瘘 CT**

2. MRI　颈动脉-海绵窦瘘 MRI，在标准 SE 序列成像，因扩大的海绵窦和眼上静脉内流动着速度较快的血液，受流动效应影响，在 $T_1$WI 和 $T_2$WI 血管内均缺乏共振信号（图 5-5-28）。与超声检查比较，所显示的范围宽广，眶内、颅内、颞窝和鼻窦均同时成像，有很强的软组织分辨率，但不能显示血管及其管内血液的流动情况。眼科超声虽然显示范围仅限于眶内，但 B 型超声和彩色多普勒超声都是实时显像，可以观察血管的搏动、血流状况和血流参数，在观察运动界面方面优于 MRI。

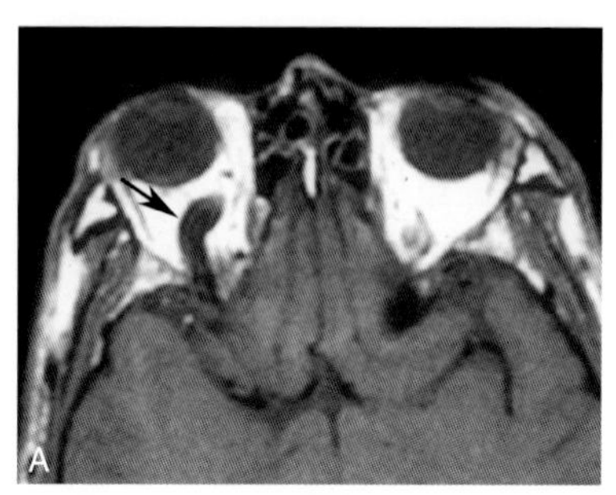


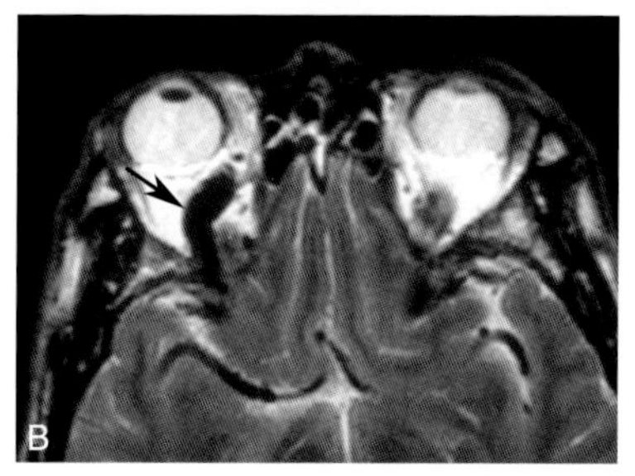


**图 5-5-28　颈动脉海绵窦瘘 MRI**

图中可见扩大的眼上静脉（箭头）$T_1$WI、$T_2$WI 均缺乏信号。A. $T_1$WI；B. $T_2$WI。

3. MRA　依赖血液流动现象，利用特殊的 MR 成像技术直接显示流动的血液，称作磁共振血管造影（magnetic resonance angiography，MRA），这一技术不但显示血管形状，还可用来测量血流速度。由于眶内正常血管比较细小，目前 MRA 还不能显示。在发生颈动脉 - 海绵窦瘘时，眶内静脉动脉化，血管管径明显增粗，MRA 可发现海绵窦扩大，眼上静脉增粗（图 5-5-29）。MRA 是一种安全无痛无害的血管成像技术，比彩色多普勒超声显示范围大，可同时观察眼眶及颅内血管状况，但体内有心脏起搏器和磁性异物者禁用，价格也较超声昂贵。

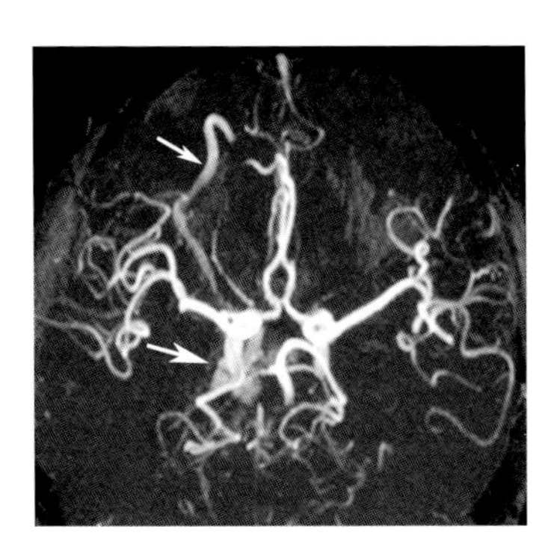

**图 5-5-29　颈动脉海绵窦瘘 MRA**

图中右海绵窦（大箭头）和眼上静脉（小箭头）显影，扩大。

4. DSA　DSA 是数字减影血管造影术（digital subtraction angiography，DSA）的英文缩写，这种技术有两大优点：①只显示含有造影剂的血管，消除颅骨和其他软组织背景的干扰；②可以选择所要观察的血管进行超选择性插管。颈动脉 - 海绵窦瘘的血管联系复杂，尤其是硬脑膜动脉海绵窦瘘，往往涉及两侧脑的多个血管，只有选择性 DSA 才能揭示这些畸形血管的复杂关系。颈动脉 - 海绵窦瘘 DSA 显示扩大的海绵窦和眼上、下静脉在动脉早期同时显影（图 5-5-30）。颈内动脉破裂后大量动脉血液直接流入海绵窦，甚至大脑前动脉交通支的血液也逆行入海绵窦，以至大脑前、中动脉不显影或充盈不充分，出现盗血现象。超声检查对动静脉瘘显示也很敏感，有报告称，隐蔽的硬脑膜 - 海绵窦瘘甚至脑血管造影不能发现的异常循环，彩色多普勒超声也能予以揭示。总体比较，DSA 在显示颅内血管方面明显优于包括超声在内的其他影像学方法，但需要特殊设备，复杂技术，有痛操作，昂贵费用。而超声检查是一种无痛无害，简单快捷，几乎无禁忌证的检查方法，对于临床可疑患者，可利用超声筛选，提供有颈动脉 - 海绵窦瘘的可能时再选择 DSA 检查。

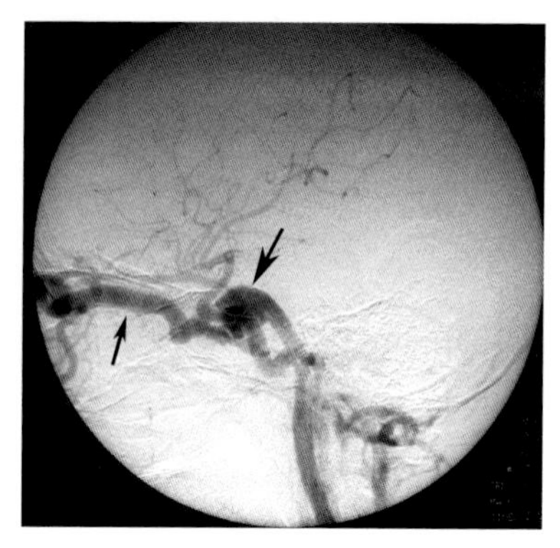

**图 5-5-30　颈动脉海绵窦瘘 DSA（侧位片）**
动脉期扩大的海绵窦（大箭头）及眼上静脉（小箭头）显影，大脑前、中动脉充盈不充分。

（孙丰源　唐东润）

# 第六节　眼 眶 外 伤

## 一、眶内血肿

【临床概述】

外伤导致眶软组织内血管撕裂、眶骨骨折致骨质内和骨膜血管撕裂、颅底骨折脑膜和脑组织损伤出血进入眶内，均可造成眶内出血，眶内有肌间膜、骨膜、眶隔和眼球筋膜，将眼眶分成四个间隙：肌锥间隙、肌锥周围间隙、骨膜下间隙和眼球筋膜下间隙。这些膜状物可阻挡出血弥散，使积存于一个间隙内，形成血肿（hematoma）。位于肌锥外的出血，沿眶脂肪向前扩散到眼睑皮下和结膜下，出现眼睑淤血和结膜下出血。肌锥内的出血，受到眼肌和肌间膜的限制，不易扩散，聚集形成血肿，眶压和球后阻力增高，引起眼球轴性突出。患者也可出现眼球运动障碍、眶压增高引起的疼痛及伴有恶心、呕吐等症状。

【超声表现】

根据血肿形成的时间和形态不同而各异。新鲜出血超声表现为眶内不规则形状的无回声区或中弱回声，边界不清，透声性强，轻度可压缩（图 5-6-1）。中后期出血形成血凝块，超声为无回声或回声不均匀，也可出现高回声斑块；后期血凝块再次液化成液态，B 型超声又显示为无回声区（图 5-6-2）。无论何种形态出血，彩色多普勒超声检查病变内部均无血流信号（图 5-6-3）。

【其他影像表现】

CT 检查可以准确定位出血的位置。血肿一般呈类圆形高密度块影，边界清楚，均质，密度略高于脑组织，CT 值约为

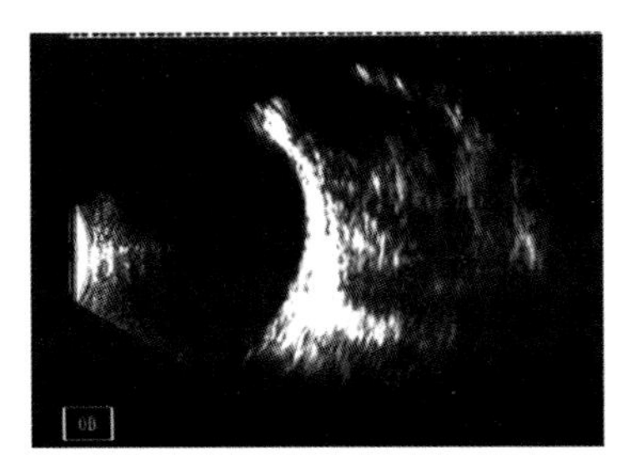


**图 5-6-1　B 超检查可见眶内原无回声区内出现弱回声团块，表示部分血块形成**

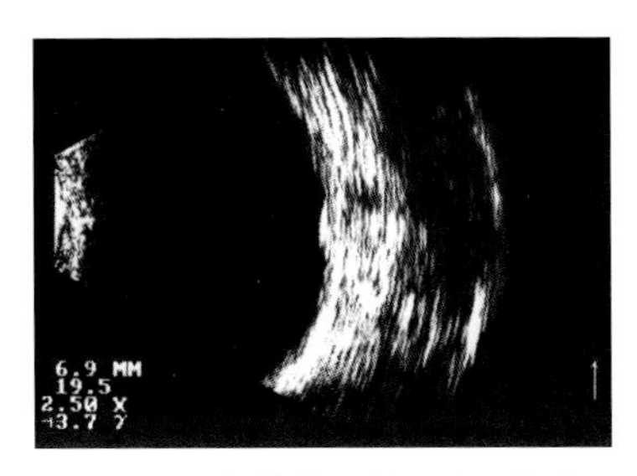


**图 5-6-2　B 超检查可见眶内无回声区**

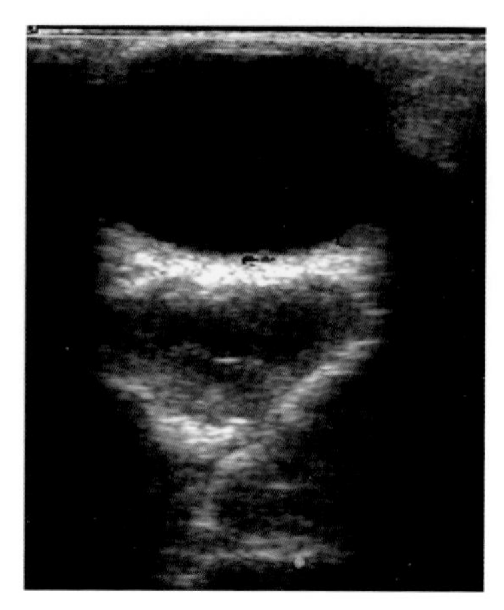

**图 5-6-3　眼眶血肿 CDI**

显示眶内形状不规则的无回声区，内部无彩色血流信号。

60H，注射造影剂后肿物不被强化（图 5-6-4、图 5-6-5）。MRI 检查：新鲜出血 $T_1$WI、$T_2$WI 加权像均为低信号。之后红细胞裂解释放出三价铁离子，后者为顺磁性导致 $T_1$ 缩短，而血肿内液体为长 $T_2$，中后期出血表现为 $T_1$WI 高信号和 $T_2$WI 低信号的特征，后期的出血逐渐显示为 $T_1$、$T_2$ 信号都增高。此点可与多数眶内肿瘤相鉴别。

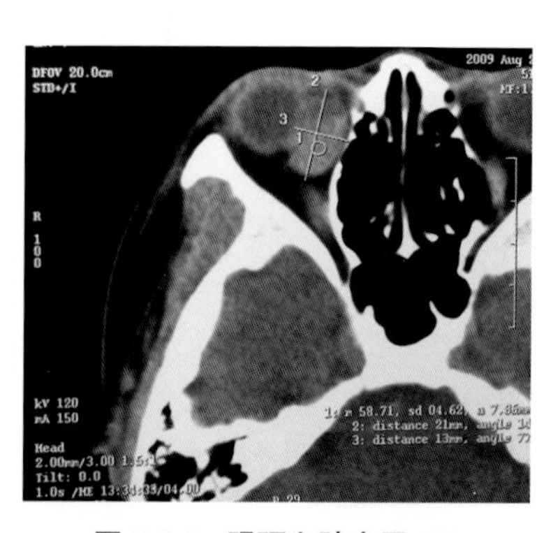


**图 5-6-4　眼眶血肿水平 CT**

显示右眶内侧高密度占位病变，略呈椭圆状，边界清楚，均质。

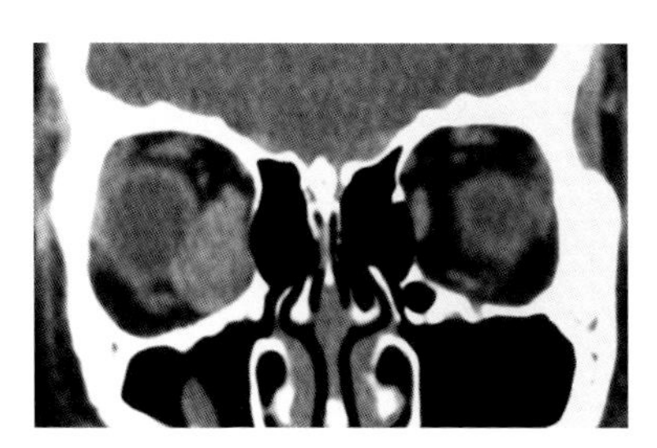

**图 5-6-5　眼眶血肿冠状 CT**

图中可见右眶内下方高密度占位病变。

## 二、骨膜下血肿

【临床概述】

骨膜损伤或骨折引起的出血,可集聚在骨膜和骨壁之间,形成骨膜下血肿。眶外上方和额部受到打击,额骨眶缘和眶板骨折出血,形成的眶顶骨膜下积血最为常见。

【超声表现】

眶内骨膜下血肿 B 型超声表现血肿无回声区及其后壁的强反射,形成二次反射(图 5-6-6)。

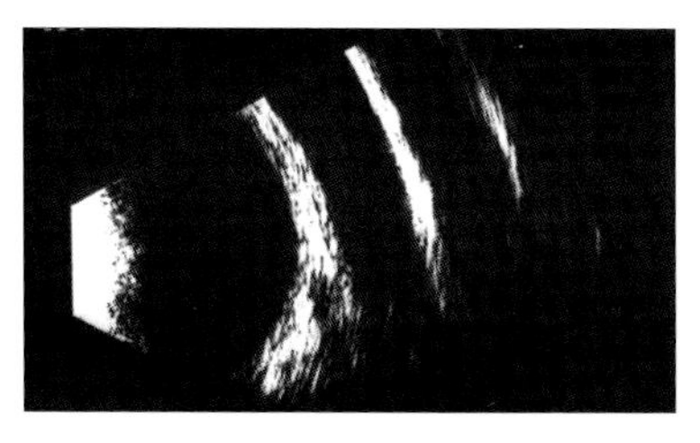

**图 5-6-6　B 超检查眶内可见典型的二次反射的无回声区**

【其他影像表现】

眶内血肿表现为高密度块影,均质,CT 值约 +60H,不被造影剂强化。因血肿多在眶顶区,水平扫描常被眶骨影遮蔽,故常使用冠状位扫描和矢状重建图像显示血肿与眶顶的关系。

眶顶骨膜下血肿特征为，上方与眶骨无间隙、下方有较为整齐液平线的高密度影，眶内容受压向下移位（图 5-6-7）。

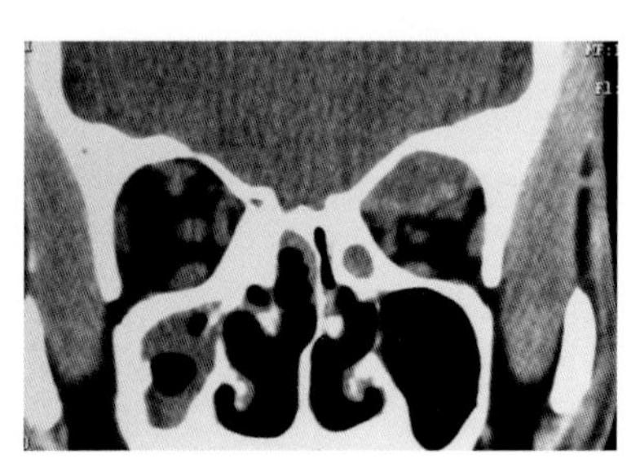

**图 5-6-7 左眼眶上方软组织密度占位性病变，眶内容受压向下移位**

## 三、爆裂性骨折眼外肌嵌顿

【临床概述】

爆裂性骨折是由外力间接造成的骨折，表现为眶缘完整，眶壁薄弱处裂开，软组织嵌顿疝出于鼻窦所引起的一组综合征。骨折可分为开窗型、塌陷型和线性三种类型。早期发生眼睑淤血水肿，睑裂缩小，眼球突出，眼睑及眶周气肿等症状和体征。后期将出现眼球内陷、复视、斜视和眼球运动障碍，下直肌或内直肌可嵌顿或粘连于骨折处，限制眼外肌的运动。

【超声表现】

爆裂性骨折的 B 型超声图像上很难发现骨折，主要根据软组织改变辅助诊断。如眶壁反射不整齐，邻近骨折的眼外肌肥厚、弯曲、外缘不整齐（图 5-6-8）；如伴有出血可见眶内暗区；眶内气肿可引起强反射和多次反射，与眶内异物图像相似，应结合 CT 加以鉴别。

【其他影像表现】

CT 是爆裂性眼眶骨折最常用的检查方法。常选择轴位和冠状位扫描，可良好显示骨折移位和软组织损伤情况。眶内软组织改变主要表现为眼外肌增厚、移位和轴向转位，眶内出血、

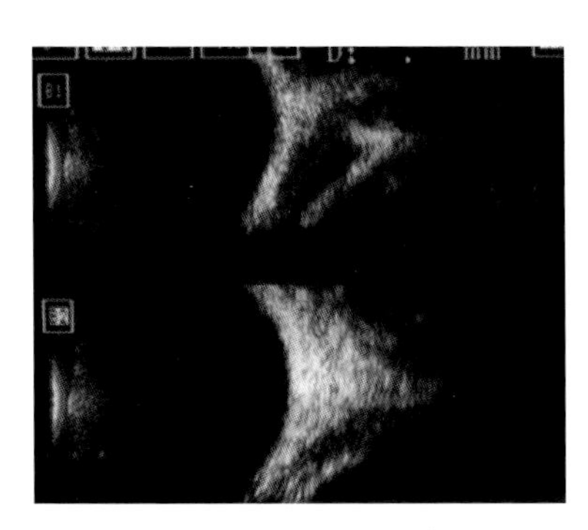

图 5-6-8　B 超示内直肌肌腹梭形肥厚，鼻侧缘不整齐，连同其内侧的脂肪组织向内移位。

水肿所致的密度不均，眶内积气等。①眶下壁骨折：典型表现包括眶底下陷、断裂和骨折片下移，下直肌增粗、移位、轴向转位或嵌顿于骨折线内，眶内软组织移位也可疝入上颌窦内，上颌窦积血（图 5-6-9、图 5-6-10）；②眶内壁骨折：轻者呈三角形内陷，重者全眶内壁内陷，筛窦狭窄和消失，筛窦积血，内直肌往往增厚或与软组织一起陷入筛窦（图 5-6-11）。

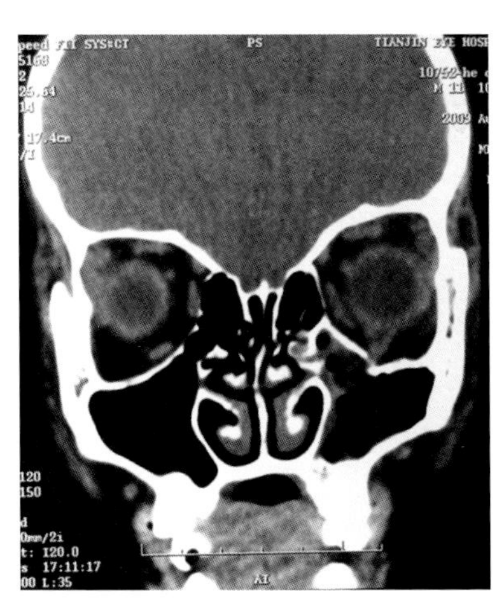

图 5-6-9　眼眶冠状 CT

显示左眼眶下壁骨折，下直肌嵌顿于骨折处。

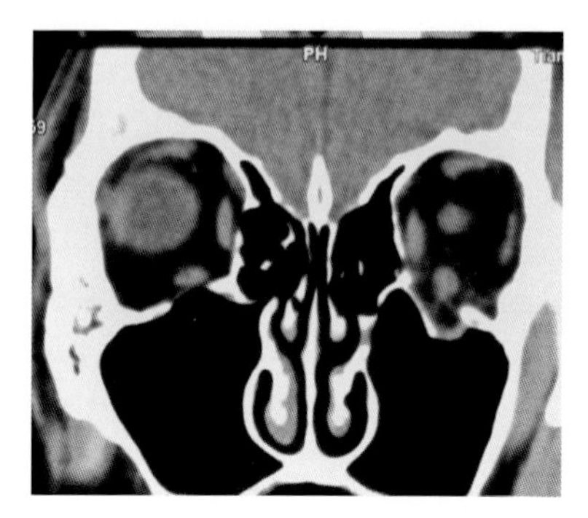


**图 5-6-10　左眼眶下壁开窗型骨折**

可见下直肌增粗，移位及轴向转位。

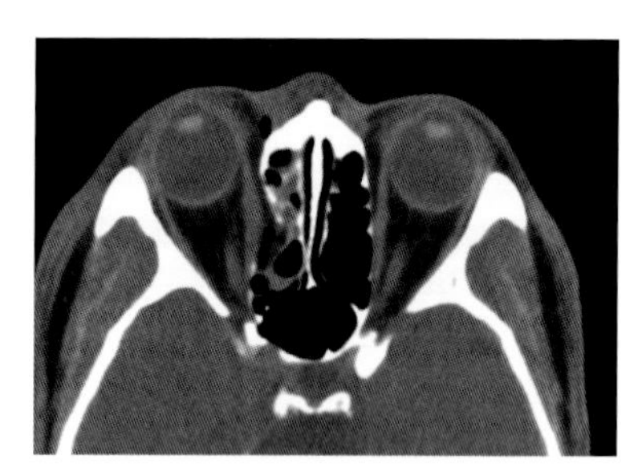

**图 5-6-11　眼眶水平 CT**

显示右眼眶内壁骨折，内直肌嵌顿于骨折处。

（吴　桐）

# 第六章

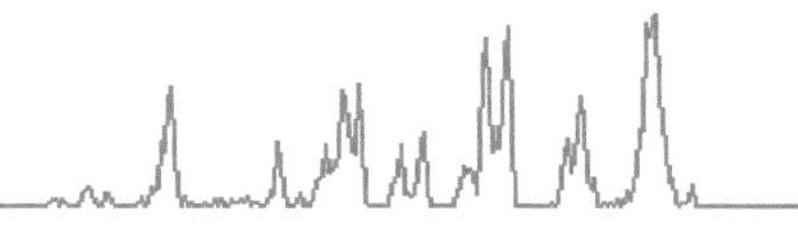

# 超声生物测量

本章所指的眼超声生物测量,狭义上指使用超声方法测量眼轴长度,其结果包含前房深度、晶状体厚度和玻璃体长度,并结合角膜曲率等参数共同计算人工晶状体(intraocular lens,IOL)屈光力。

眼轴长度的测量是 IOL 屈光力计算最重要环节,虽然现在大部分眼轴测量已被光学眼轴测量所取代,但对于白内障混浊程度较重、有眼底疾病的患者,超声眼轴测量仍发挥无可替代的作用。而且因为测量人群范围缩小,实际上难度比例是增加的。

## 第一节　超声生物测量的分类与操作方法

### 一、超声的测距原理

应用超声测量长度 $L$,实际上测量的是超声波反射回来的时间 $T$,乘以超声波在组织中传播的速度 $C$。我们可以用公式表达:

$$L=C\times T/2$$

因为晶状体和房水、玻璃体的声速不同,A 超采用的是不同声速的分段计算。

超声生物测量按操作方法可分为接触式(contact)A 超、浸入式(immersion)A 超和浸入式 B 超 3 种方法。

## 二、接触式 A 超

A 超增益设置于适当水平，操作模式设置为接触式。眼表面麻醉，A 超探头消毒。操作时探头置于角膜顶点垂直于角膜，探头与角膜不压迫不分离，观察 A 超波形，适当调整探头位置。目前在国内主要应用的是此种方法。在自动测量模式下完成 8~10 组数据测量。

## 三、浸入式 A 超

### （一）操作方法

A 超操作模式设置为浸入式，使用浸入式 A 超专用眼杯（例如 Prager 眼杯）或 UBM 眼杯。眼杯下口放入结膜囊，注入等渗溶液，探头浸入到等渗溶液中，与角膜有固定间距，全过程符合医院感染控制要求（图 6-1-1）。这种方法的优点是排除了 A 超探头对角膜的压迫，并且 A 超探头与角膜有了一定间距，患者被测量眼可真正看到探头表面的注视灯，测量更接近于视轴。浸入式 A 超测量时所需增益明显小于接触式 A 超。

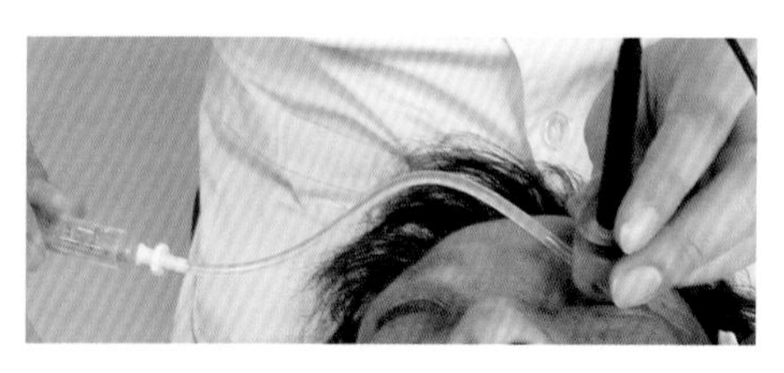

**图 6-1-1　浸入式 A 超操作方法**

### （二）正常声像图

A 超声像图表现为 5 峰波型（图 6-1-2）。超声起始波与角膜波分离，测量真正为角膜顶点到视网膜的距离。这种方法虽然准确性更高，但因操作复杂，国内常规开展的医院并不多见。

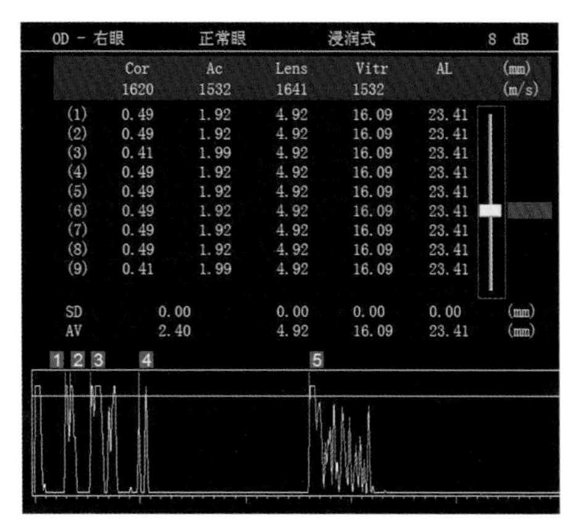


图 6-1-2　浸入式 A 超正常声像图

## 四、浸入式 B 超引导下 A 超分段测量

### （一）临床适应证

浸入式 B 超眼轴测量并非常规方法，其主要应用于：①测量超高度近视后巩膜葡萄肿眼；②受检者患有玻璃体视网膜疾病，如累及黄斑区的视网膜脱离。

### （二）操作方法

浸入式 B 超可使用 UBM 眼杯。眼表面麻醉，眼杯和 B 超探头消毒，眼杯置于结膜囊内，注入适量等渗溶液，B 超探头浸入到溶液中，全过程需符合医院感染控制要求（图 6-1-3）。

### （三）正常声像图

此时 B 超声像图与直接眼睑接触法采集的图像有很大不同，图像前部出现双短弧形强回声，为角膜的前后表面，其后凸面向前的强回声弧形带为晶状体前囊回声，此为浸入式 B 超特有的超声表现。后面出现的晶状体后囊回声和球壁回声与直接接触法相似。产生这种图像变化的原因是使用浸入式 B 超，探头与角膜间有液体相隔，角膜处于近场盲区之外，可清晰显

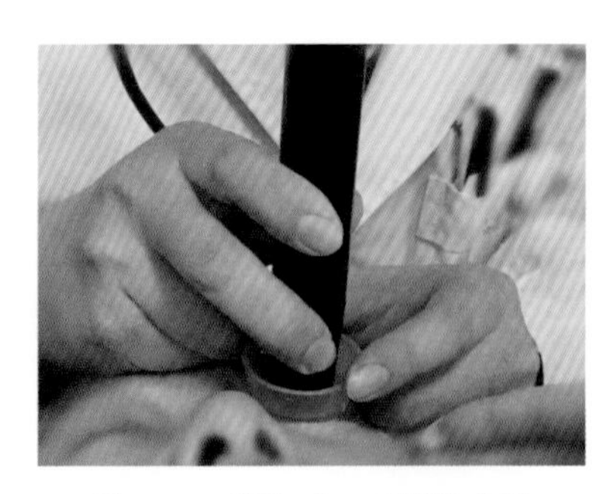

图 6-1-3　浸入式 B 超操作方法

示眼前节中轴区结构。调整探头与眼球位置，使角膜顶点、晶状体前后囊中轴线与黄斑区均位于伴随 A超向量线（cross vector，CV）上。黄斑区的位置为视盘边缘向颞侧球壁延伸 3~4mm。

冻结图像，下方的 A 超波形与上方的 B 超组织结构一一对应。在 B 超图像中识别 4 或 5 个大界面的位置，特别是黄斑区球壁的位置，并在 A 超波形的相应位置进行人工标记，得出眼轴和各段组织长度（图 6-1-4）。

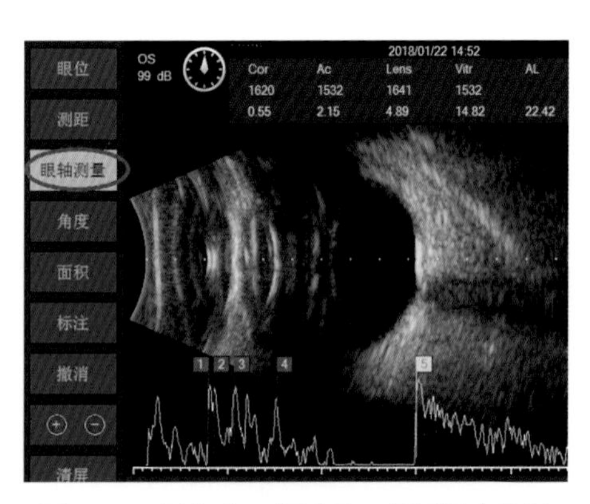


图 6-1-4　浸入式 B 超引导 A 超测量声像图

# 第二节 眼轴测量的质量控制

## 一、测量中的质量控制

1. 合理设置增益,既保证反射信号不因增益太小,波形幅度达不到阈值线水平而不能获得结果;也不因增益太大出现反射波都成为饱和波,影响波形判读。

2. A超探头避免压迫角膜,致眼轴变短。

3. 清除结膜囊内过多泪液,避免A超探头与角膜间形成水层,致眼轴变长。

## 二、测量后的质量控制

1. 审核测量数据的平均值和标准差,眼轴长、前房深度和晶状体厚度标准差应小于0.1mm,超高度近视可适当放宽(图6-2-1)。

| distance(mm) | AC | L | V | TL |
|---|---|---|---|---|
| speed(m/s) | 1532 | 1641 | 1532 | |
| 1 | 2.89 | 4.52 | 14.95 | 22.36 |
| 2 | 2.85 | 4.60 | 14.94 | 22.39 |
| 3 | 2.91 | 4.60 | 14.90 | 22.40 |
| 4 | 2.87 | 4.56 | 14.95 | 22.38 |
| 5 | 2.89 | 4.62 | 14.89 | 22.40 |
| 6 | 2.89 | 4.58 | 14.92 | 22.39 |
| 7 | 2.89 | 4.64 | 14.86 | 22.39 |
| **Average** | **2.89** | **4.59** | **14.91** | **22.39** |
| Stat-2 | 2.89 | 4.64 | 14.86 | 22.39 |
| Std. Dev. | 0.02 | 0.03 | 0.03 | 0.01 |

图6-2-1 眼轴长、前房深度和晶状体厚度标准差均小于0.1mm

2. 审核晶状体波形态，审核晶状体前后囊波形是否均为饱和波，幅度是否等高或前高后低。前后囊波自动标识是否准确（图 6-2-2、图 6-2-3）。

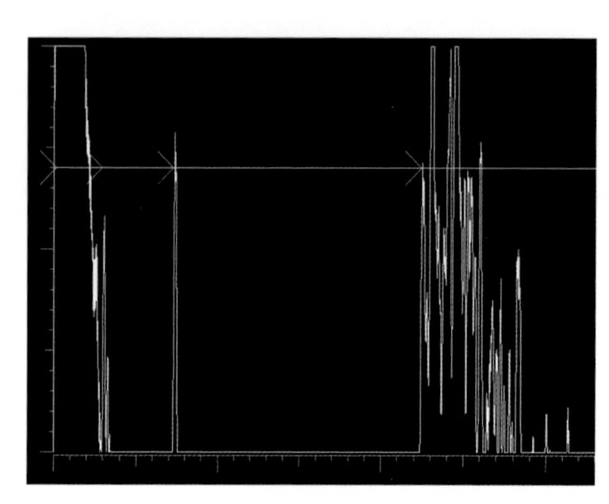

图 6-2-2 晶状体波形幅度异常，表现为前低后高

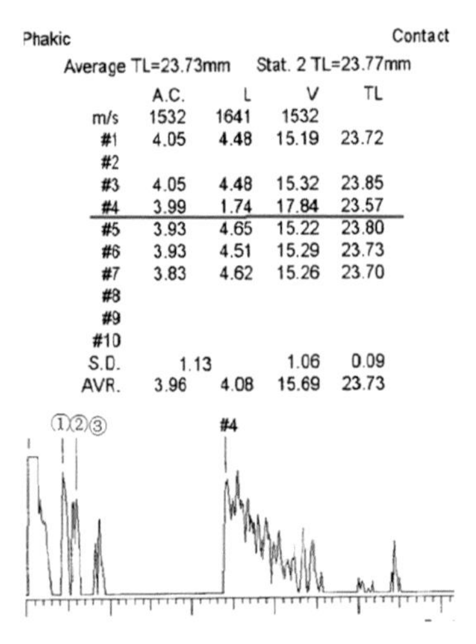

Phakic　　　　　　　　　　Contact

Average TL=23.73mm　　Stat. 2 TL=23.77mm

| | A.C. | L | V | TL |
|---|---|---|---|---|
| m/s | 1532 | 1641 | 1532 | |
| #1 | 4.05 | 4.48 | 15.19 | 23.72 |
| #2 | | | | |
| #3 | 4.05 | 4.48 | 15.32 | 23.85 |
| #4 | 3.99 | 1.74 | 17.84 | 23.57 |
| #5 | 3.93 | 4.65 | 15.22 | 23.80 |
| #6 | 3.93 | 4.51 | 15.29 | 23.73 |
| #7 | 3.83 | 4.62 | 15.26 | 23.70 |
| #8 | | | | |
| #9 | | | | |
| #10 | | | | |
| S.D. | | 1.13 | 1.06 | 0.09 |
| AVR. | 3.96 | 4.08 | 15.69 | 23.73 |



图 6-2-3 晶状体后囊波标识错误

标记②为自动测量下标记的晶状体后囊波，其实际为晶状体内部反射，以此计算晶状体厚度，将使眼轴计算偏短；标记③对应波形为正确晶状体后囊波。

3. 如有光学生物测量结果，可将 A 超前房深度与光学前房深度比较，如差异大应重新评价 A 超的准确性。

4. 当晶状体厚度大于 5mm，将其定义为膨胀期白内障，应将晶状体声速修改为 1 590m/s（图 6-2-4），建议将设置中致密白内障模式（或称 Dense/CATA）的晶状体声速修改为此声速。

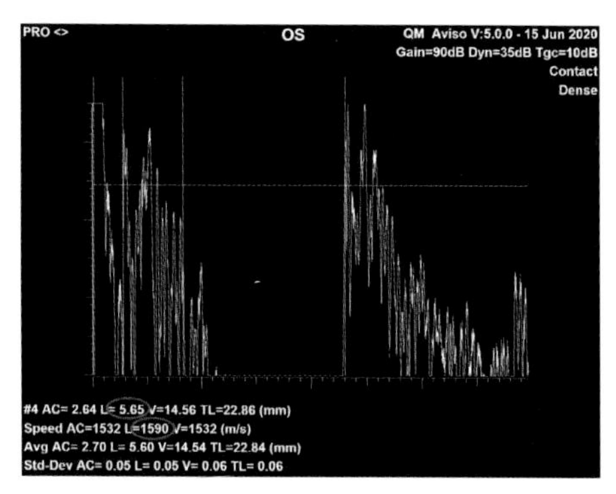


**图 6-2-4　当晶状体厚度大于 5mm，晶状体声速由 1 641m/s 修改为 1 590m/s**

5. 视网膜波形应为饱和波，删除低矮丛状波形，删除倾斜上升的不饱和波。

6. 眼球壁球后脂肪复合波应为波幅逐渐衰减，如此波形为单一饱和波，为扫描到视神经波形（图 6-2-5），应删除。

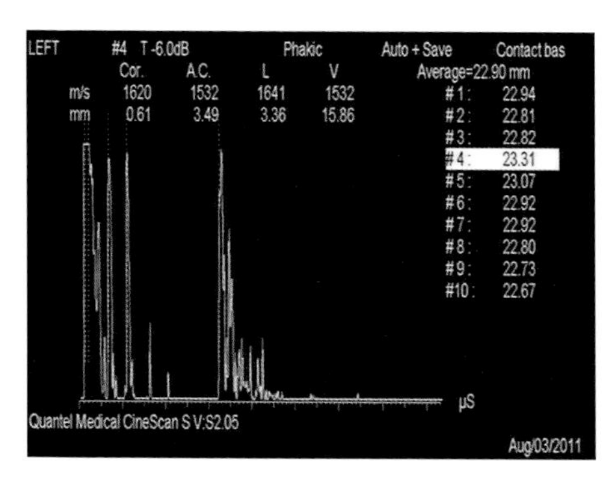


**图 6-2-5　眼球壁及球后复合波为单一的视神经波形**

# 第三节　特殊类型眼的超声生物测量

## 一、高度近视眼

高度近视眼多表现为眼轴长，后巩膜葡萄肿。眼轴多大于26mm。后巩膜葡萄肿主要表现为后部眼球壁向后膨突，有学者将其分为弧形、锥形、楔形和矩形。后巩膜葡萄肿是A超眼轴测量最为困难的一种。

多数后巩膜葡萄肿眼A超表现的视网膜波形不是陡直的饱和波形，而是一簇低矮的倾斜上升的不良波形（图6-3-1）。原因是声束未垂直入射到后巩膜葡萄肿的底部，而是入射到后巩膜葡萄肿的侧壁上。声束入射角越大，幅度越低。

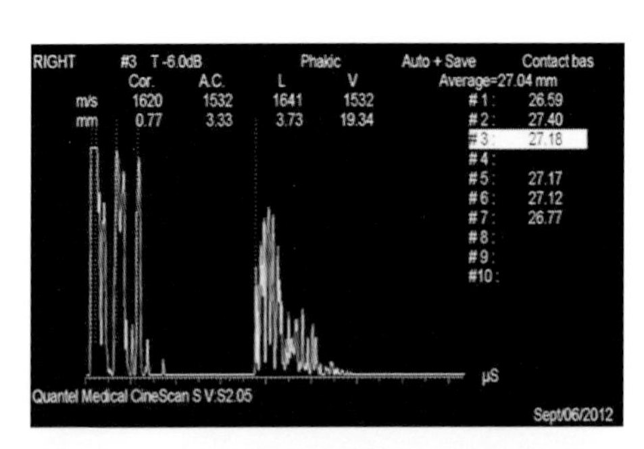


**图6-3-1　后巩膜葡萄肿眼产生的不良波形**

后巩膜葡萄肿眼A超测量原则如下。

1. 不常规选择致密白内障模式，因为此操作会使阈值线大幅下降，采集到较多不良波形。

2. 适当上调增益1~2次，每次3~5dB。

3. 测量结束后，优选网膜波接近饱和波的波形，且上升支垂直无折点。优选晶状体前后囊波形较好的数值。增加测量次数,删除波形较差的数据。

4. 如 A 超波形始终不佳,则改用浸入式 B 超引导下 A 超分段测量。

## 二、黄斑病变

图 6-3-2 B 超显示黄斑区局限膜状强回声扁平隆起,黄斑水肿可能性大。此时如使用 A 超测量眼轴,A 超显示球壁波最前沿为隆起的视网膜内层反射波,后面最高波峰为球壁的真实位置,自动标识将导致眼轴变短。建议采用浸入式 B 超眼轴测量,对应 B 超图中显示的眼球壁位置,标识 A 超中真实的球壁波形。

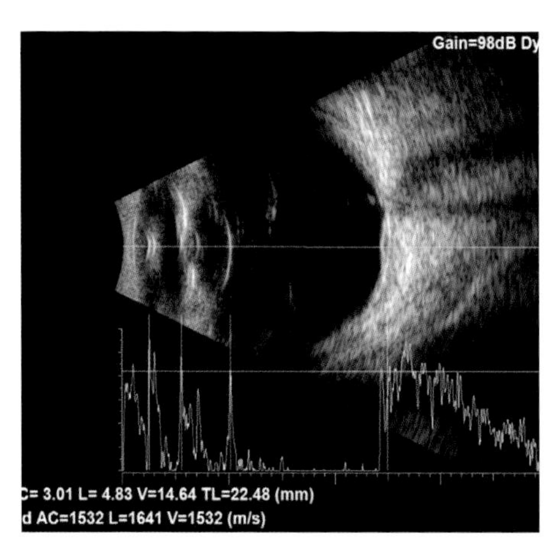


**图 6-3-2　浸入式 B 超测量黄斑病变眼轴长**

## 三、视网膜脱离

视网膜脱离会显著影响眼轴的测量,在自动测量模式下,仪器往往会将第四波标识到脱离的视网膜波，这样会使眼轴被测偏短。我们可以手动调整标识线到眼球壁真正的位置。当 A 超测量中视网膜脱离波和球壁波不易判断时，推荐使用浸入式 B 超测量。在 B 超图像中，脱离的视网膜和眼球壁境界分明，眼轴测量更准确（图 6-3-3）。

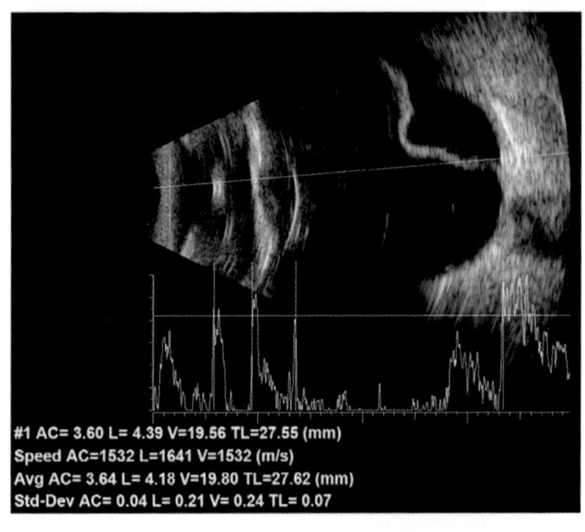


**图 6-3-3　浸入式 B 超测量视网膜脱离眼轴长**

## 四、硅油填充眼

### （一）修改声速

硅油声速约为 980~1 050m/s，反射时间延长，如使用预设正常玻璃体声速 1 532m/s，会造成眼轴假性延长。所以首先将玻璃体声速修改为硅油声速（图 6-3-4）。

### （二）坐位测量

硅油取出术前，眼内硅油一般未完全充满玻璃体。患者卧位和坐位时硅油泡与水层的位置不同。如按常规卧位测量，在 A 超扫描线上硅油泡在上，水层在下，我们无法用一个玻璃体声速进行计算。且显示的球壁波为硅油后界面波形，真正的球壁波在水层平段之后不易分辨。而坐位测量时，硅油后界面与球壁波重合，水层不在 A 超扫描线内，测量结果可直接使用（图 6-3-5）。

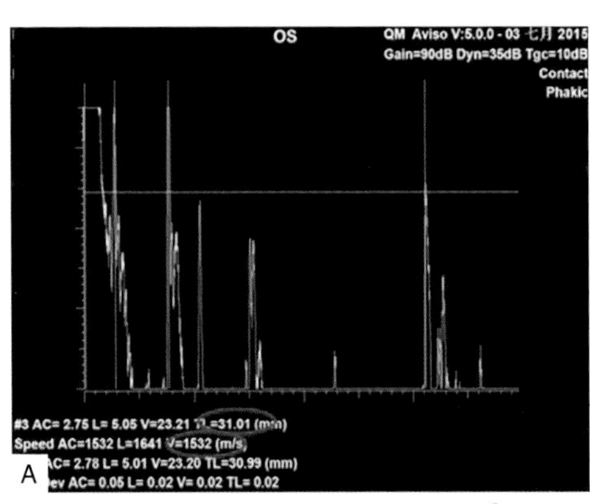


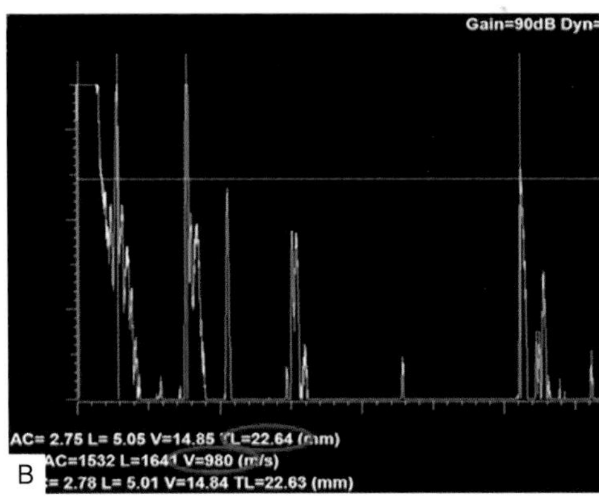


**图 6-3-4　硅油填充眼修改声速**

A. 声速修改前眼轴长 31.01mm；B. 声速修改后正确眼轴长 22.64mm。

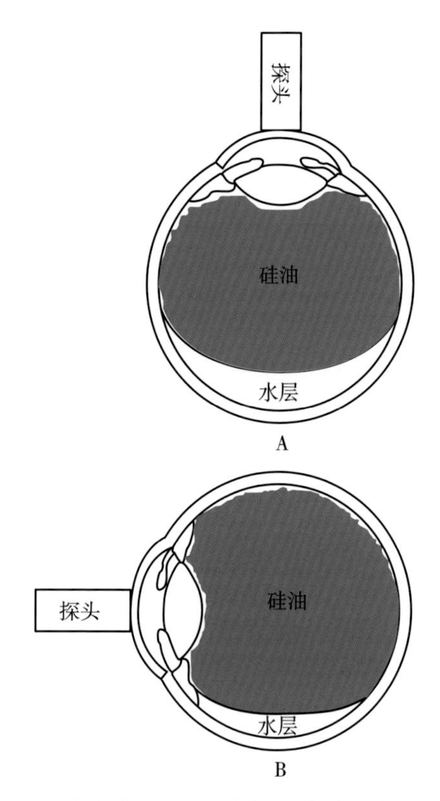


**图 6-3-5　患者卧位和坐位时硅油泡与水层的位置示意**
A. 平卧位时硅油泡和水层相对位置；B. 坐位时硅油泡和水层相对位置。

（林　松）

# 参考文献

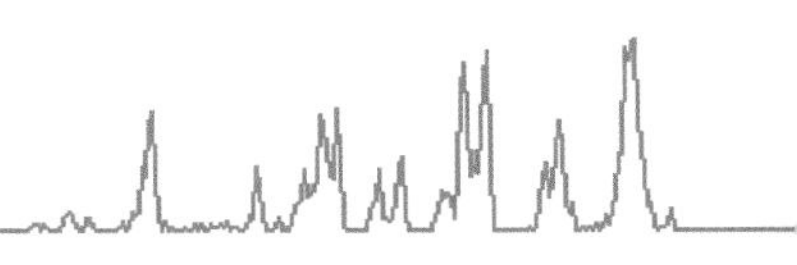


1. 郭万学．超声医学．6版．北京：人民军医出版社，2011.
2. 孙丰源，宋国祥．眼与眼眶疾病超声诊断．北京：人民卫生出版社，2010.
3. 袁光华，张武，简文豪，等．超声诊断基础与临床检查规范．北京：科学技术文献出版社，2005.
4. 孙丰源．眼和眼眶超声学．2版．天津：天津科技翻译出版公司，2008.
5. 杨文利，王宁利．眼超声诊断学．北京：科学技术文献出版社，2006.
6. 李立新．眼部超声诊断图谱．北京：人民卫生出版社，2003.
7. 肖仁度．实用眼科解剖学．太原：山西人民出版社，1980.
8. 史大鹏，李舒茵，石玉发．眼科影像诊断学．郑州：河南医科大学出版社，1997.
9. 杨培增．葡萄膜炎诊治概要．北京：人民卫生出版社，2016：279.
10. 李舒茵，靳伟民，史大鹏．后部眼球壁膨突的超声鉴别诊断．眼科研究，2002，20：362-364.
11. 李凤鸣，罗成仁．眼的先天异常．北京：人民卫生出版社，1990.
12. 方严，魏文斌，陈积中．巩膜病学．北京：科学技术文献出版社，2005.
13. 李舒茵，郭希让，李蕴随，等．超声探测后巩膜葡萄肿位置形态范围与眼轴长度的关系．中华超声影像学杂志，1996，

5：134-136.

14. 赵少贞，林松．眼生物测量与人工晶状体屈光力计算与选择．北京：人民卫生出版社，2019.
15. 杨军，宋学冬，王延群．超声眼轴测量方法的研究．中国医疗器械杂志，1997（1）：24-25.
16. 宋学东，杨军，计建军，等．眼部生物测量的准确性分析．眼科研究，1997（4）：278-279.
17. 胡毅倩，徐承慧，周秀丽．A 超眼轴长测量波形与人工晶状体术后屈光偏差．中国超声医学杂志，2004，20（9）：652-655.
18. 王育红，肖扬，洪惠，等．水浴法 B 超对高度近视患者生物测量中准确性的研究．中国超声医学杂志，2005，21（8）：578-581.
19. 杨青华，陈兵，彭广华，等．水浴法 B 超在高度近视眼白内障患者生物测量中的准确性研究．中华眼科杂志，2014，50（1）：32-36.
20. 武斌，陈松，刘洋辰，等．硅油填充眼眼轴长度浸润式 B 型超声引导下分段声速测量与光学激光生物仪测量结果比较．中华眼底病杂志，2017，33（6）：605-608.
21. 刘茜，李舒茵，陈晓．病理性近视眼后巩膜葡萄肿形态与视网膜劈裂关系探讨．中华眼科杂志，2017，53（1）：46-52.
22. WILD J J, REID J M. Application of echo-ranging techniques to the determination of the structure of biological tissue. Science, 1952, 115(2983): 226-230.
23. MUNDT GH JR, HUGHES WF JR. Ultrasonics in ocular diagnosis. Am J Ophthalmol, 1956, 41(3): 488-498.
24. BERGÈS O, PUECH M, ASSOULINE M, et al. B-mode-guided vector-A-mode versus A-mode biometry to determine axial length and intraocular lens power. Cataract Refract Surg, 1998, 24(4): 529-535.